きれいなおっぱいをつくる

※ Beautiful Bust ※
Meridian Lymph Massage

美バスト
経絡リンパマッサージ

銀座ナチュラルタイム総院長
経絡リンパマッサージ協会代表理事
渡辺佳子

マイナビ

Prologue

美しいバストで不調をリセット幸せの扉を開きましょう

近年、女性たちの間で、自分のバストに対する関心の声が高まっているようです。それはとても素晴らしいことで、うれしく感じています。なぜなら、女性にとってバストは、とても重要な部位であるからです。

女性のからだには生理があり、子供をお腹の中に宿して産み、おっぱいをあげて育てるように創造されています。しかし、女性のおっぱいは、赤ちゃんのためだけのものではありません。

東洋医学においても、胸まわりは「心（心臓）」がある場所で、とても重要な部位です。胸まわりがこっていたり、滞りがあると、全身のめぐりがスムーズにいかず、それが原因でさまざまな不調を引き起こします。逆に、胸まわりがやわらかく、流れがよいと、活気があり、気持ちも明るくなり、代謝もアップして、ダイエットも成功する……。そんなよい循環が始まります。さらに、よいバストは、よい「気」を発していますので、一緒にいると心地よく感じて自然と周囲に人が集まってきます。

女性としての魅力を十分に発揮するためにも、おっぱいのある胸まわりをやわらかく保ち、全身の流れをよくしておくことが大切です。本書のセルフケアを今すぐ始めてください。美しいバストと不調のないからだの両方を手に入れて、幸せの扉を開くための一歩を踏み出しましょう。

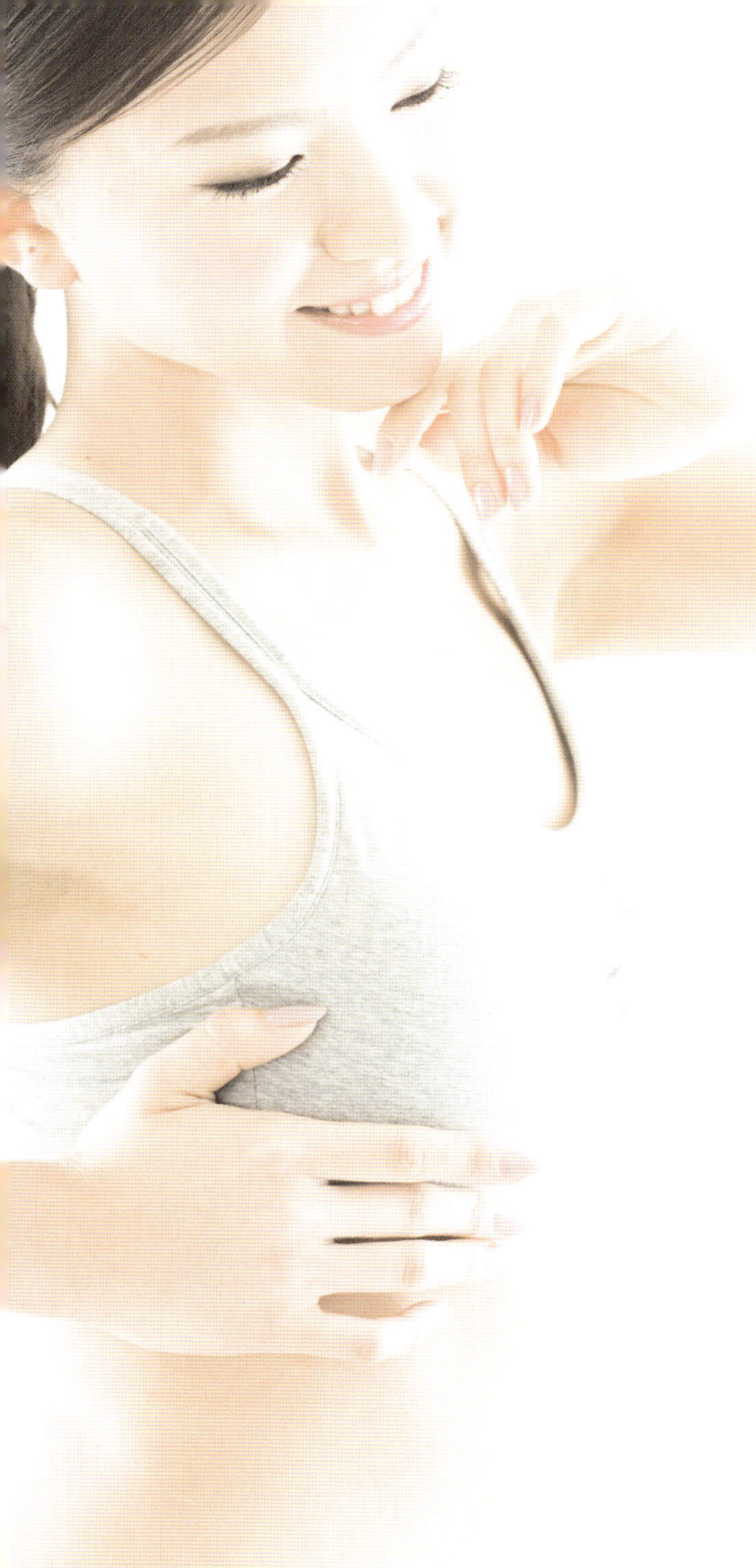

Contents

美バスト
経絡リンパマッサージ

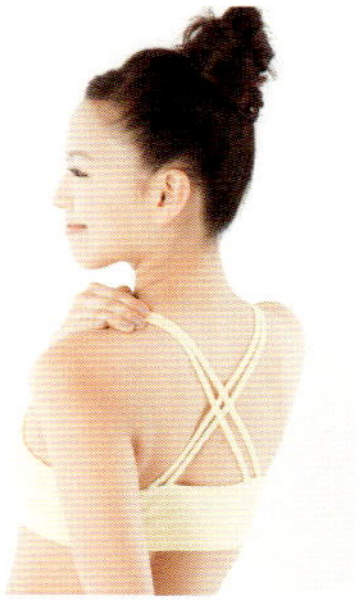

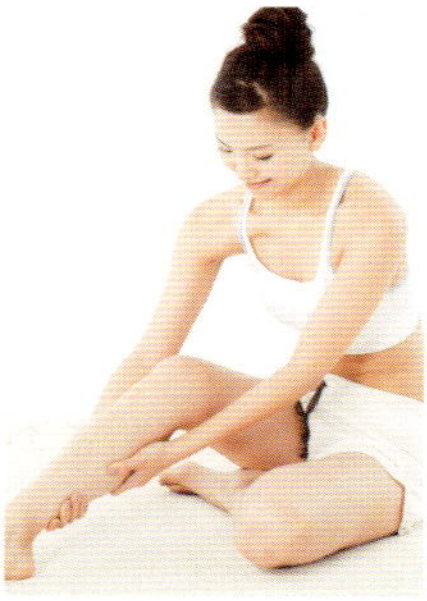

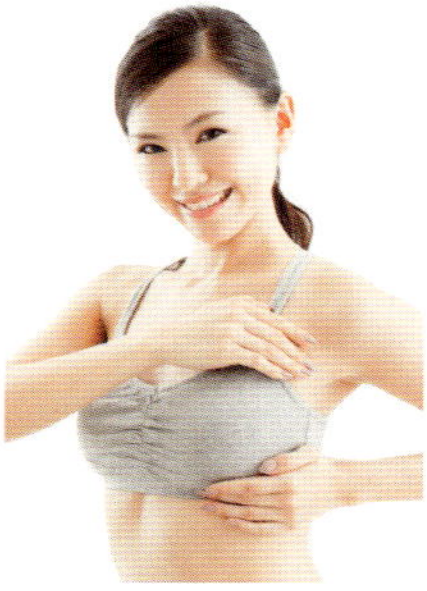

4章

おっぱいから全身ケア 目的別　経絡リンパマッサージプログラム

5章

バストスペシャルケア&体質改善プログラムでさらに美しく

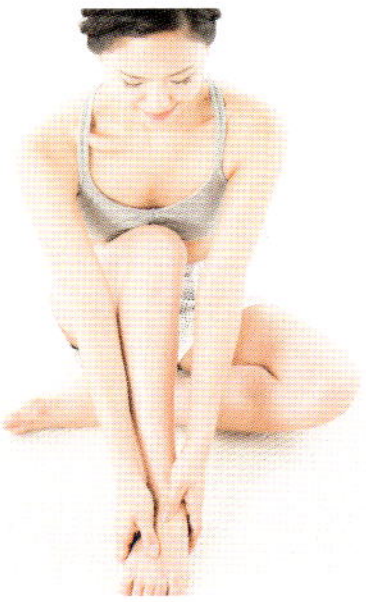

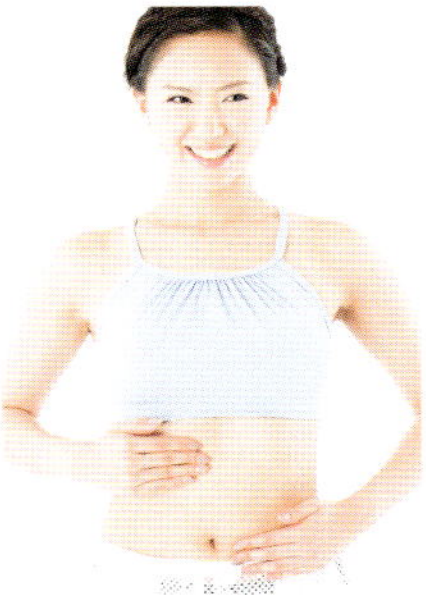

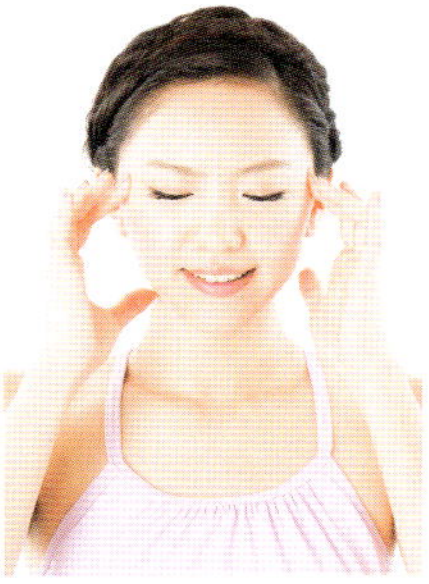

本書のプログラムの特徴

「美バスト経絡《けいらく》リンパマッサージ」は、
経絡リンパマッサージのセルフケアでリンパや血液の流れを改善して
美しいバストをつくり、からだの内側にも目を向けて、
全身の調子を整えていくプログラムです。

特徴1

効果を得るための手順は、簡単3ステップ

経絡リンパマッサージとは、東洋医学の経絡の処方と、西洋医学の考えに基づいたリンパマッサージを融合させた、効果的なマッサージです。

Step 3 ツボ＆ストレッチ

本書では、東洋医学の経絡による治療効果を高めるツボと、マッサージと一緒に行なうとより多くの成果が得られるストレッチを紹介。からだの深部からも機能を高めていく、効率のよいプログラムになっています。

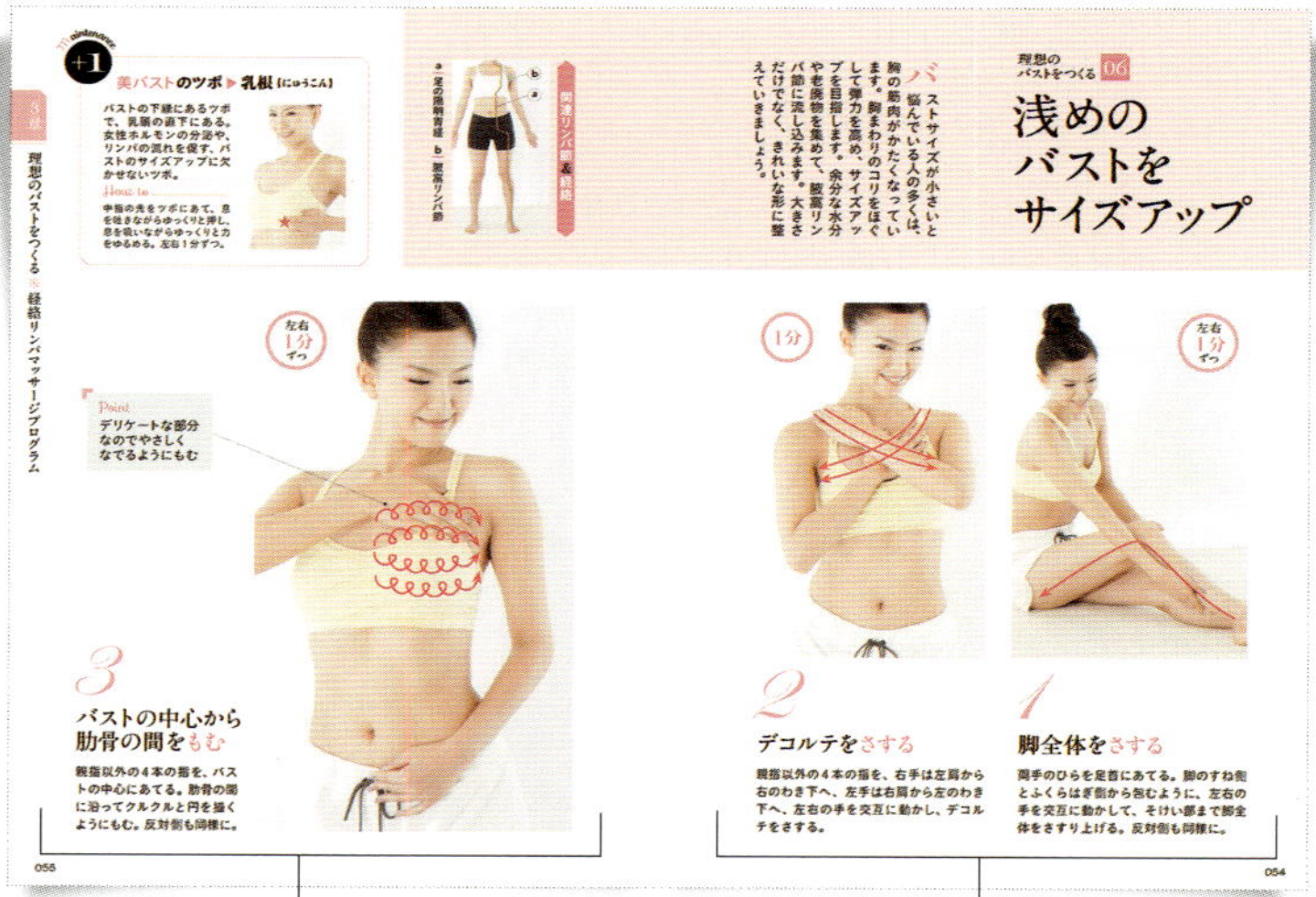

理想のバストをつくる 06

浅めのバストをサイズアップ

バストサイズが小さいと悩んでいる人の多くは、胸の筋肉がかたくなっています。胸まわりのコリをほぐして弾力を高め、サイズアップを目指します。余分な水分や老廃物を集めて、腋窩リンパ節に流し込みます。大きさだけでなく、きれいな形に整えていきましょう。

1 脚全体をさする

左右1分ずつ

両手のひらを足首にあてる。脚のすね側とふくらはぎ側から包むように、左右の手を交互に動かして、そけい部まで脚全体をさすり上げる。反対側も同様に。

2 デコルテをさする

1分

親指以外の4本の指を、右手は左肩から右のわき下へ、左手は右肩から左のわき下へ、左右の手を交互に動かし、デコルテをさする。

054

関連リンパ節＆経絡

a 足の陽明胃経　b 腋窩リンパ節

maintenance +1

美バストのツボ ▶ 乳根［にゅうこん］

バストの下縁にあるツボで、乳頭の直下にある。女性ホルモンの分泌や、リンパの流れを促す、バストのサイズアップに欠かせないツボ。

How to

中指の先をツボにあてて、息を吐きながらゆっくりと押し、息を吸いながらゆっくりと力をゆるめる。左右1分ずつ。

3 バストの中心から肋骨の間をもむ

左右1分ずつ

Point デリケートな部分なのでやさしくなでるようにもむ

親指以外の4本の指を、バストの中心にあてる。肋骨の間に沿ってクルクルと円を描くようにもむ。反対側も同様に。

3章 理想のバストをつくる※経絡リンパマッサージプログラム

055

Step 2 押す＆もむ＆たたく

皮下にある筋肉をほぐしていきます。筋肉の血行をよくし、筋肉の近くにある脂肪を燃焼させる作用もあり、引き締めにも役立ちます。ただし、胸まわりをケアする場合は強すぎる力は禁物です。

Step 1 さする

肌の表面をさすることで、皮膚を温めてほぐし、たまった老廃物や余分な水分を流れやすくします。バストはデリケートな部位であるため、この「さする」のケアが最適で、重要なステップになります。

特徴2

2つの基本プログラムと、多数の目的別プログラム

「基本の全身プログラム」と、「基本のバストアップ・プログラム」からスタート。この2つの基本プログラムは、毎日のケアにもおすすめです。少し慣れてきたら、理想のバストをつくる10のプログラムや、不調・シェイプアップ・美容に対応した20の目的別プログラムに進みましょう。本書ではさらに、バストスペシャルケアや体質別のプログラムも紹介しています。

1章

知っておきたい「おっぱい」のこと

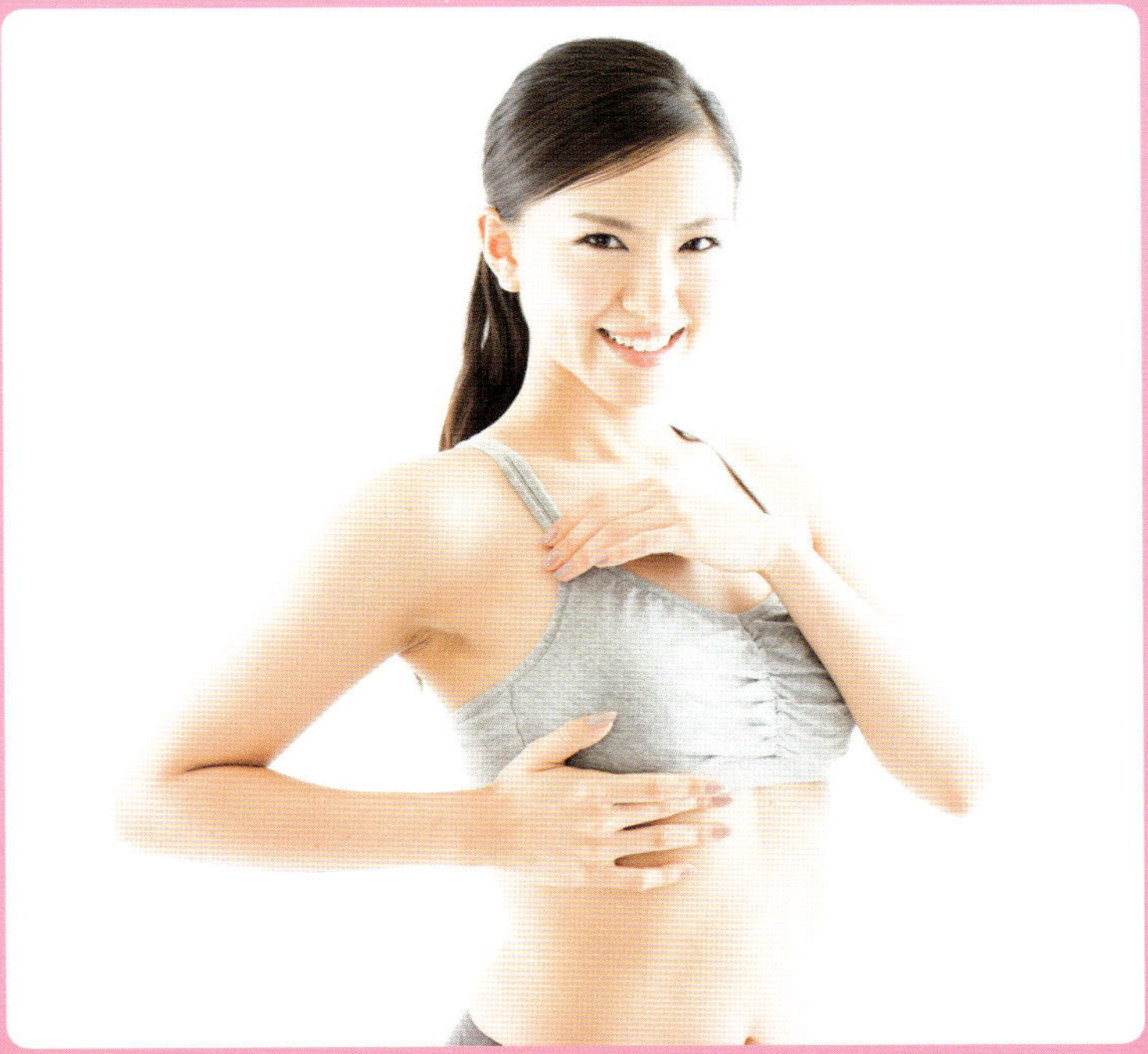

あなたの「バスト」、自分の手でケアしたことがありますか？

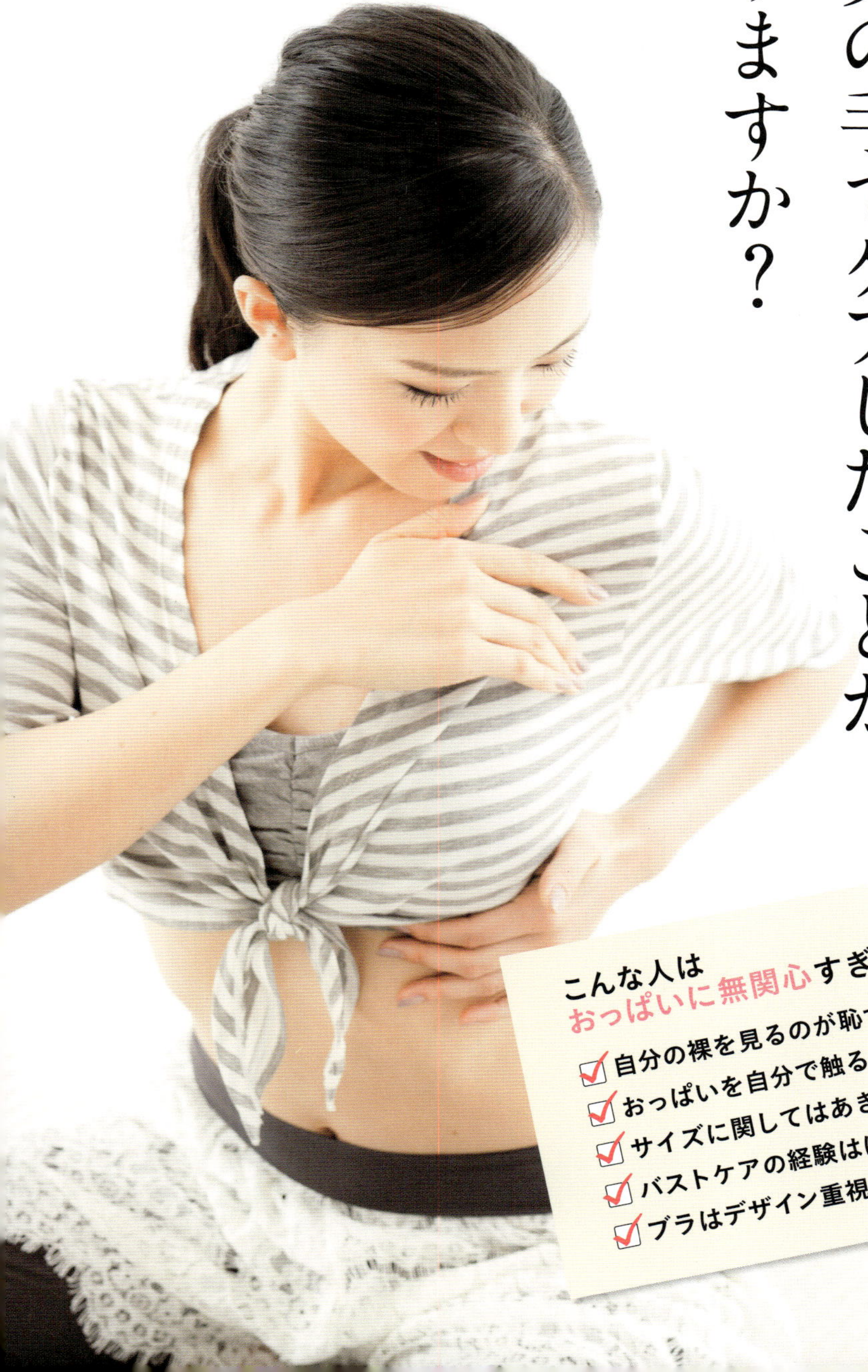

こんな人は
おっぱいに無関心すぎるかも！

- ☑ 自分の裸を見るのが恥ずかしい
- ☑ おっぱいを自分で触ることはない
- ☑ サイズに関してはあきらめている
- ☑ バストケアの経験はほとんどない
- ☑ ブラはデザイン重視で選んでいる

女性たちに、「からだのなかで、コンプレックスはどこですか？」と質問したとします。1位は、脚でもお腹でもなく、バストかもしれません。というのは、私が総院長を務める銀座ナチュラルタイム治療院にいらっしゃる女性たちからは、以前より、からだの悩みとして特にバストのことを相談されることが多いからです。

そんなとき、私は必ず尋ねています。「自分のバスト、自分で触っていますか？」と。すると、ほとんどの方が、「あまり触ったことがない」と答えるのです。おっぱいを自分で触るなんて恥ずかしい、と思っている方が実に多いのです。

そういう女性たちには、「あなたのバストは、あなたのからだの一部で、あなたのバストなのだから、あなたがケアしなくてどうするの？」と伝えています。

胸まわり＝バストがこわばっていると、肌はくすむし、ダイエットも思うようにいかず、気持ちは沈んで、思わぬ不調を引き起こす可能性があります。まずは、自分のバストのことをよく知る必要があります。

バストは、自分が今、どんな状態なのかがわかる、美容と健康のバロメーターのひとつです。そして、バストケアは、年齢に関係なく、すべての女性に有効で、一生必要なケアです。

今日から、バストケアを始めて、自分が愛せる、美しいバストとボディを手に入れてほしいと願っています。

知っておきたい「おっぱい」の役割

女性の胸部にある、2つのふくらみ。なんのためにあるのかというと、それはもちろん、本来、赤ちゃんに母乳を与えるためにあります。女の子は初潮が始まるころから乳房が大きくなっていき、授乳ができるからだに成長していきます。

しかし、今の時代は昔に比べて妊娠・出産のタイミングが遅くなり、回数も少なくなり、授乳期間も短くなっています。その一方で、からだのトラブルを抱える女性は増加傾向にあり、同時に、生理痛や月経不順など、婦人科系のトラブルも増えています。生理前になると、おっぱい

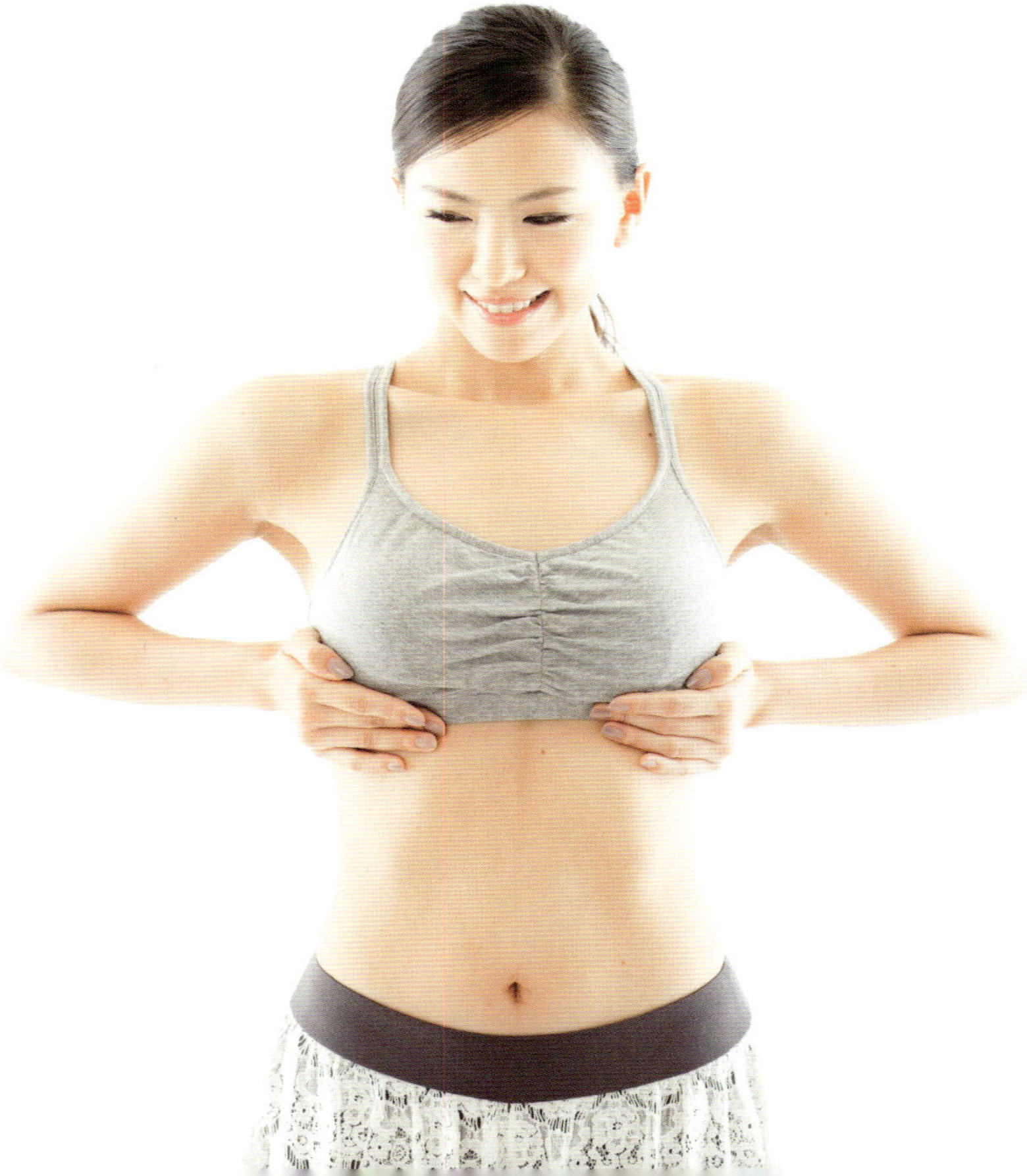

が張ることからもわかるように、おっぱいは女性ホルモンによって、子宮や卵巣とつながっています。女性にとっておっぱいは、健康と美容を左右するとても大切な部位なのです。

　女性は、女性ホルモンの働き次第で、日々心身の状態が大きく左右されがちです。さらに、現代人はパソコン作業などで前かがみの姿勢が続いたり、下着で胸を締めつけ過ぎたりすることにより、胸筋と胸の靭帯に脂肪がついていたり、肩や首に血液やリンパ液が流れにくくなっている場合が多いのです。

　私たちの心身に大きな影響を及ぼすおっぱいは、健やかに保つことが大切。女性にとって、バストをケアするということは、からだ全体をケアすることにつながるのです。

生理周期とおっぱいの張りの変化

乳房は、女性ホルモンのエストロゲン（卵胞ホルモン）とプロゲステロン（黄体ホルモン）の影響を受けて変化します。生理の前は乳房が張ってかたくなり、乳頭の感覚なども敏感になります。

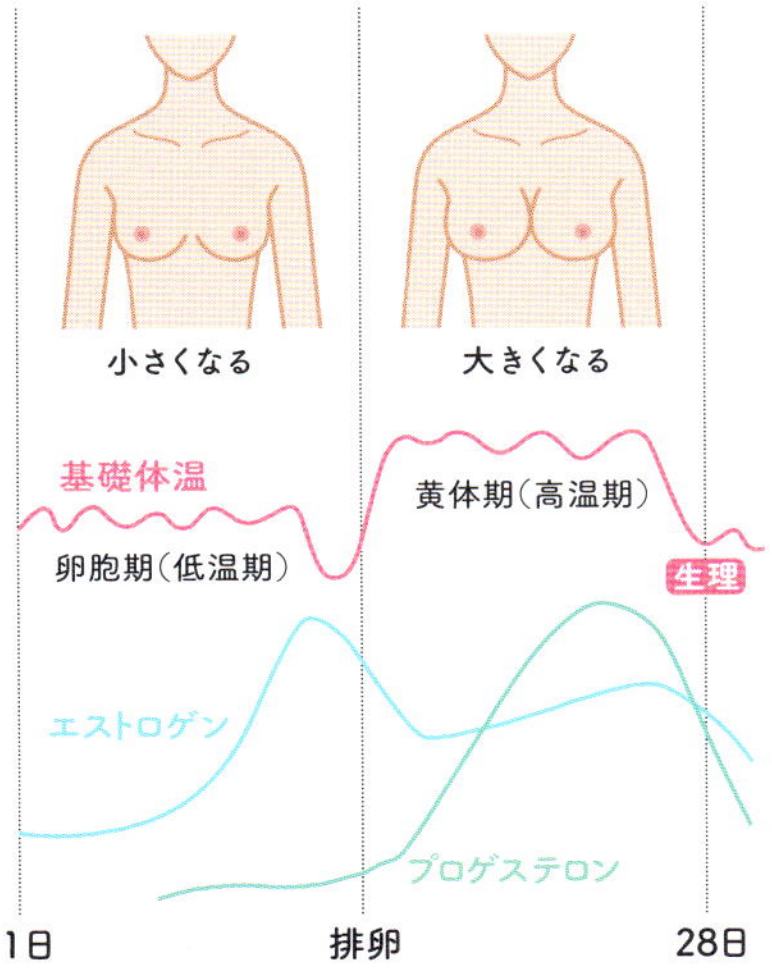

※イメージ

おっぱいの中身

乳房は、乳腺という母乳をつくる大切な組織とその周囲の脂肪、その間にはりめぐらされた血管、リンパ管、神経などによって形づくられていて、それを大胸筋が支えています。

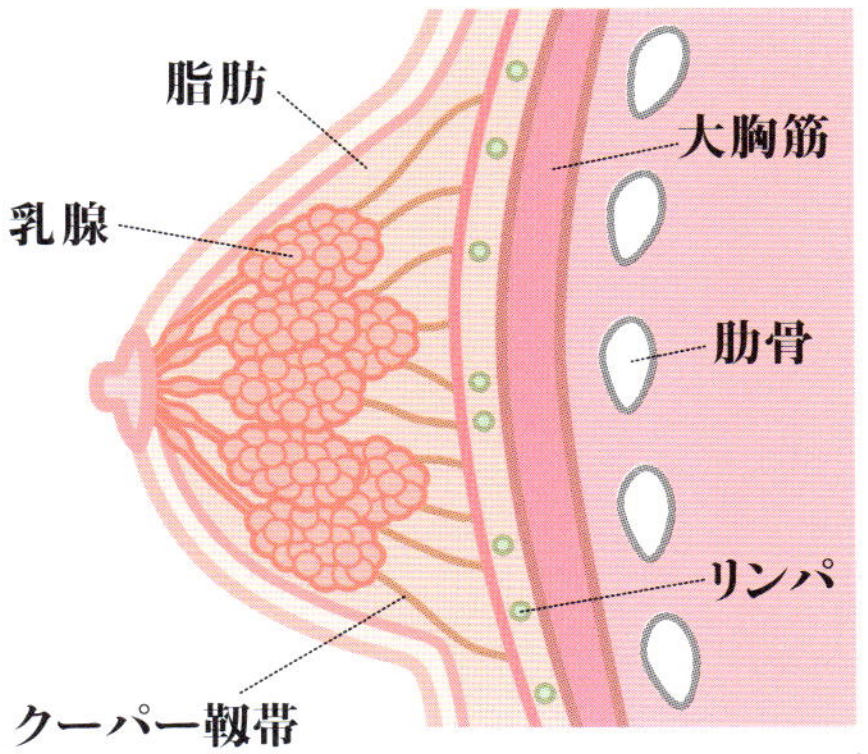

※イメージ

目指すのはココ！美しいバストの条件

小さかったり、大きすぎたり、離れていたり、垂れていたり。バストの悩みは人それぞれです。もちろん、大きさやラインの美しさ、全身とのバランスは、気になるところでしょう。でも、見た目以上に大事なこと、それは、美しいバストは、健康なバストだということです。

たとえば、美しく健康なバストは、色ツヤがよく、コリがありません。赤ちゃんのお尻のようにやわらかくて、きちんと弾力もあるのが理想です。実際に、私の患者さんのなかにも、サイズが小さいと悩んでいる方は多くいらっしゃいます。そういう方は間違いなく胸まわりがかたいのです。そして、施術でそのコリをとり、胸まわりをやわらかくしてあげると、2サイズも3サイズもアップしたという方が、数多くいらっしゃいます。

理想とすべき、美しいバストのおもなポイントは5つ。みなさんも、鏡の前に立ち、自分の手で今の自分のバストをチェックしてみてください。そして、理想のバストを目指して、今日からセルフケアをしていきましょう。

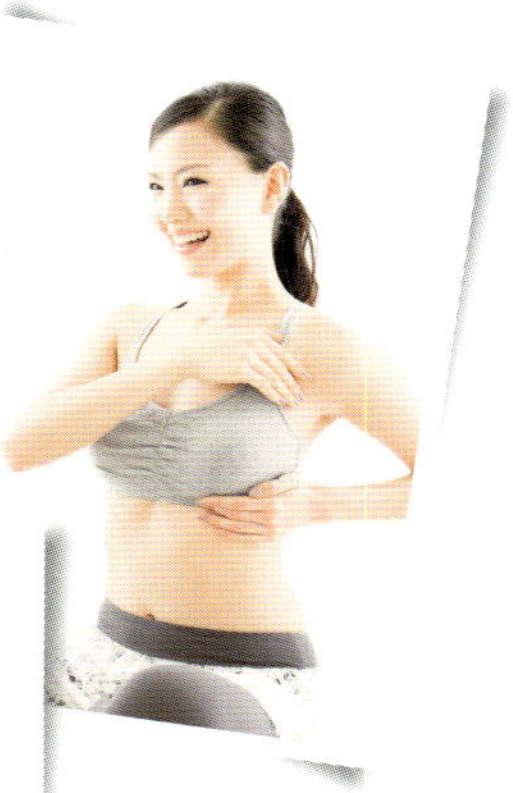

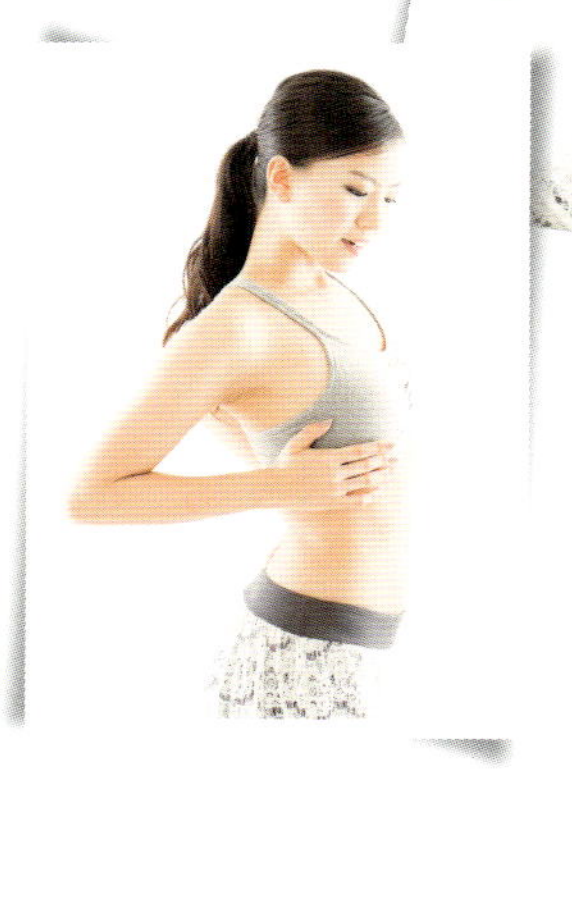

美しいバスト5つのポイント

やわらかい

東洋医学の「血」の働きに関係するポイント。胸まわりの筋肉にコリがなく、やわらかいということは、血液やリンパ液がきちんと流れている証拠。良質な筋肉と脂肪が、おっぱいを守ってくれます。

血色がよい

東洋医学で「血」が足りている人は顔色がよく、おっぱいに関しても同じことがいえます。ほんのりピンク色でくすみのないおっぱいは、栄養が行きわたった健康的なバストである証です。

ツヤがある

東洋医学の「気」の働きに関係するポイントで、「気」が充実していれば肌のツヤのある美しいおっぱいに。逆にカサカサしているおっぱいは滞りがあり、臓腑の不調や肌の老化が生じる恐れも。

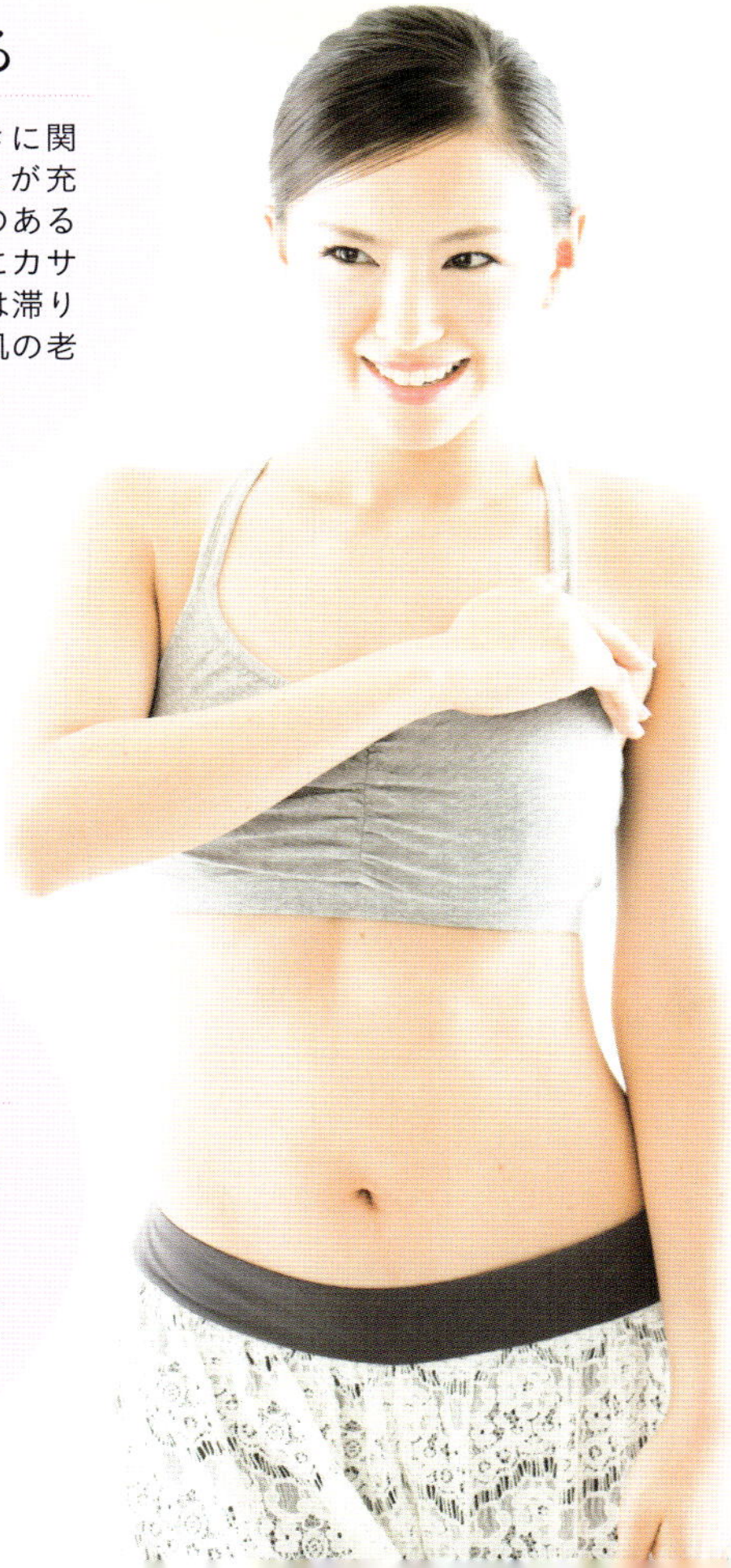

弾力がある

人差し指と親指で皮膚をつまんで、皮だけでなく、お肉もつまめるのが、弾力があるという状態。東洋医学でいう「気」が充実している証で、気血水も順調に流れています。

輪郭がある

大きさに関わらず、輪郭があることが大切です。東洋医学の「水」の働きが関係していて、輪郭がくずれ、流れてしまっているおっぱいは、代謝や排泄の変調で胸まわりがむくんでいる可能性大。

胸まわりは、リンパが集まる重要な場所

私たちのからだには静脈に沿って「リンパ管」と呼ばれる管が無数にあり、全身にはりめぐらされています。リンパ管の中を流れているのが「リンパ液」で、リンパ管の途中にあってフィルターのように働くのが「リンパ節」です。これらを総称して「リンパ」と呼んでいます。

リンパの重要な働き「浄化」と「免疫」

リンパには、「浄化」と「免疫」という2つの大きな働きがあります。

酸素や栄養をからだのすみずみに運びながら、老廃物や余分な水分を回収するのが「浄化」の働きです。リンパ液によって運ばれる体内のさまざまな不要物は、わきの下や鎖骨まわり、脚の付け根（そけい部）、ひざの裏などにあるリンパ節を経由して浄化されながら、鎖骨の下にある太いリンパ管に合流し、静脈に注がれて、最終的に尿や汗として体外へ排泄されます。

また、リンパは、病気やケガをしたときに病原体や異物からからだを守る「免疫」という重要な役目も担っています。フィルター役のリンパ節の働きが悪いと、老廃物や余分な水分の回収がうまくいかず、リンパ節を押したときに痛みが出たり、周囲がむくんで水太りのような状態になったりします。このような状態が慢性化すると、免疫機能はうまく働かなくなり、風邪をひきやすくなったり、病気が治りにくくなったりします。

このように、リンパの「浄化」と「免疫」の働きはとても重要です。そして、このリンパがたくさん集まっているのが、胸まわりです。

リンパの役割 1

浄化作用

血液が静脈を通過するとき、血管内の老廃物や余分な水分は、並走するリンパ管へ移され、リンパ節でろ過されます。ろ過された老廃物はリンパ液として再び静脈に注がれ、さまざまな臓器を経由して尿や汗として排泄されます。

リンパの役割 2

免疫作用

免疫とは、細菌やウイルスなどが体内に入ったとき、それらを排除する力のこと。リンパ節には、白血球のなかでも菌の最前線で働くリンパ球や、異物を処理するマクロファージなどが含まれていて、それぞれの機能が協力することで、病気にかかりにくくするシステムをつくり上げています。

胸まわりはリンパが集中する重要ポイント

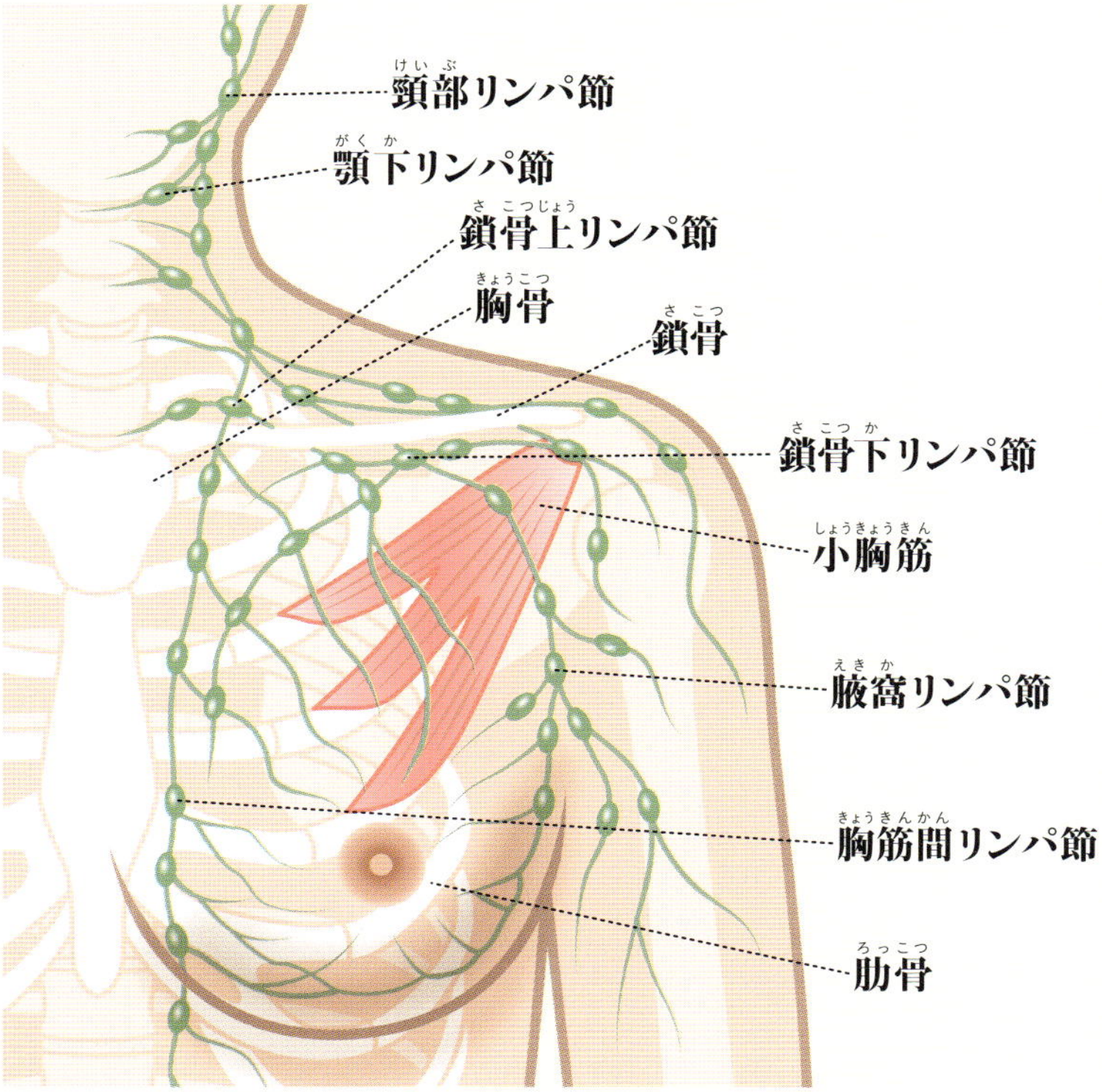
頸部《けいぶ》リンパ節
顎下《がくか》リンパ節
鎖骨上《さこつじょう》リンパ節
胸骨《きょうこつ》
鎖骨《さこつ》
鎖骨下《さこつか》リンパ節
小胸筋《しょうきょうきん》
腋窩《えきか》リンパ節
胸筋間《きょうきんかん》リンパ節
肋骨《ろっこつ》

※イメージ

スムーズに流れているからだは「やせる」の近道

美しいバストになりたい。ムダなものをためこまないスマートなからだになりたい。そのためには、毎日のこまめなケアでリンパの流れをスムーズにしておくことが大切です。では、どのようなセルフケアをすればいいのでしょうか？

リンパの多くは、皮膚のすぐ下、血管の静脈の近くを流れています。比較的表層にあるため外からアプローチすることが可能。たとえば、自分の手で正しくバストをさするだけでも、かたくなった胸まわりや、むくみがちなからだには効果的です。そんな簡単なことで？　と思うかもしれませんが、さするだけでもその部分の血行やリンパの流れがよくなるので、むくみが改善されます。筋肉の緊張もほぐれ、リラックス効果も得られます。

また、深部にあるリンパは、筋肉を刺激することで流れが促進されます。効率よくリンパを流すためには、さするマッサージに加え、もむ、押す、たたくなど圧をかけたマッサージや筋肉を伸縮させるストレッチを行なうと効果的です。筋肉の動きもよくなって基礎代謝も上がり、シェイプアップ効果も期待できます。

からだ全体に目を向けてケアしていく

リンパは、冷えやコリ、むくみ改善や美容面という点においても、カギを握る存在です。リンパの流れがスムーズであれば、むくみが改善され、実体重よりもすっきり見えるはずです。逆をいえば、リンパの流れが悪いと、むくみやすいだけでなく、代謝機能が低下するために、太りやすい体質になってしまいます。

よく、太った部分だけをケアしようとする人がいますが、それではあまり効果がありません。一時的に細くなったとしても、代謝機能が改善しなければ、すぐ元に戻ってしまいます。部分的な改善を目的とせず、広くからだ全体に目を向けて、まずは全身をめぐるリンパの流れをスムーズにしていくことが、「やせる」につながるのです。

全身にはりめぐらされるリンパ図

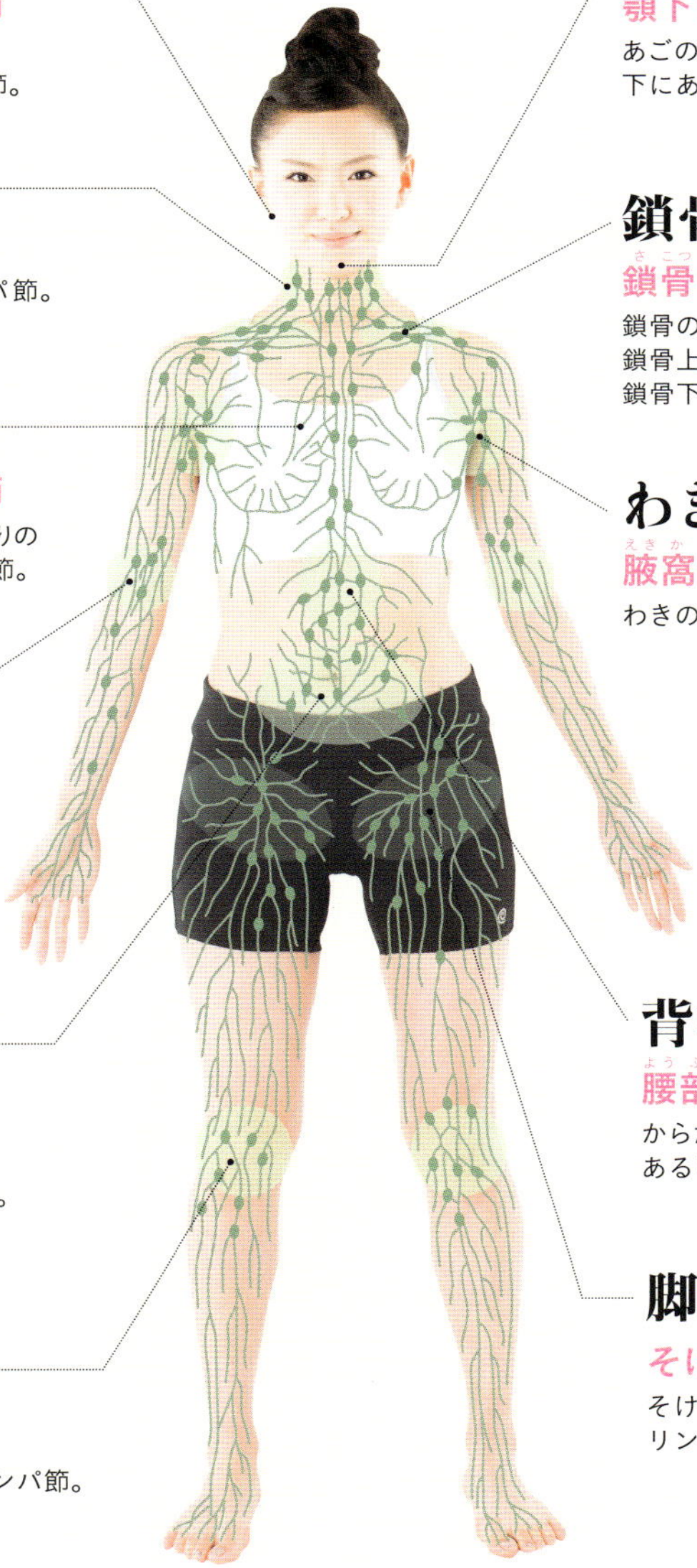

耳のまわり
耳下腺《じかせん》リンパ節
耳の下からうしろにかけて流れるリンパ節。

首
頸部《けいぶ》リンパ節
首の両側にあるリンパ節。

胸まわり
胸筋間《きょうきんかん》リンパ節
乳房の上部の中央寄りのところにあるリンパ節。

ひじ
肘《ちゅう》リンパ節
ひじの内側にあるリンパ節。

お腹
腹部《ふくぶ》リンパ節
おへそを中心として腹部にあるリンパ節。

ひざの裏
膝窩《しっか》リンパ節
ひざの裏側にあるリンパ節。

あごの下
顎下《がくか》リンパ節
あごの両側、えらの下にあるリンパ節。

鎖骨まわり
鎖骨《さこつ》リンパ節
鎖骨の周辺にある鎖骨上リンパ節と鎖骨下リンパ節。

わき
腋窩《えきか》リンパ節
わきの下にあるリンパ節。

背中
腰部《ようぶ》リンパ節
からだの背部の腰にあるリンパ節。

脚の付け根
そけいリンパ節
そけい部にあるリンパ節。

※イメージ

おっぱいケアで コリ、むくみ、不調もすっきり

　バストが重くて肩がこる、という話を聞きますが、サイズに関係なく、現代女性は、肩こり、首こりを抱えがちで、胸まわりもかたい方が増えています。

「コリ」とは、おもに筋肉の疲労のことをいいます。デスクワーク、家事、育児など、私たちの生活のほとんどの動作はからだの前で行なうことが多く、似たような動作を繰り返します。肩を上げ下げする、指を動かすなど、同じ動作で同じ筋肉を使い続けると、筋肉は疲労してしまいます。

　また、前かがみの猫背姿勢は、胸部を圧迫し、胸まわりのめぐりを悪くすることがあります。それが長く続くと、大胸筋などの筋肉をかたくし、本来の働きが低下してしまいます。その影響がバストに及んでかたくなり、弾力がなくなって、形がくずれてしまっているケースも。さらに、お腹がぽっこり出てウエストのくびれも消え……と、ボディラインに悪影響が出ていることもあります。筋肉のコンディションがいいとボディラインをスリムにキープできますが、筋肉がこるとボディラインがくずれる原因にもつながります。

しなやかな筋肉でむくみのないからだに

　このように、筋肉は美しいボディラインをつくる大切な要素のひとつですが、さらにリンパの流れを促すという働きも担います。

　リンパの流れ方は、非常にゆっくりです。血液は、心臓を起点にして体内を循環していますが、リンパは、手足から心臓へ向かう一方通行で、筋肉の収縮・弛緩がポンプの代わりとして働き、より中心へと送られます。筋肉は、収縮したときに周囲のリンパ管に作用してリンパ液を押し出すという働きをしているのです。

　筋肉がコリなどでかたくなるとこの働きに影響し、リンパの流れが悪くなり、むくみやすくなってしまいます。だから、リンパの流れをスムーズにするためには、歩行や適度な運動、マッサージなどを行なって筋肉を刺激してあげる必要があるのです。

全身の筋肉図

背面　　前面

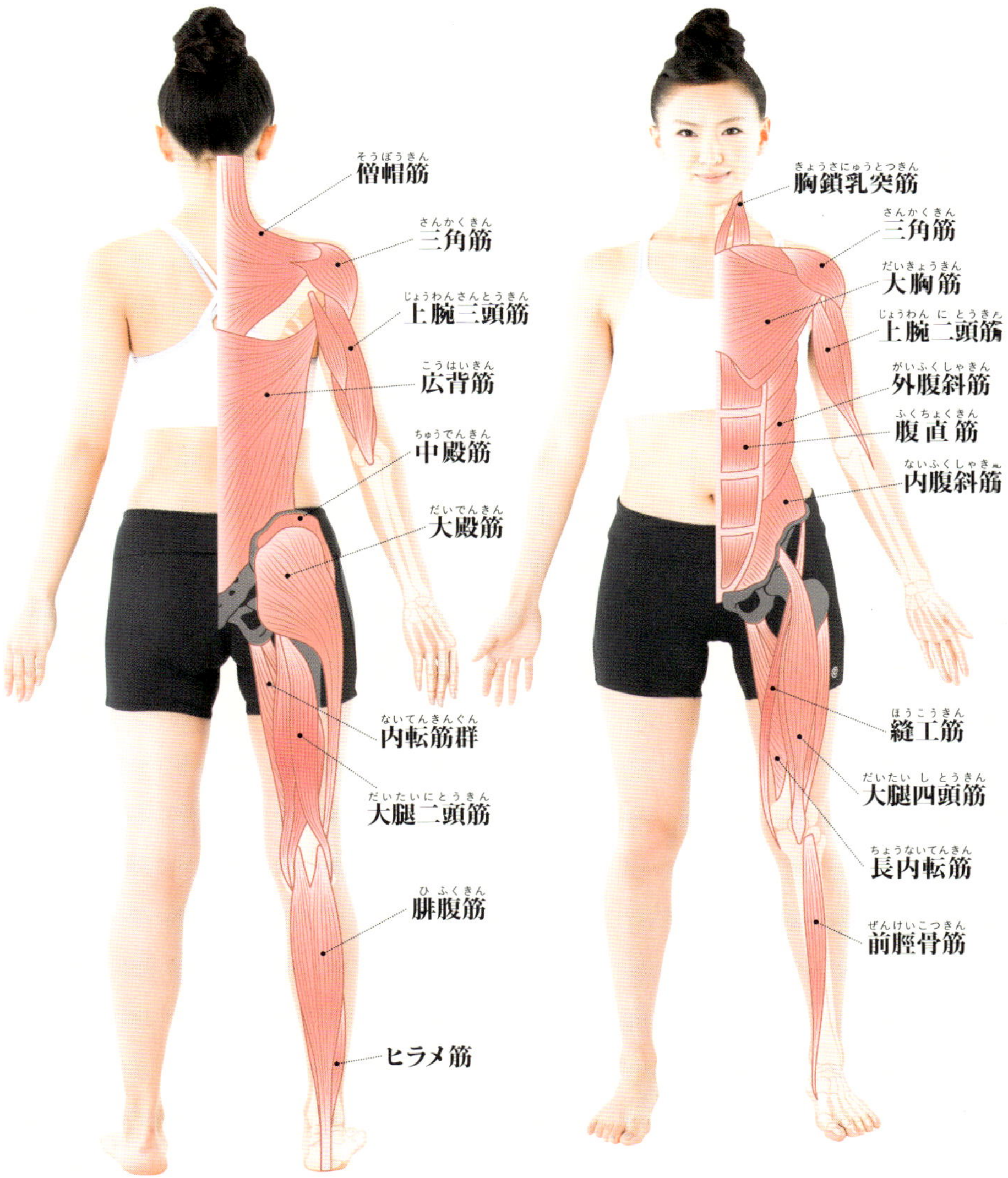

※イメージ（本書に関連する筋肉を中心に表示しています）

経絡の流れを整えて めぐりのいいからだに

これまで「リンパ」という西洋医学の概念をお話ししてきましたが、もうひとつ「経《けい》絡《らく》」という東洋医学の概念に基づき、からだとおっぱいの関係を考えていきましょう。

本書で紹介する「経絡リンパマッサージ」の「経絡」とは、東洋医学では、「気血水《きけつすい》」という3つのエネルギーの通り道だと考えられています。

「気《き》」は、生命エネルギー。人の生命活動に必要なエネルギーそのもので、体温を保ったり、内臓を働かせたり、からだに悪いものが入らないように保護したりと、さまざまな役割を担っています。「血《けつ》」は、栄養を運ぶ血液のようなもので、気と同様に生命活動には欠かせません。「水《すい》」は、津液《しんえき》。体内のリンパ液などの水分の総称で、からだを冷ましたり、潤したり、血の成分になるものと考えられています。

経絡は、川の流れに似ています。川の水が足りない（＝生命力の元である気血が少ない）と、勢い不足で川の流れはスムーズにいきません。また、大きな岩でせき止められている（＝経絡に何らかの滞りがある）と、川の流れも悪くなってしまいます。気血水はからだをスムーズにめぐってこそ、そのパワーを発揮しますから、川の流れを改善するように、経絡を整えておくことが大事なのです。

14本の経絡

- 督脈経《とくみゃくけい》
- 任脈経《にんみゃくけい》
- 手の太陰肺経《たいいんはいけい》
- 足の太陰脾経《たいいんひけい》
- 手の少陰心経《しょういんしんけい》
- 足の少陰腎経《しょういんじんけい》
- 手の厥陰心包経《けついんしんぼうけい》
- 足の厥陰肝経《けついんかんけい》
- 手の陽明大腸経《ようめいだいちょうけい》
- 足の陽明胃経《ようめいいけい》
- 足の少陽胆経《しょうようたんけい》
- 手の太陽小腸経《たいようしょうちょうけい》
- 足の太陽膀胱経《たいようぼうこうけい》
- 手の少陽三焦経《しょうようさんしょうけい》

全身にはりめぐらされる経絡図

背面　前面

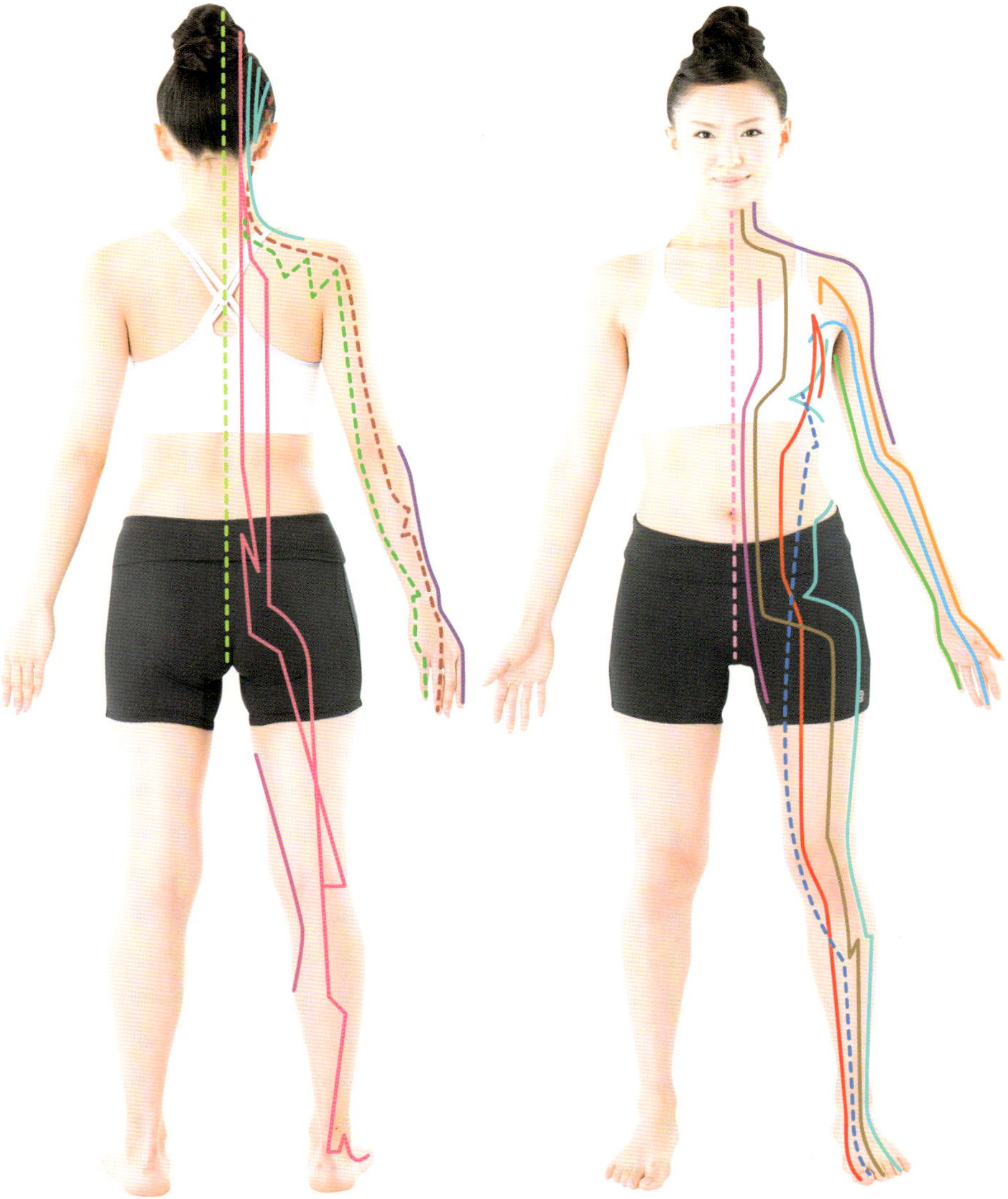

※イメージ

経絡の流れを整えて めぐりのいいからだに

臓腑と体表を結ぶ14本の経絡

経絡は、23ページの図にあるように、陰陽の12経（正経十二経脈《せいけいじゅうにけいみゃく》）に奇経の任脈《にんみゃく》、督《とく》脈《みゃく》を加えた計14本あると考えられています。それぞれの経絡は、臓腑《ぞうふ》（内臓）と体表を結んでいて、さまざまな場所を通りながら全身に複雑にはりめぐらされています。

からだの表面近くを通る経絡のライン上には、経穴《けいけつ》（ツボ）があります。ツボは、気の出入口であり、経絡を通じて内臓の状態を反映するポイントでもあると考えられています。ツボを押したときに痛さやかたさを感じるといった違和感があるのは、内臓に不調があるサインです。

経絡を整えることで全身のバランスを改善

からだの不調を改善するために、どの経絡に働きかけるかを診断するのが、経絡による治療です。

たとえば、胃や腸など消化器系にトラブルがある場合は、胃腸につながる胃経と脾経に働きかけます。胃経は足先、脚、そけい部、お腹、胸まわり、首というルートで流れ、脾経は足先、脚の内側、お腹、胸まわり、わきというルートで流れて、ともに全身をめぐっています。そのため、胃腸にトラブルがある場合は、脚の前面や内側、胸まわりのマッサージを行なったりします。

一見関連がなさそうでも、実は相互に影響しあっていることを読み解き、マッサージやツボ押しなどの治療につなげていくのが経絡治療です。本書のセルフケアの中でも、胃の不調やバストの悩みを改善するために脚のマッサージを紹介していますが、これはこうした経絡的な診断がベースになっているためです。各ページ内の解説では、マッサージが持つ意味や目的を説明していますので、理解しながらセルフケアを行なうと、より確かな効果につながることでしょう。

2章

おっぱいから全身を整える

美バスト経絡リンパマッサージの基本

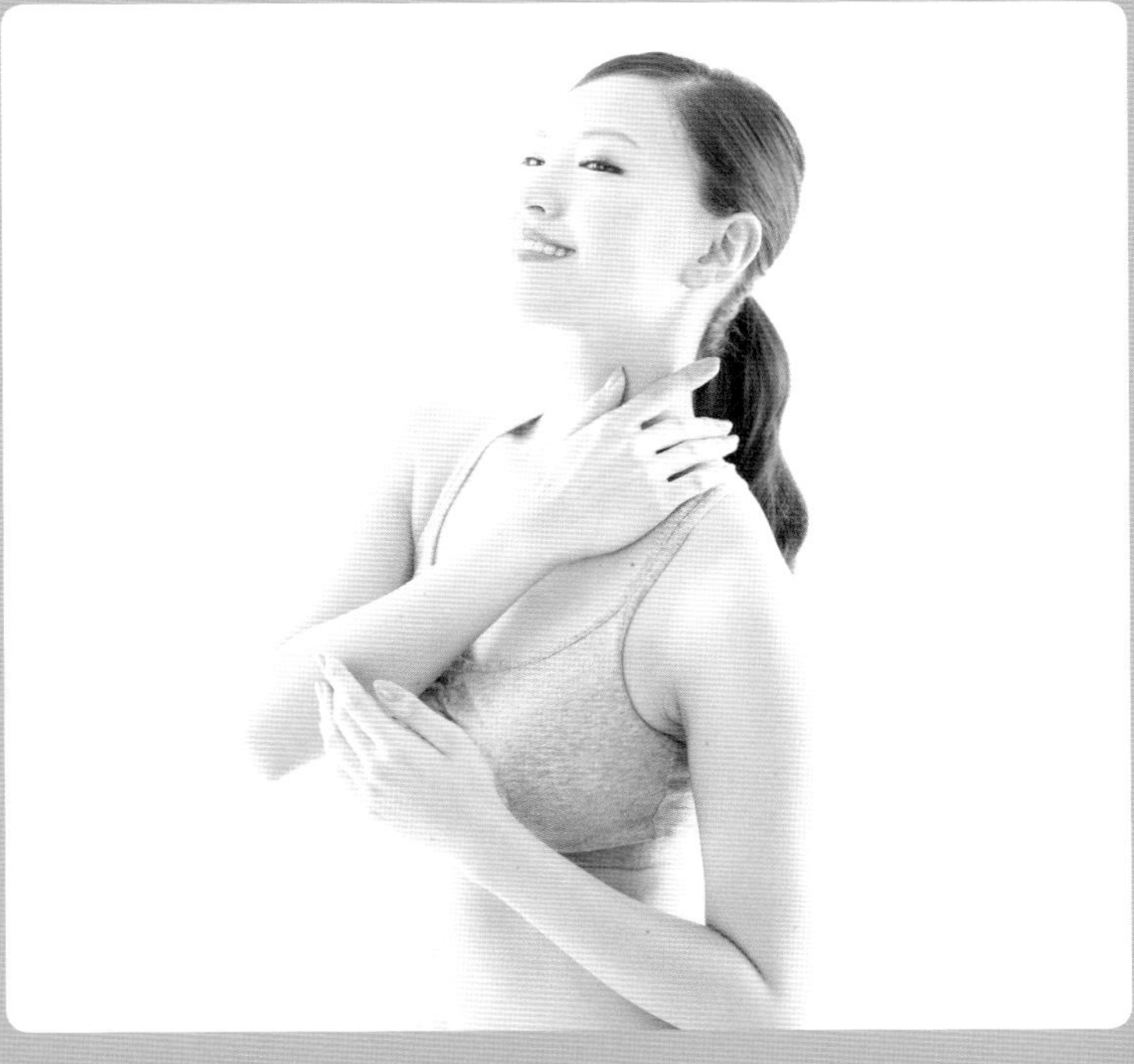

きれいなバストを目指して 経絡リンパマッサージを始めましょう

経絡リンパマッサージとは、東洋医学の概念である経絡の処方と、西洋医学の考えに基づいたリンパマッサージを同時に行なう、効果的なマッサージ法です。皮膚から筋肉までをトータルで刺激し、リンパや血液の流れを改善して、からだの調子を整えていきます。

注目すべきは、肌の表面から深部の筋肉までをトータルで刺激できることです。

人のからだは、表面から深部に向かって、表皮（皮膚）、真皮、皮下組織、筋肉、骨というように構成されています。

手技のひとつである「軽擦《けいさつ》法」は、肌をさする手法ですが、肌の表面（皮膚）をさすることで循環を高めて、体質改善を促す目的があります。「揉捏《じゅうねつ》法」というもむ手技では、皮下にある筋肉をほぐしていきます。女性のみなさんが気にされる皮下脂肪は、真皮の下の皮下組織に含まれ、筋肉はさらにその下にありますが、「揉捏法」やたたく手技である「拍打《はくだ》法」で筋肉を刺激すると、筋肉の近くにある脂肪を燃焼させる作用もあり、引き締めにも役立ちます。

このように、経絡リンパマッサージは美しいバストをつくるのはもちろん、ダイエットや美容、からだの内側から体質を改善するなど、さまざまなメリットがあります。バストの悩みに特化した本書のプログラムを行なうことで、バストはもちろん、全身も、変えていけるのです。

美バスト経絡リンパマッサージ5つのメリット

毎日の習慣にすればだれでもからだは変えられる！
本書のマッサージにはさまざまなメリットがあります。

1 気持ちがいいから続けられる！

セルフケアは「きつそう」「むずかしそう」という人も、手をあててさするだけなので簡単＆安心。効果も出やすいので楽しく続けられます。

2 美バストになるとモテるようになる！

やわらかくて美しいバストになると、活気があり、気持ちも明るくなり、よい「気」を発して、男性にも女性にもモテるようになります。

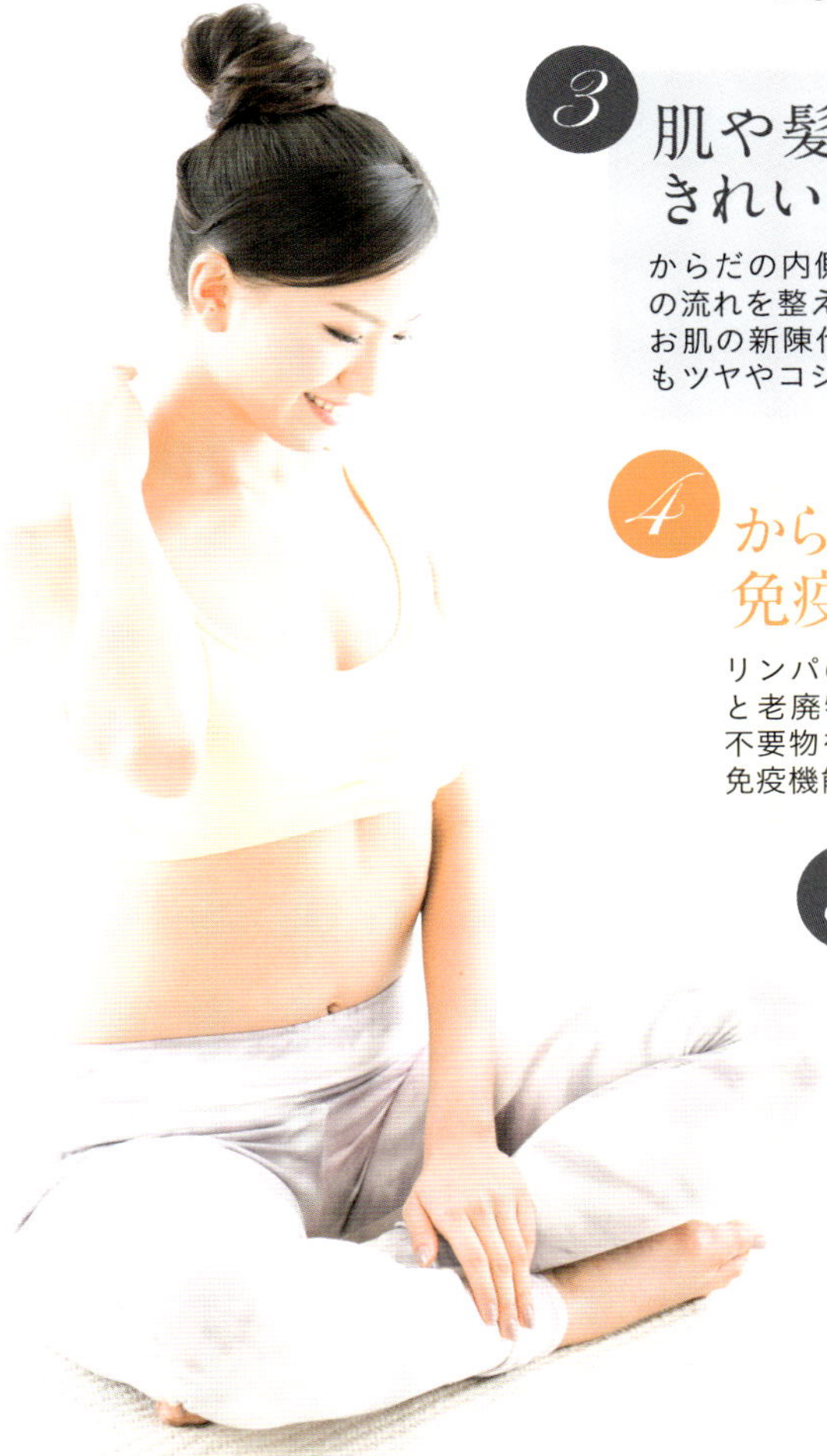

3 肌や髪もきれいになる！

からだの内側へのアプローチで経絡の流れを整えると、血行も促進され、お肌の新陳代謝も活発になり、髪にもツヤやコシが出てきます。

4 からだの免疫機能がアップ！

リンパの流れや血液循環が改善すると老廃物や余分な水分、脂肪などの不要物をためにくいからだに変わり、免疫機能も高まります。

5 太りにくいからだになる！

普段の生活のなかにマッサージをとり入れるだけなので、ダイエットしてもリバウンドしにくく、太りにくいからだに変わります。

美バスト効果を高める！

経絡リンパマッサージQ&A

Q1 どれくらいで効果が出るの？

個人差はありますが目安は１週間ほど

個人差がありますが、むくみがひどい場合などは、１回のマッサージで劇的に変わることも。目安として、１週間ほどで何らかの効果があらわれてきます。毎日継続して行なえば、体質も改善され、からだが温まった、むくみが楽になったなどの変化もあるはずです。

Q2 やればやるほど効果がある？

やりすぎはNG。目安を守って

経絡リンパマッサージは１日１回がおすすめです。まとめてやるよりも、１日１回でいいので、それを毎日継続していくほうが効果的です。また、１回に行なうマッサージの長さは、時間にして15分程度、２～３種類のプログラムを行なうようにしましょう。

Q3 痛いほど効くの？

気持ちがいいと感じる強さで

胸まわり、おっぱいは、とてもデリケートな部位です。グイグイと力を込めてもんだり、痛いほどの強さで押したりすると、大切な組織を壊しかねず、禁物です。必ず、気持ちがいいと感じる強さで行なってください。また、脚などでも、リンパが滞っている部分や冷えがひどい部分、こっている部分は、マッサージをすると痛く感じることがあります。その場合もやさしく行なってください。

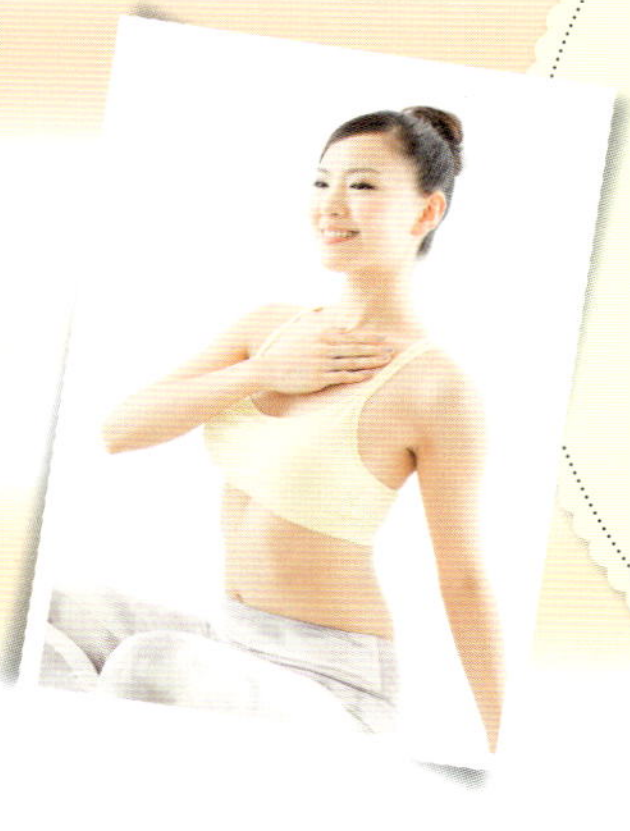

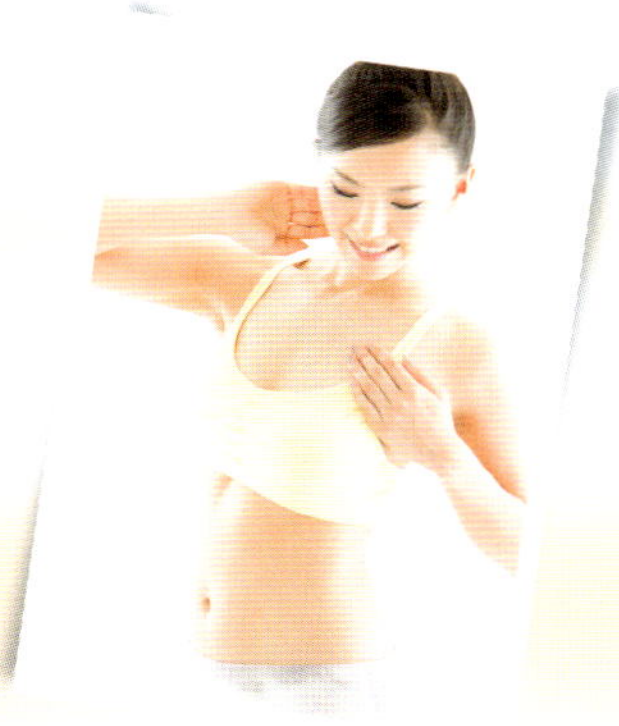

Q4 マッサージオイルは使ったほうがいい？

オイルを使うとさらに効果的

手の滑りをよくして、マッサージ効果を上げるために、マッサージオイルやクリーム、ジェルを使うことはおすすめです。肌質に合ったナチュラル素材のアイテムを選ぶようにするといいでしょう。エッセンシャルオイルをプラスするのもおすすめです。香りにはリラックス効果があり、気持ちも落ち着いてきます。

Q5 いつやるのがもっとも効果的？

お風呂上りがベストです

朝でも夜でも、時間帯はいつでもOKですが、ベストはお風呂上がり。経絡リンパマッサージは、からだが温まっているときに行なうと効果がアップします。また、肌に直接触れてマッサージをするので、マッサージする部位や手指が清潔に保たれるお風呂上りは、絶好のマッサージタイムといえます。

Q6 やってはいけないときはあるの？

マッサージを行なうときは、以下の点に注意して行なってください

- 手、指と行なう部位は清潔に
- 疲れがひどい、病気やケガがある、体調の悪いときは行なわない
- 妊娠の可能性がある、また妊娠初期は無理に行なわず、医師や専門家に相談を
- 食後2時間、飲酒後は控える
- 皮膚に傷や湿疹がある場合は、その場所を避けるか行なわない
- 不調の症状が重い場合は、すぐに専門家に相談を
- マッサージを行なってからだに異常や違和感があったら、直ちにやめて専門家に相談を
- マッサージのあとは、十分な水分をとる（500mℓくらい）

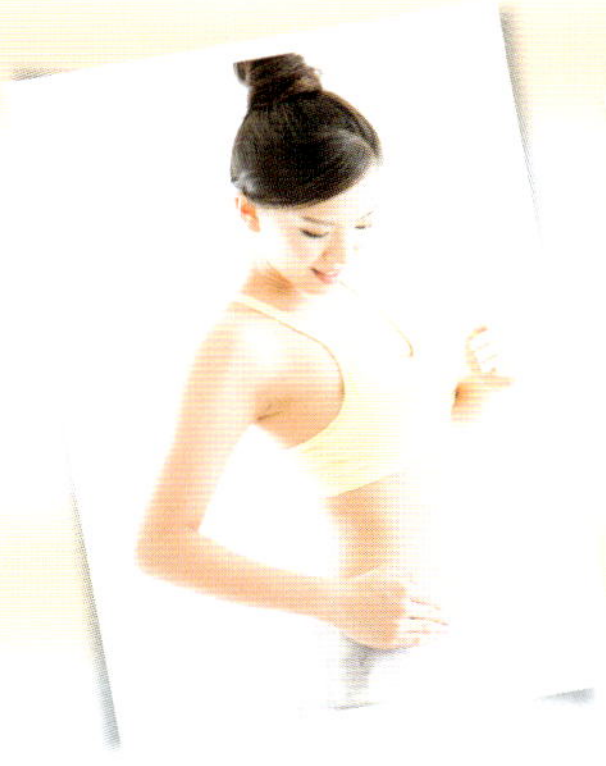

Practice セルフケアを始める前に練習してみましょう

経絡リンパマッサージの基本テクニック

まずは基本のテクニックをマスター。さする、もむ、押す、たたく、
それぞれの手技を練習してコツをつかみましょう。

さする

バストケアでもっともよく使う手技です。さすることで皮膚や筋肉を温め、からだ全体の循環をスムーズにします。

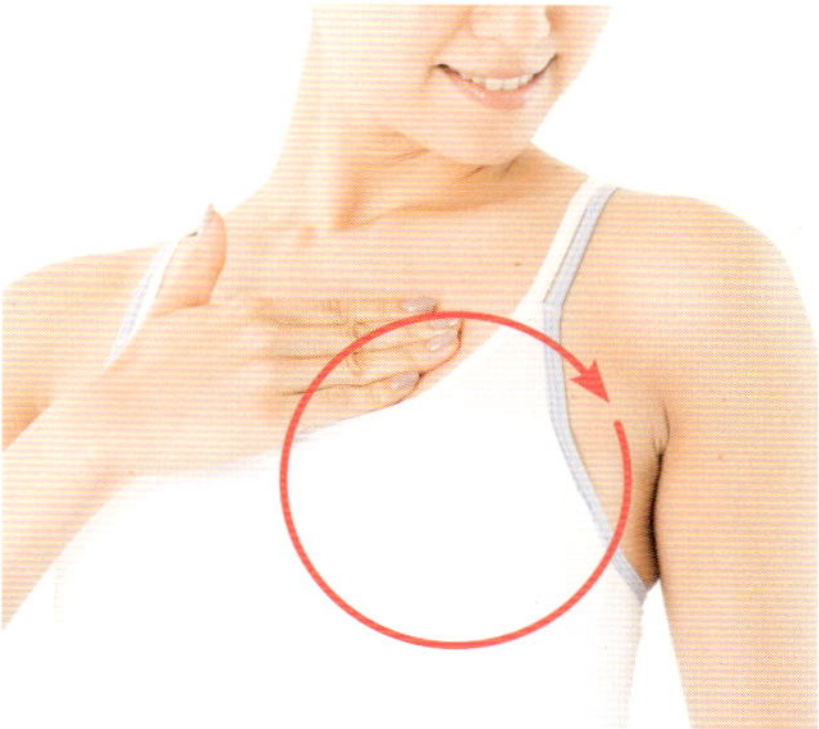

四指軽擦法

【ししけいさつほう】

親指以外の４本の指をあてて、やさしくなでるようにさすります。デコルテ、胸まわり、腕などによく使う手技です。

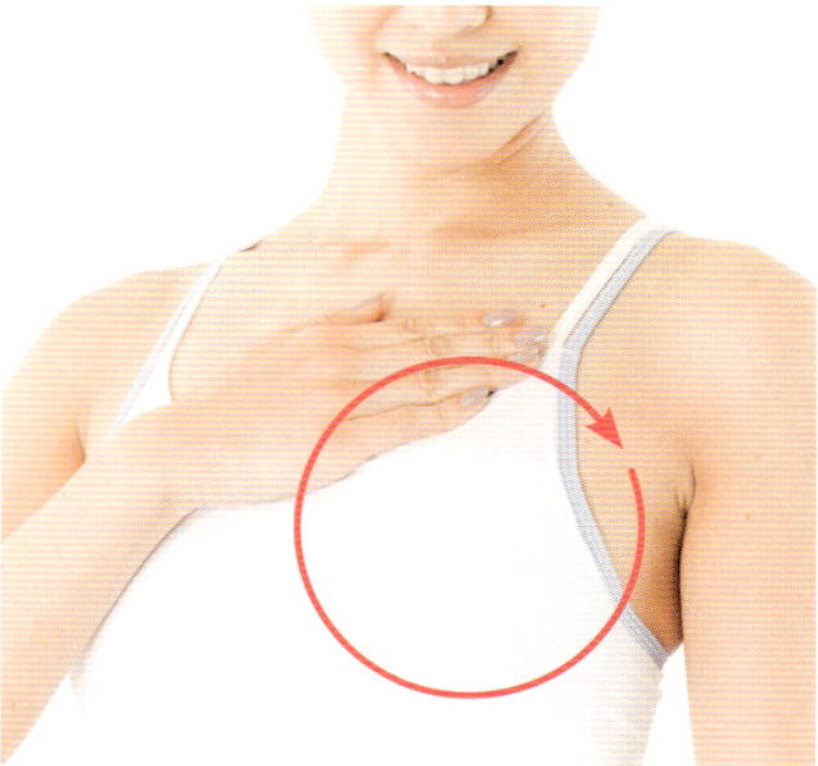

手掌軽擦法

【しゅしょうけいさつほう】

経絡リンパマッサージでもっともよく使う手技。皮膚に手のひらを密着させてさすります。

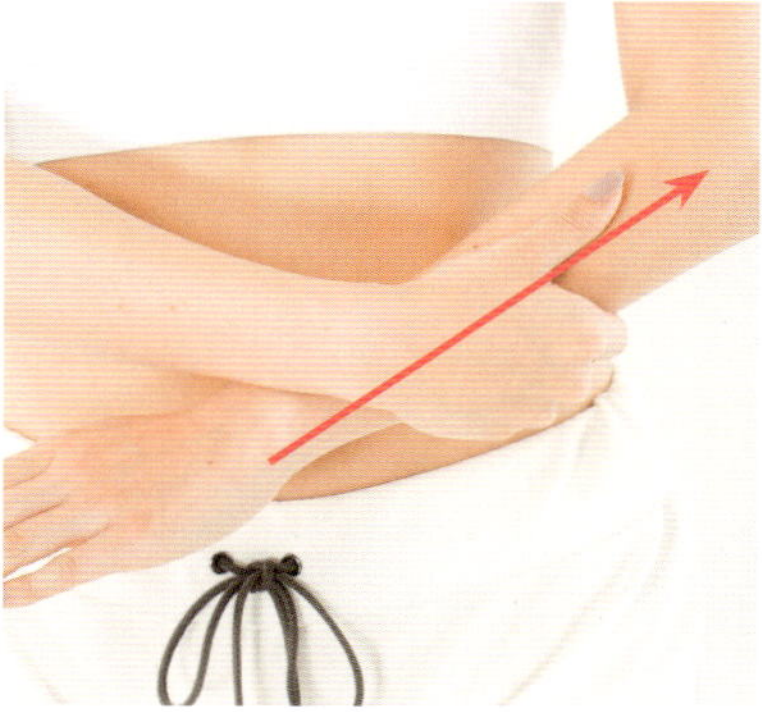

母指軽擦法

【ぼしけいさつほう】

親指の腹を肌に密着させ、少し圧を加えながら気持ちいいくらいの強さでさすります。おもに経絡のラインを刺激する手技です。

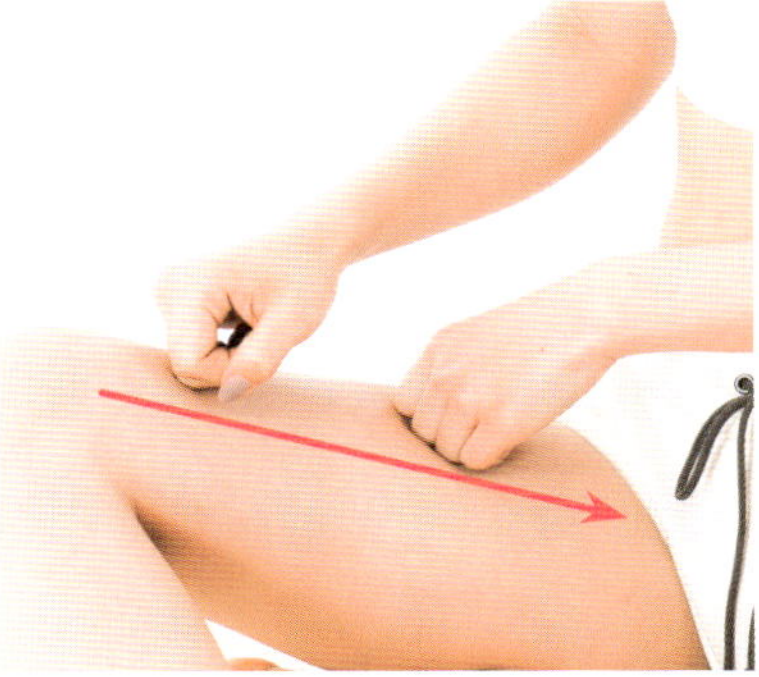

指顆軽擦法

【しかけいさつほう】

こぶしを使って、少し圧を加えながら気持ちいいくらいの強さでさすります。脚や頭に使います。

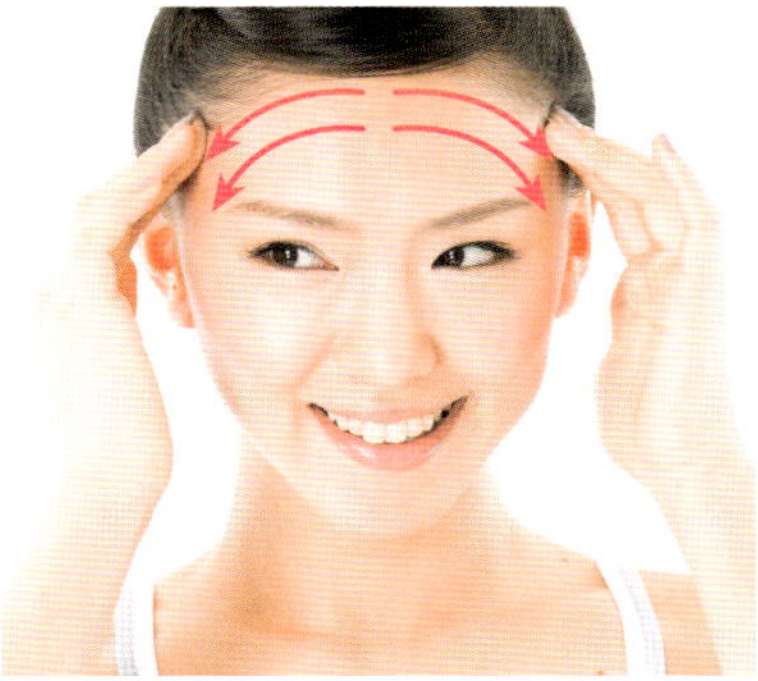

二指軽擦法

【にしけいさつほう】

人差し指と中指を使って、気持ちがいいと感じるくらいの強さでやさしくさすります。顔など皮膚のやわらかい場所、狭い場所に使います。

もむ

筋肉を刺激することで皮下血行を促進し、筋肉のコリや皮下脂肪の燃焼を促します。

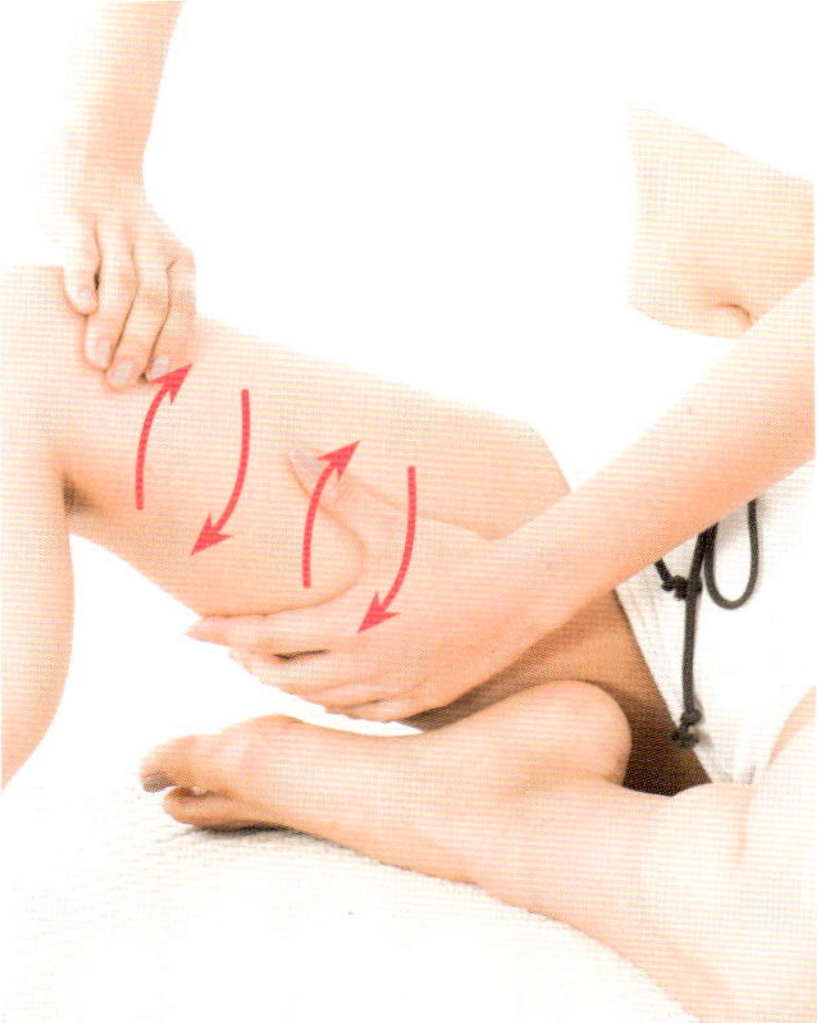

把握揉捏法

【はあくじゅうねつほう】

両手のひらで部位をやさしくつかみ、タオルを絞るように、左右の手を互い違いに動かしてもみます。手を少しずつずらしながら、筋肉のコリをほぐすようにもみます。

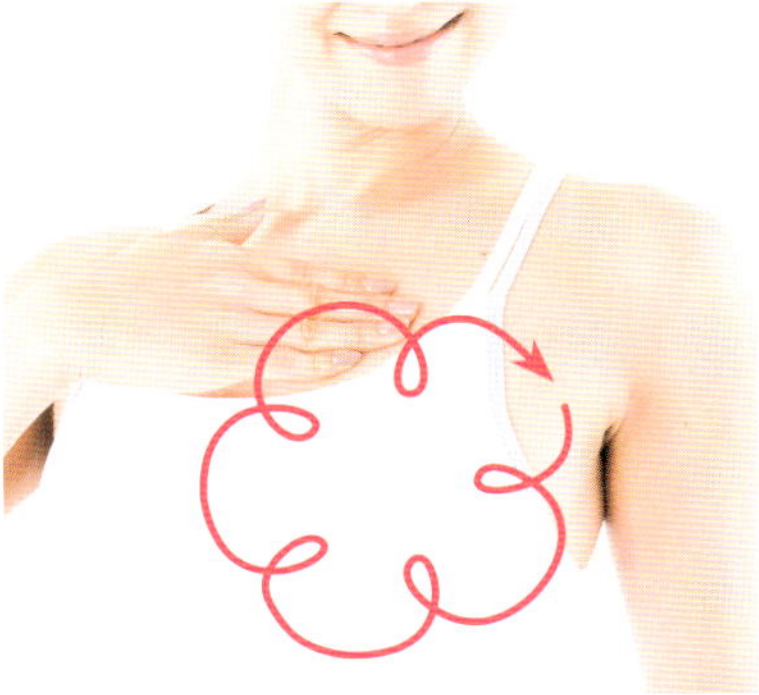

四指揉捏法

【ししじゅうねつほう】

親指以外の４本の指を部位にあて、クルクルと円を描くようにもみます。おもにバストに使う手技で、バストの丸みに沿ってやさしくもんでいきます。

Practice セルフケアを始める前に練習してみましょう

経絡リンパマッサージの基本テクニック

押す

ツボを刺激するほか、こりかたまった筋肉をゆるめてやわらかくします。

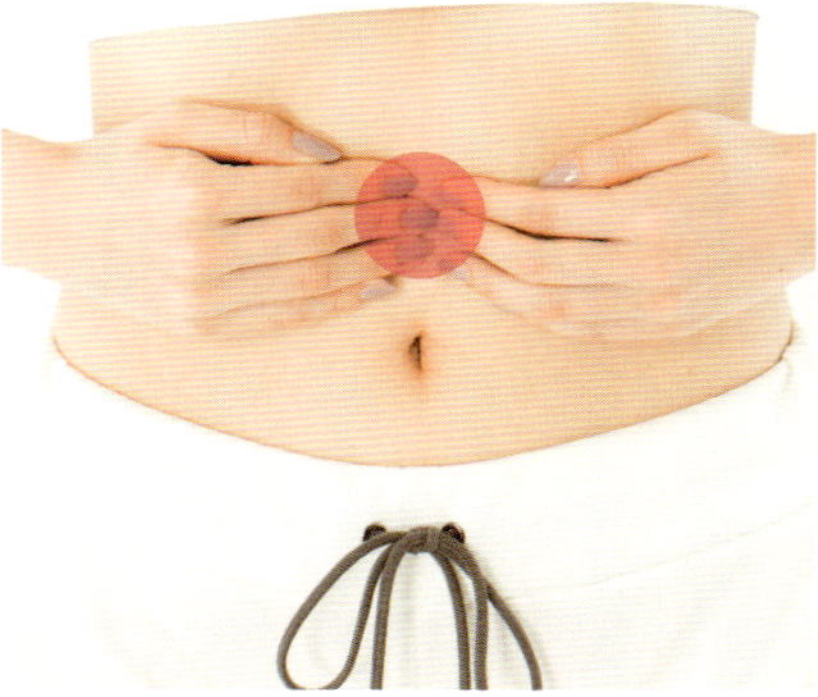

四指圧迫法

【ししあっぱくほう】

両手の親指以外の４本の指を重ねて部位にあて、息を吐きながら気持ちいい程度の強さでゆっくり押します。５秒かけて押し､５秒キープして５秒かけて戻します。

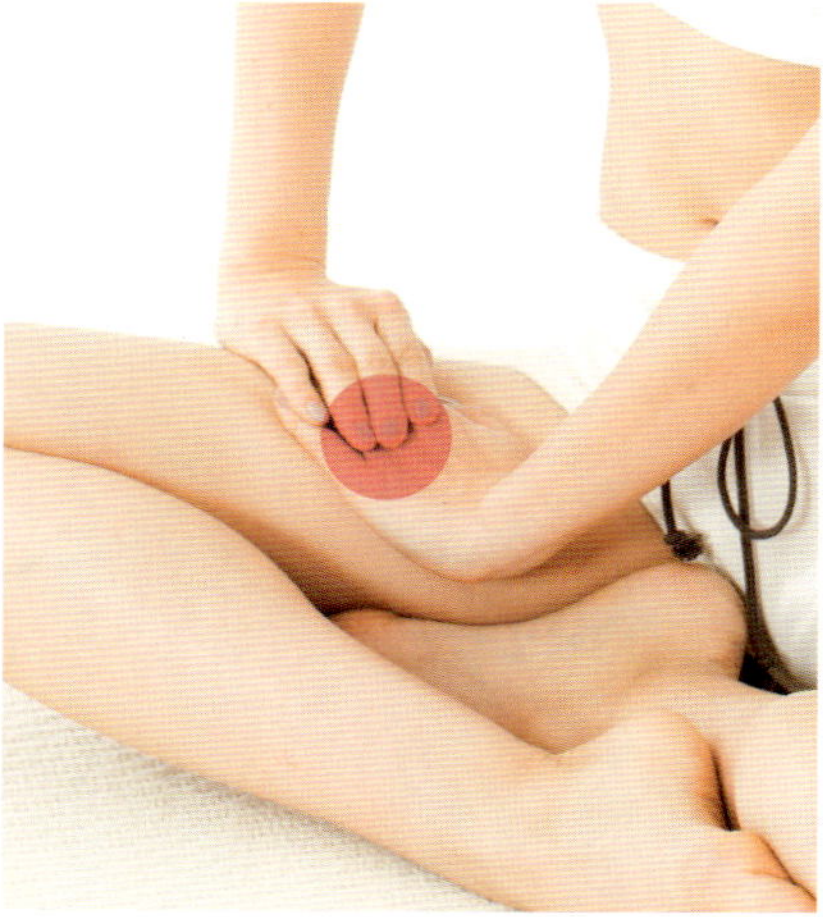

手掌圧迫法

【しゅしょうあっぱくほう】

両手のひらを重ねて部位にあて、息を吐きながら気持ちいい程度の強さでゆっくり押します。５秒かけて押し、５秒キープして５秒かけて戻します。

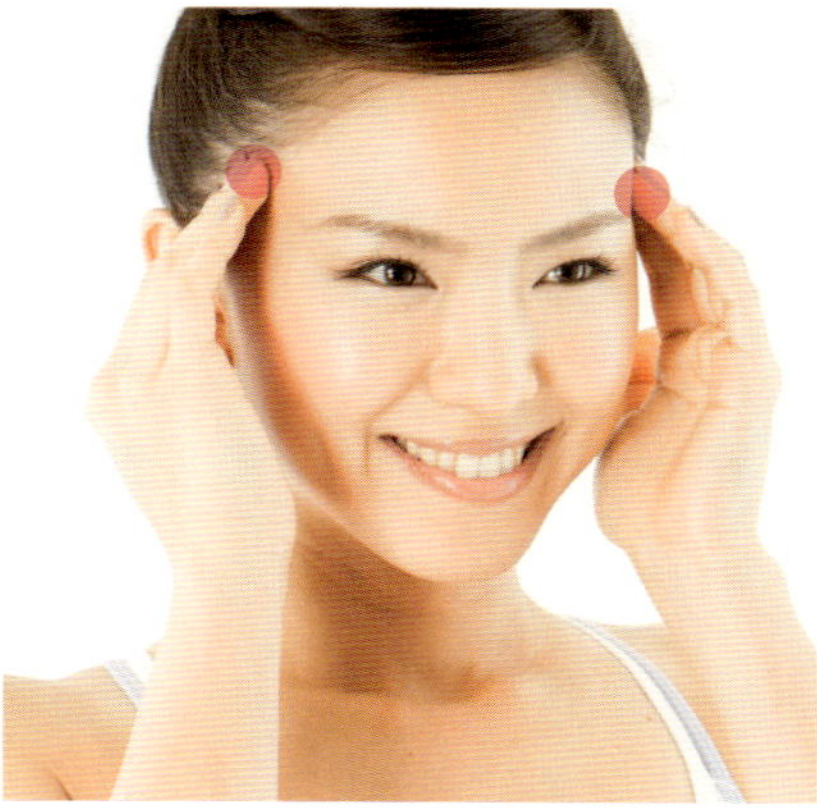

二指圧迫法

【にしあっぱくほう】

人差し指と中指をそろえて部位にあて、息を吐きながら気持ちいい程度の強さでゆっくり押します。５秒かけて押し、５秒キープして５秒かけて戻します。

母指圧迫法
【ぼしあっぱくほう】

親指の腹を部位にあて、息を吐きながら気持ちいい程度の強さでゆっくり押します。5秒かけて押し、5秒キープして5秒かけて戻します。おもにツボを押すときに使います。

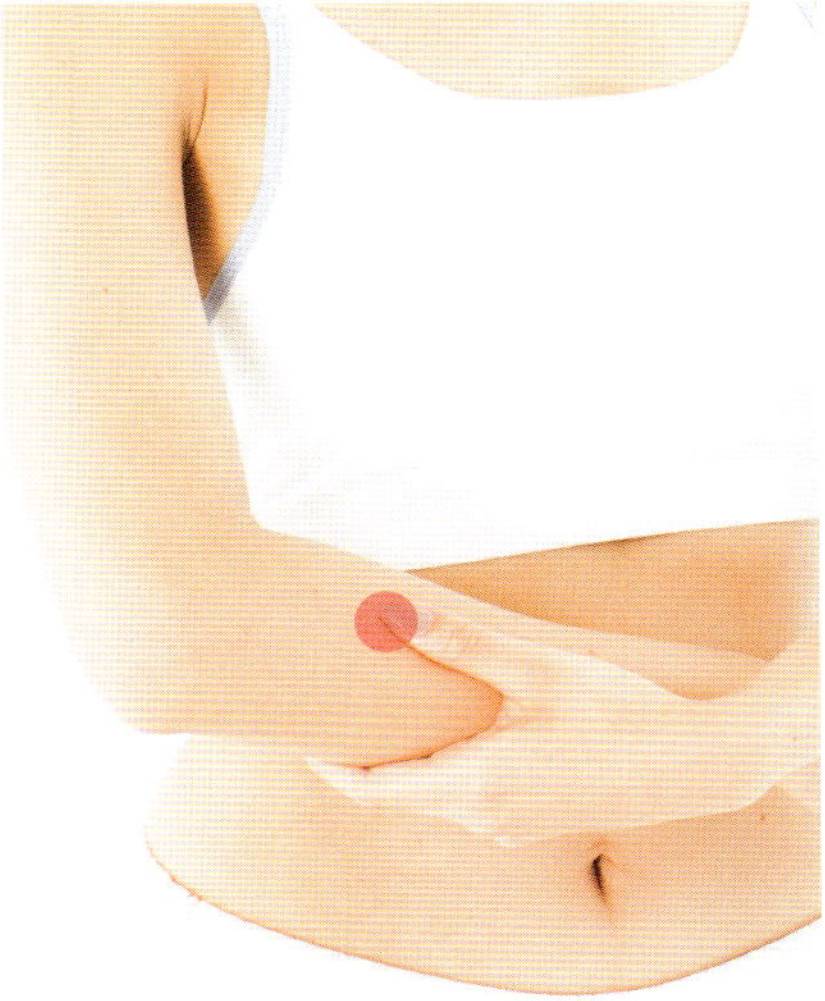

たたく

マッサージの仕上げに、肌のたるみを引き締め、なめらかに整えます。

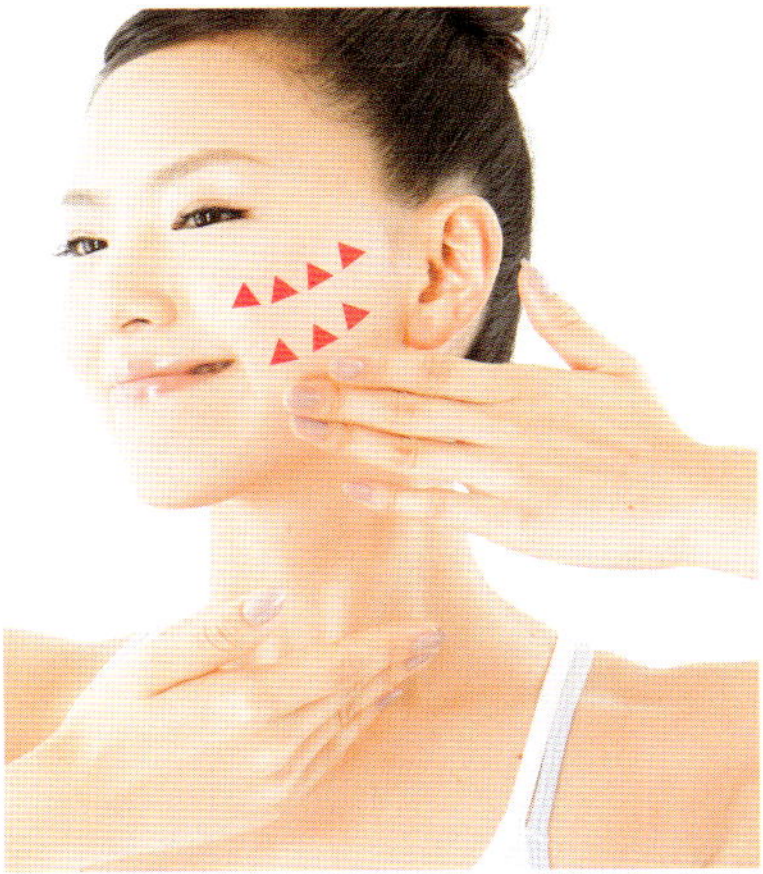

指頭叩打法
【しとうこうだほう】

親指以外の4本の指をそろえ、気持ちいい程度の強さでたたきます。左右の手を交互に、回転させるように動かして行ないます。

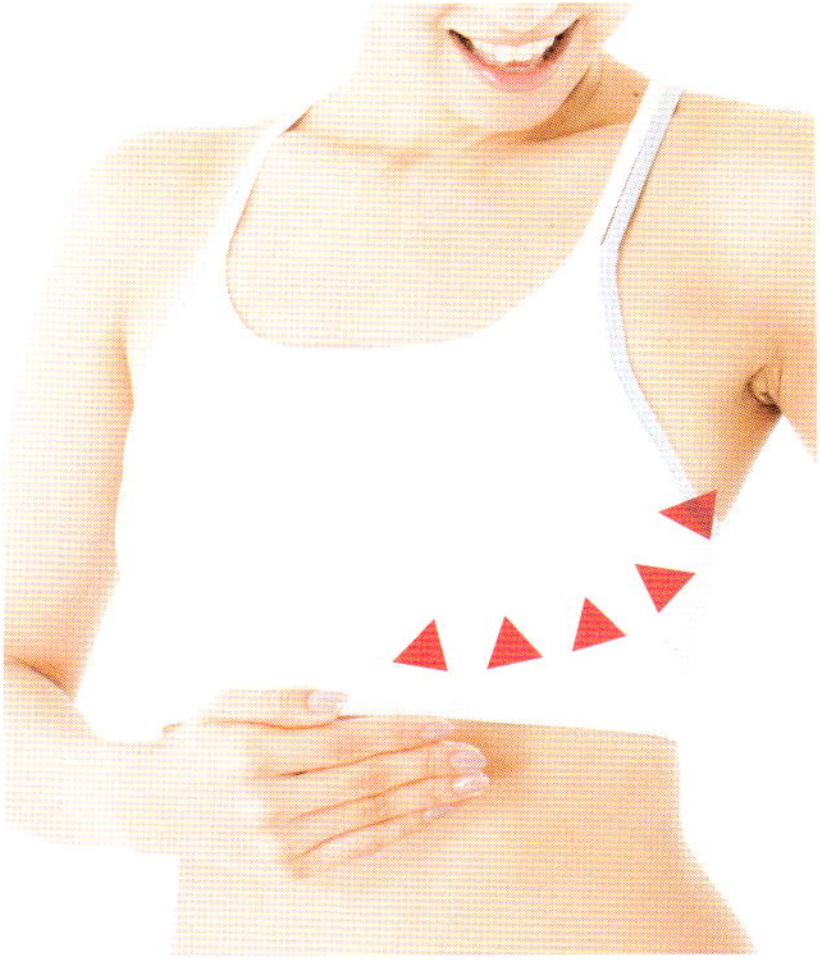

拍打法
【はくだほう】

手のひらの中央をくぼませ、左右の手を交互に動かし、気持ちいい程度の強さで、パコパコとリズミカルにたたきます。

全身のめぐりをよくして美バスト効果を高める

基本の全身プログラム

全身の流れをよくする、全身プログラムを紹介します。
本書3章～5章の各プログラムの前に行なうと、
マッサージ効果がアップするため、ウォーミングアップにもおすすめです。

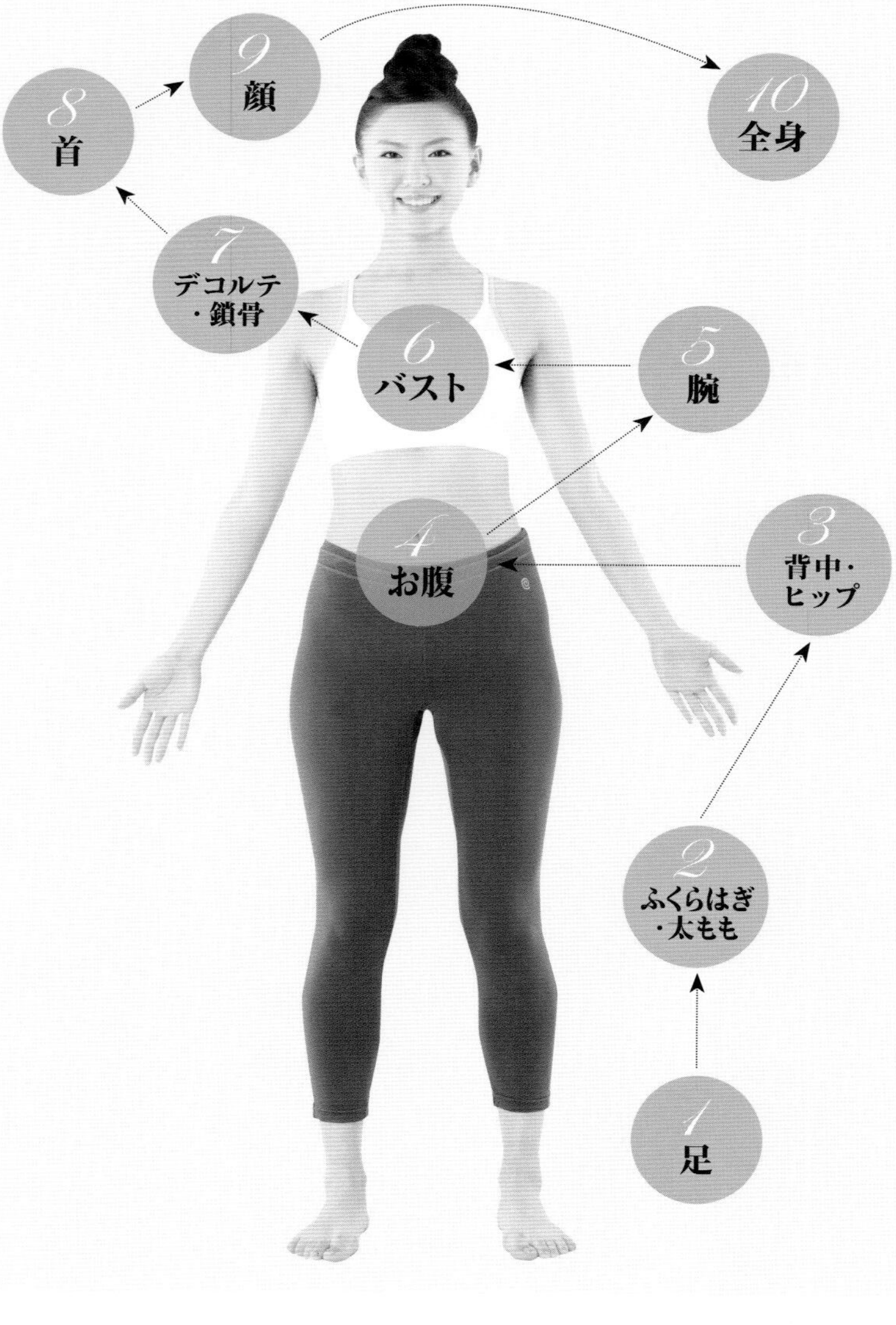

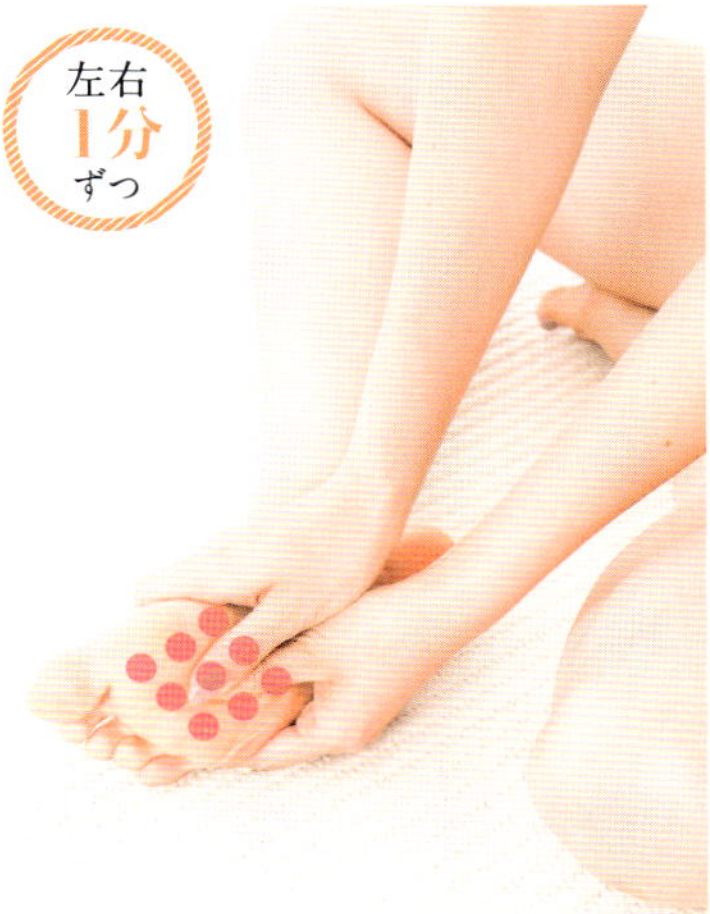

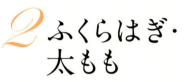

1 足

両手の親指を、交互に動かして、足の裏と甲をまんべんなく押す。反対側も同様に。

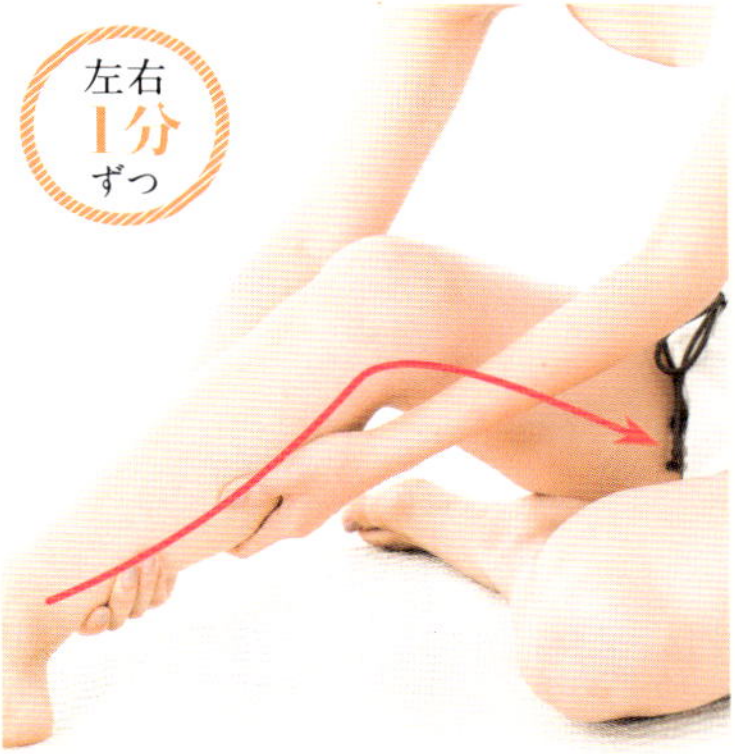

2 ふくらはぎ・太もも

両手のひらを足首にあてる。脚の内側と外側から包むように、左右の手を交互に動かして、そけい部まで脚全体をさすり上げる。反対側も同様に。

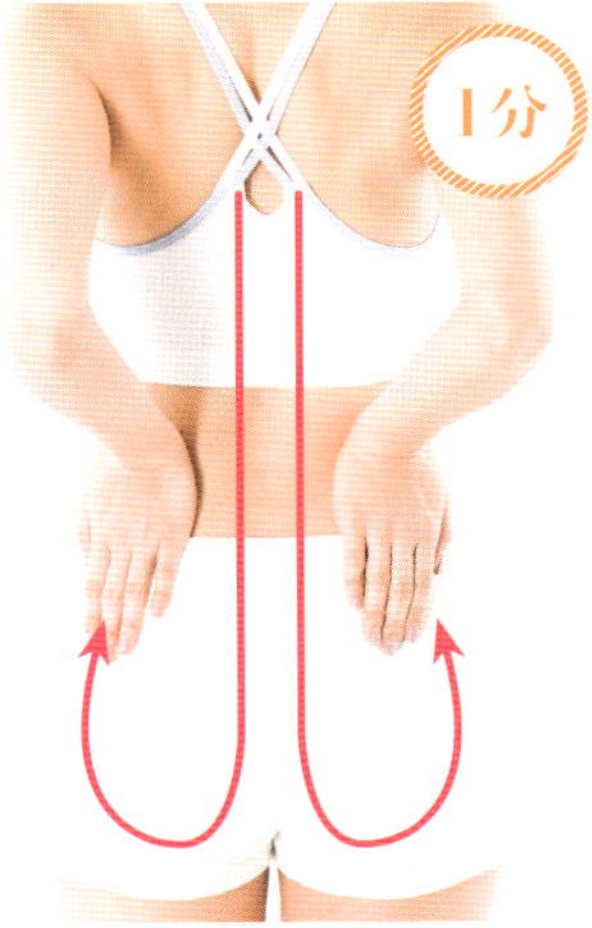

3 背中・ヒップ

両手のひらを背中のできるだけ高い位置にあてる。ヒップまでさすり下ろし、そのままヒップラインに沿ってお尻を持ち上げるようにさすり上げて、もとの位置に戻す。

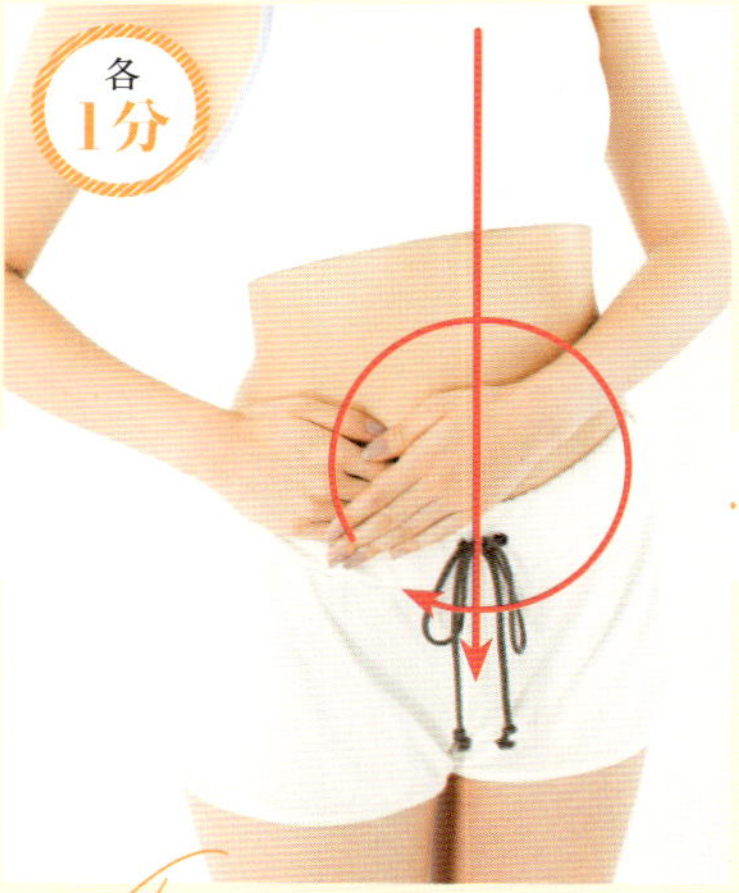

4 お腹

手のひらを胸の中心にあて、左右の手を交互に動かし、恥骨までさすり下ろす。次に、両手のひらを重ねて、おへそまわりを右下腹部から円を描くようにさする。

5 腕

腕を伸ばし、手のひらを肌に密着させ、わきの下まで腕全体をさする。反対側も同様に。

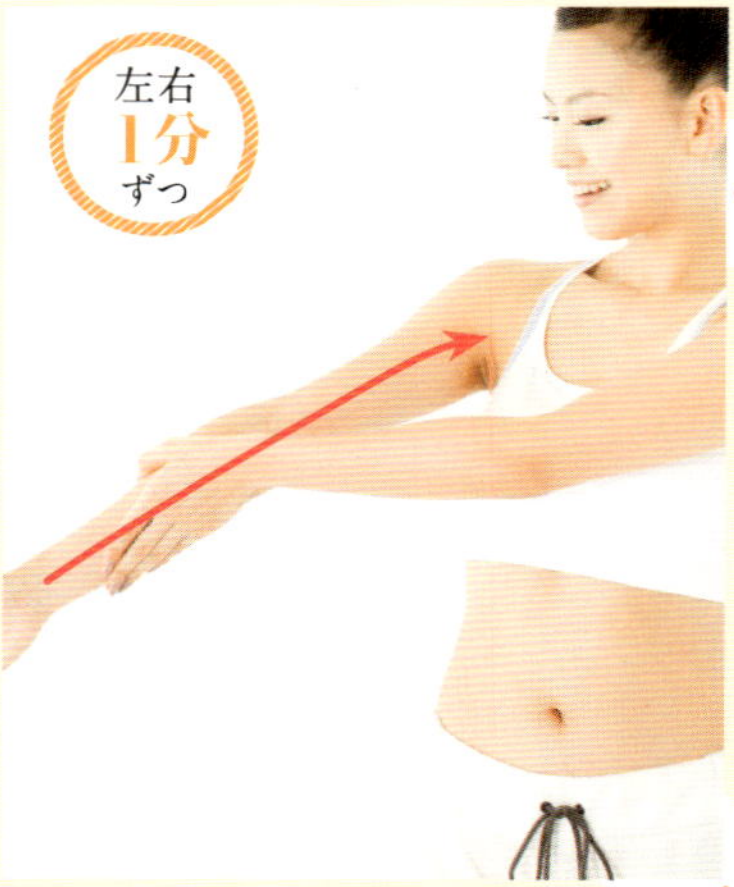

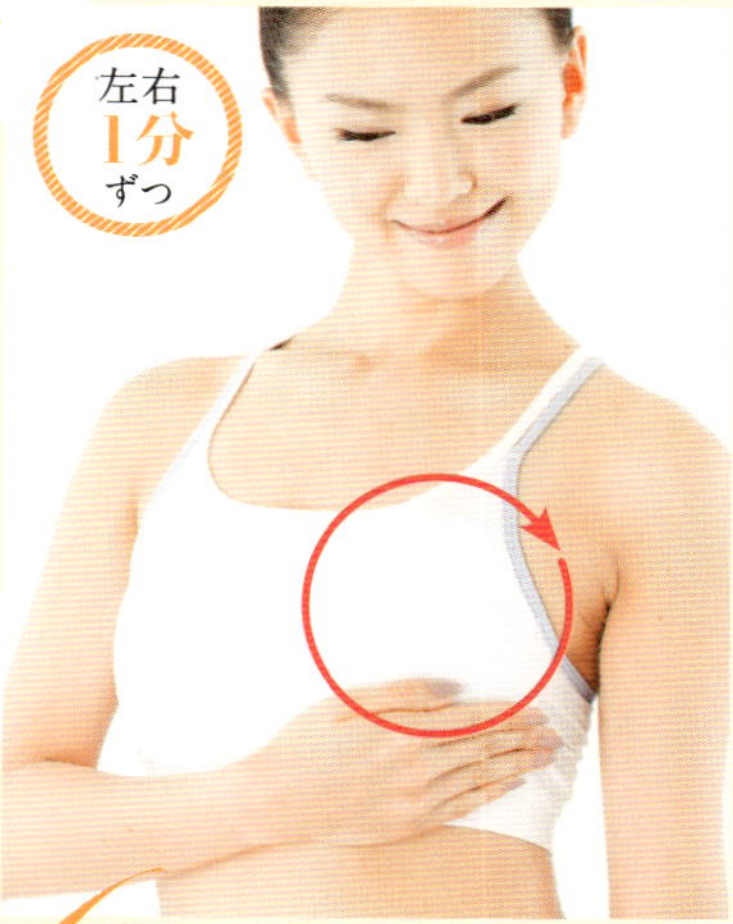

6 バスト

親指以外の４本の指を、手と反対側のわきにあてる。バストの丸みに沿って、ぐるりと円を描くようにさする。反対側も同様に。

7 デコルテ・鎖骨

親指以外の４本の指で、鎖骨の上下のくぼみを、肩先から胸の中心に向けてさする。くぼみの上と下、交互に行なう。反対側も同様に。

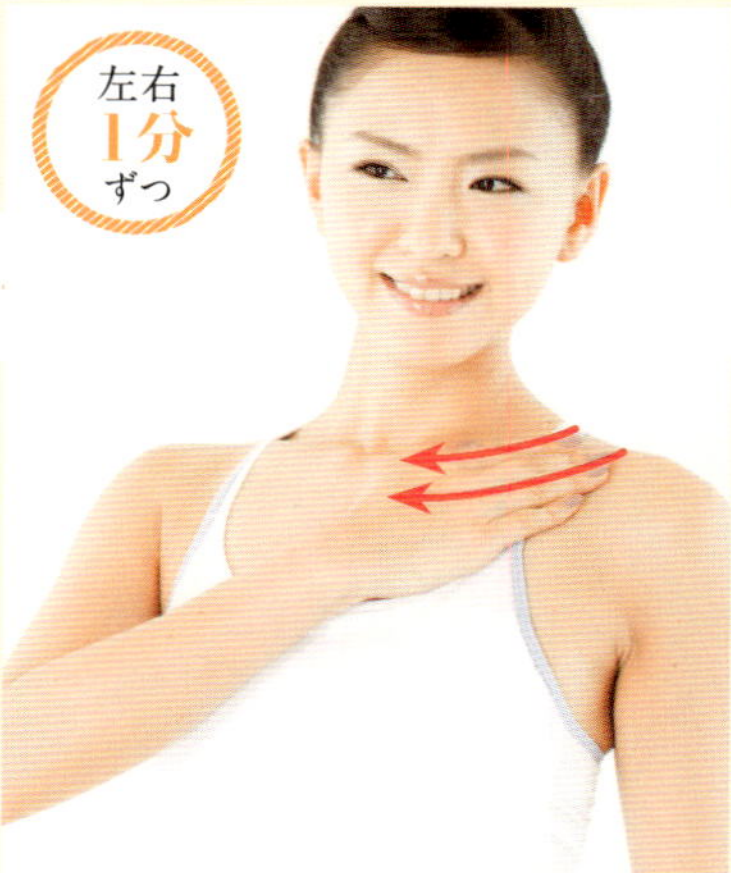

8 首

手のひらを首にあてる。左右の手を交互に動かし、あごの下から鎖骨に向けて、首の前面をさすり下ろす。

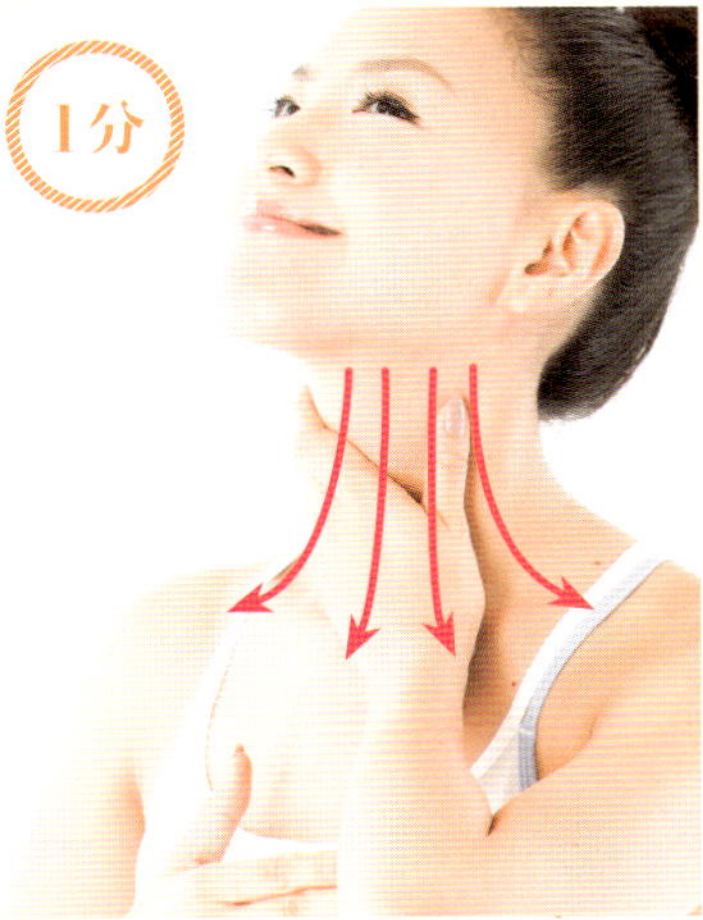

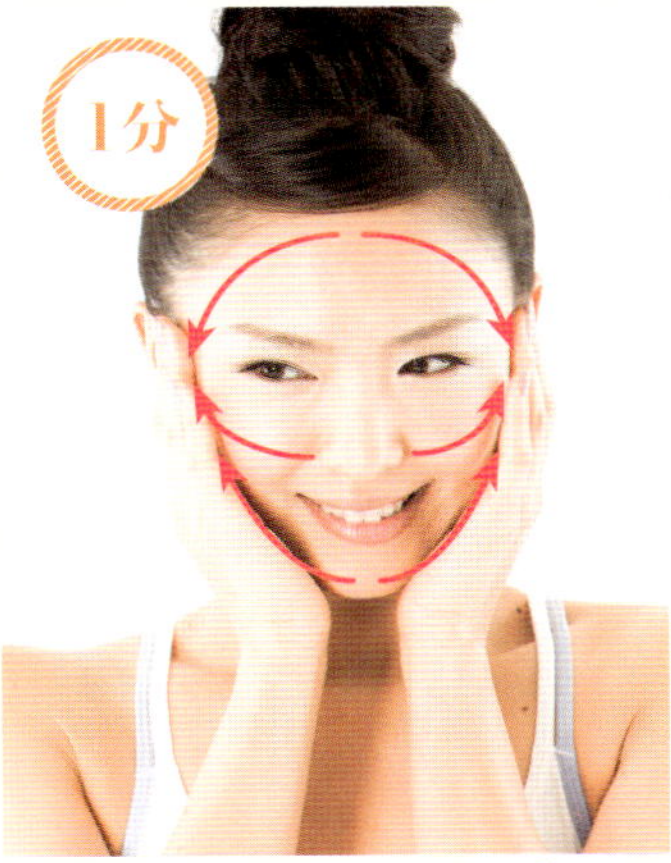

9 顔

両手のひらをあごにあてて、あご・小鼻の横から耳の下まで、またおでこからこめかみまで、ラインに沿って、手のひらで包みこむようにさする。

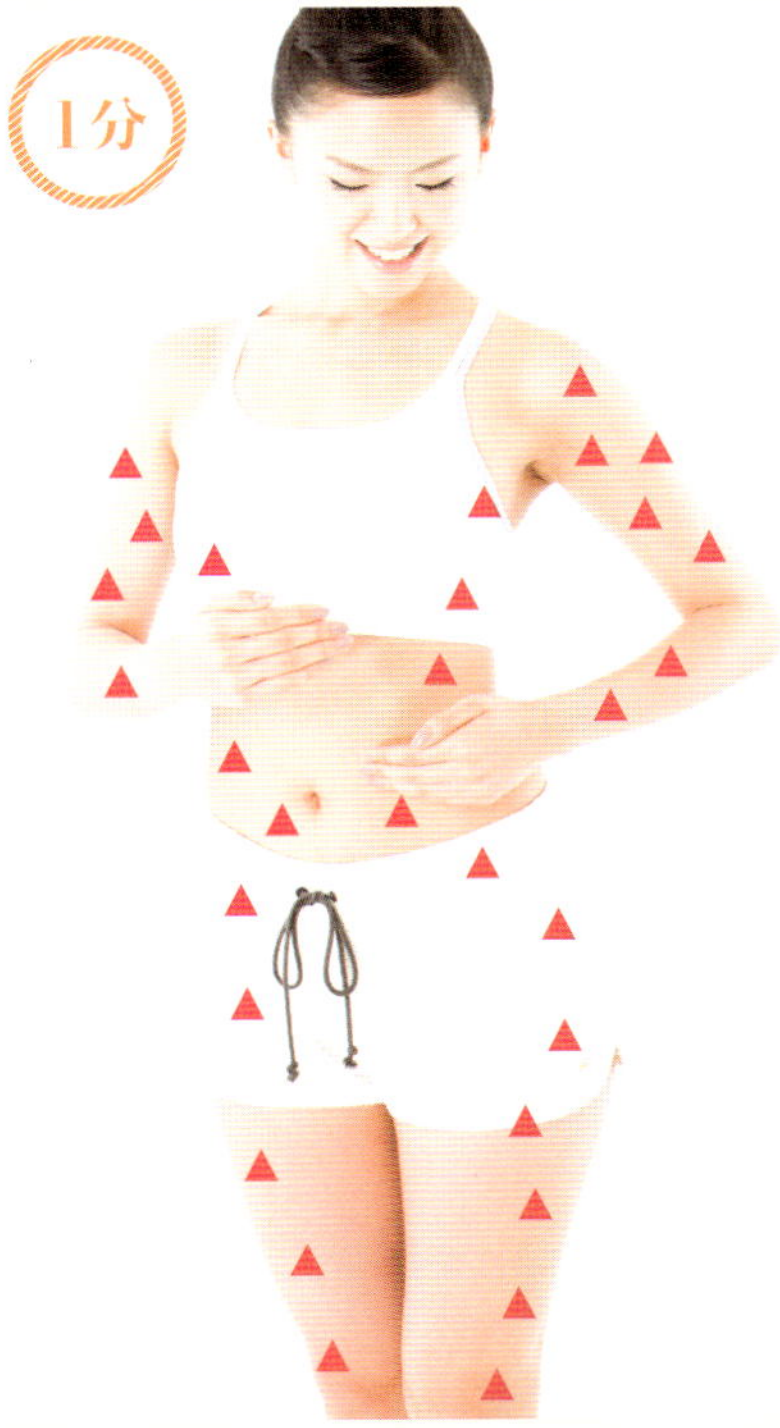

10 全身

両手のひらの中央をくぼませ、左右の手を交互に動かし、からだ全体をパコパコとリズミカルにたたく。

基本のバストアップ・プログラム

理想の美バストをつくる

まずは、基本のバストアップ・プログラムを紹介します。
時間がないときも、これだけは毎日続けて！

Step 1 バストの周囲をさする

親指以外の４本の指を、手と反対側のわきにあてる。
バストの丸みに沿って、ぐるりと円を描くようにさする。
反対側も同様にさする。

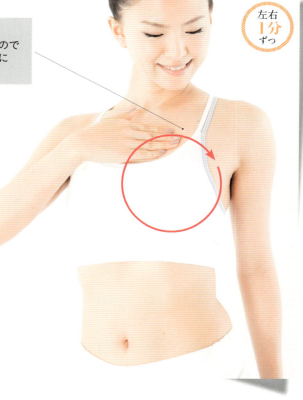

左右1分ずつ

Point
デリケートな部分なので
やさしくなでるように
さする

Step 2

バストの周囲をもむ

親指以外の４本の指を、手と反対側のわきにあてる。
バストの丸みに沿って、クルクルと円を描くようにもむ。
反対側も同様に。

左右
1分
ずつ

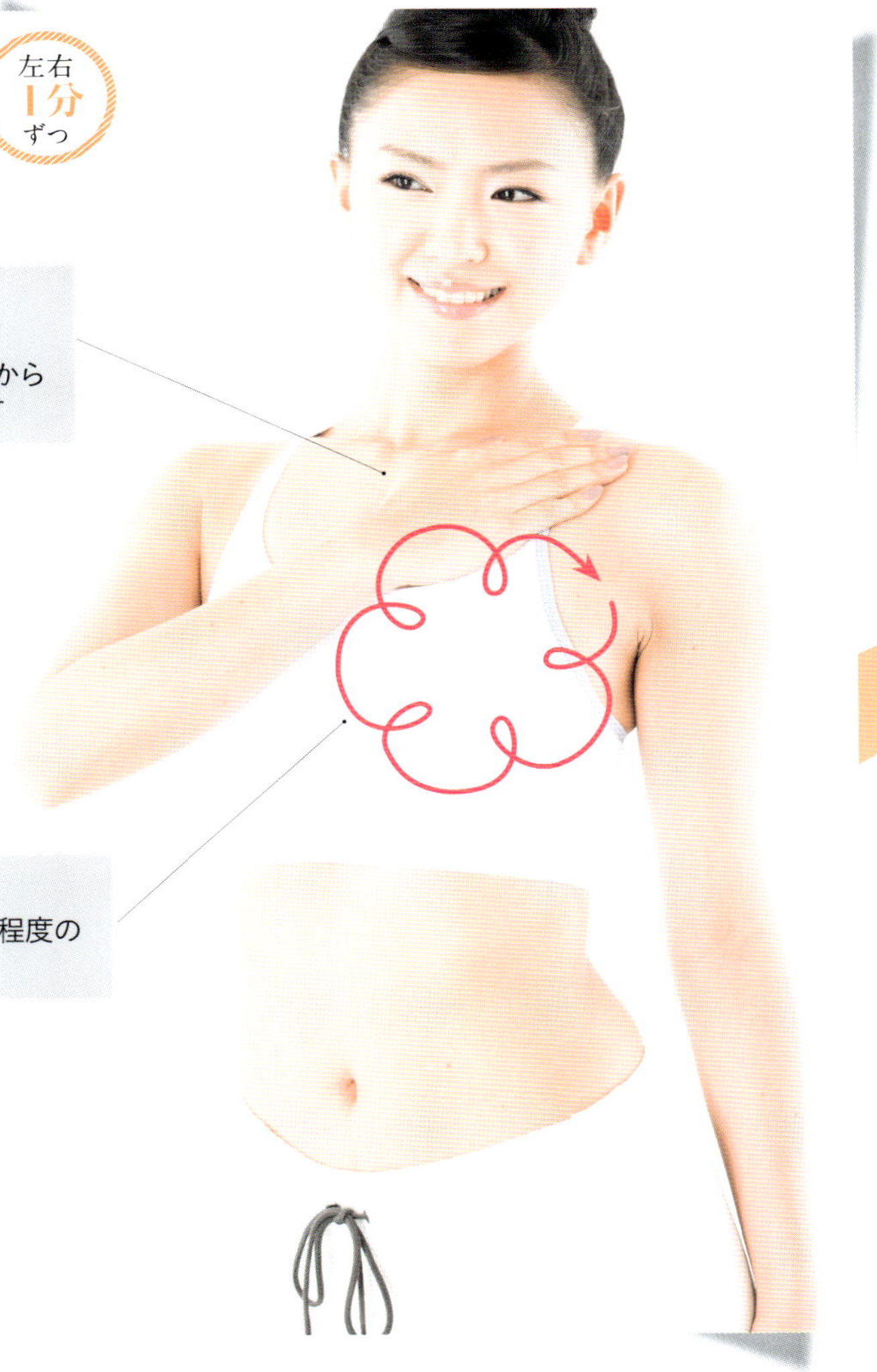

Point
かたいところ、
コリなどを表面から
ゆっくりとほぐす

Point
気持ちいい程度の
強さでもむ

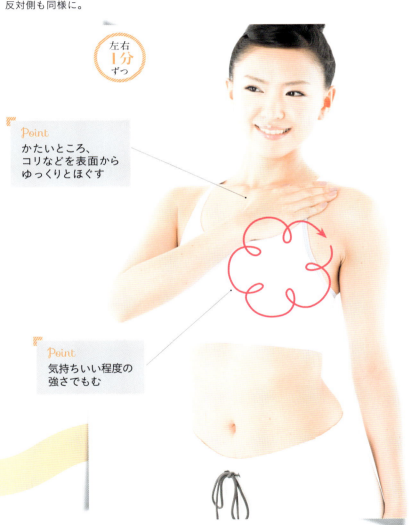

Step 3 バストの上下をさする

両手のひらをバストの上と下にあてる。上の手は中央からわきへ、下の手はわきから中央へ、バストの丸みに合わせてさする。
反対側も同様にさする。

左右1分ずつ

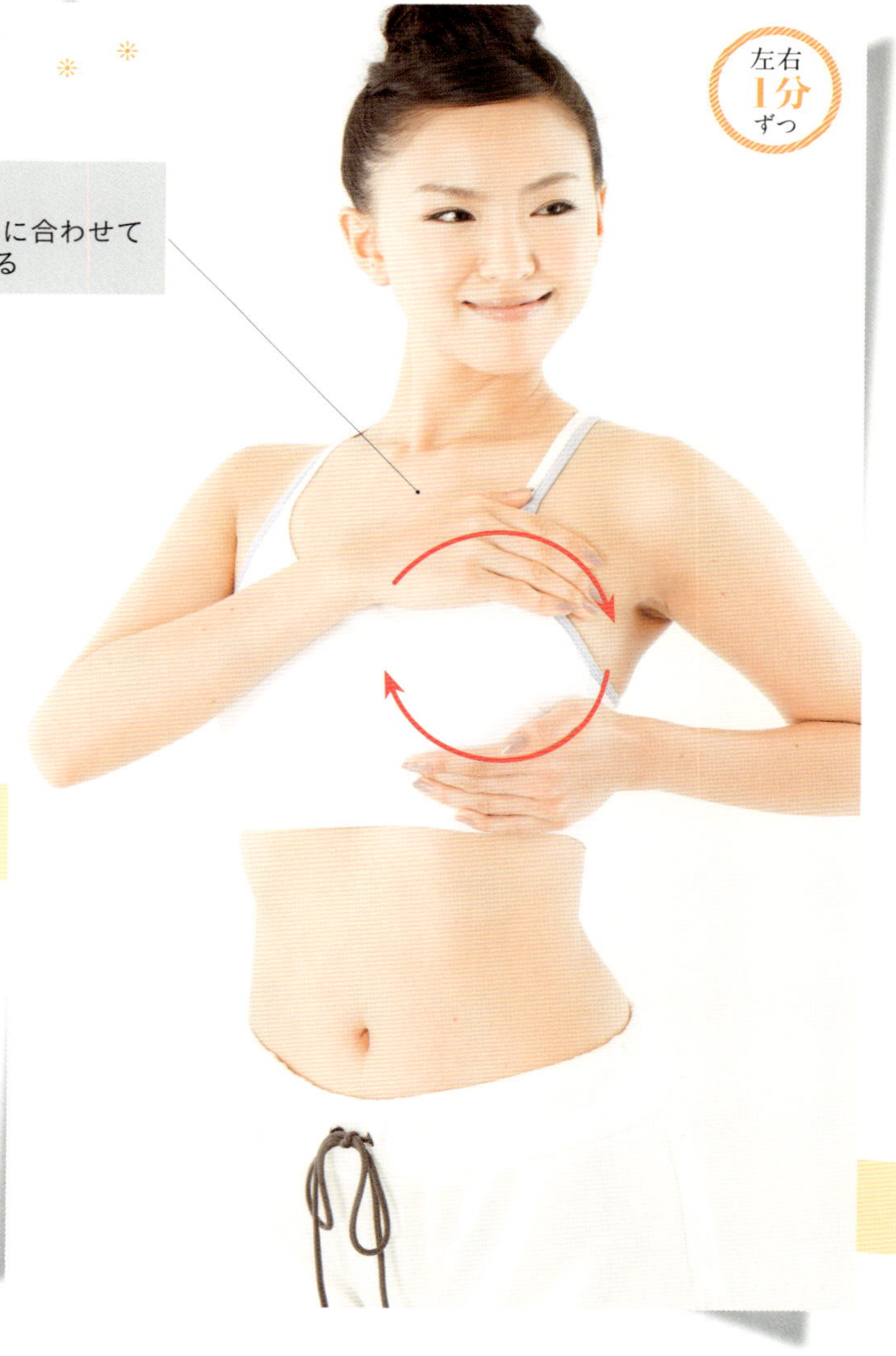

Point
バストの丸みに合わせて
やさしくさする

左右1分ずつ

Point
たるんで下がった部分を
引き締めるように
やさしく軽めにたたく

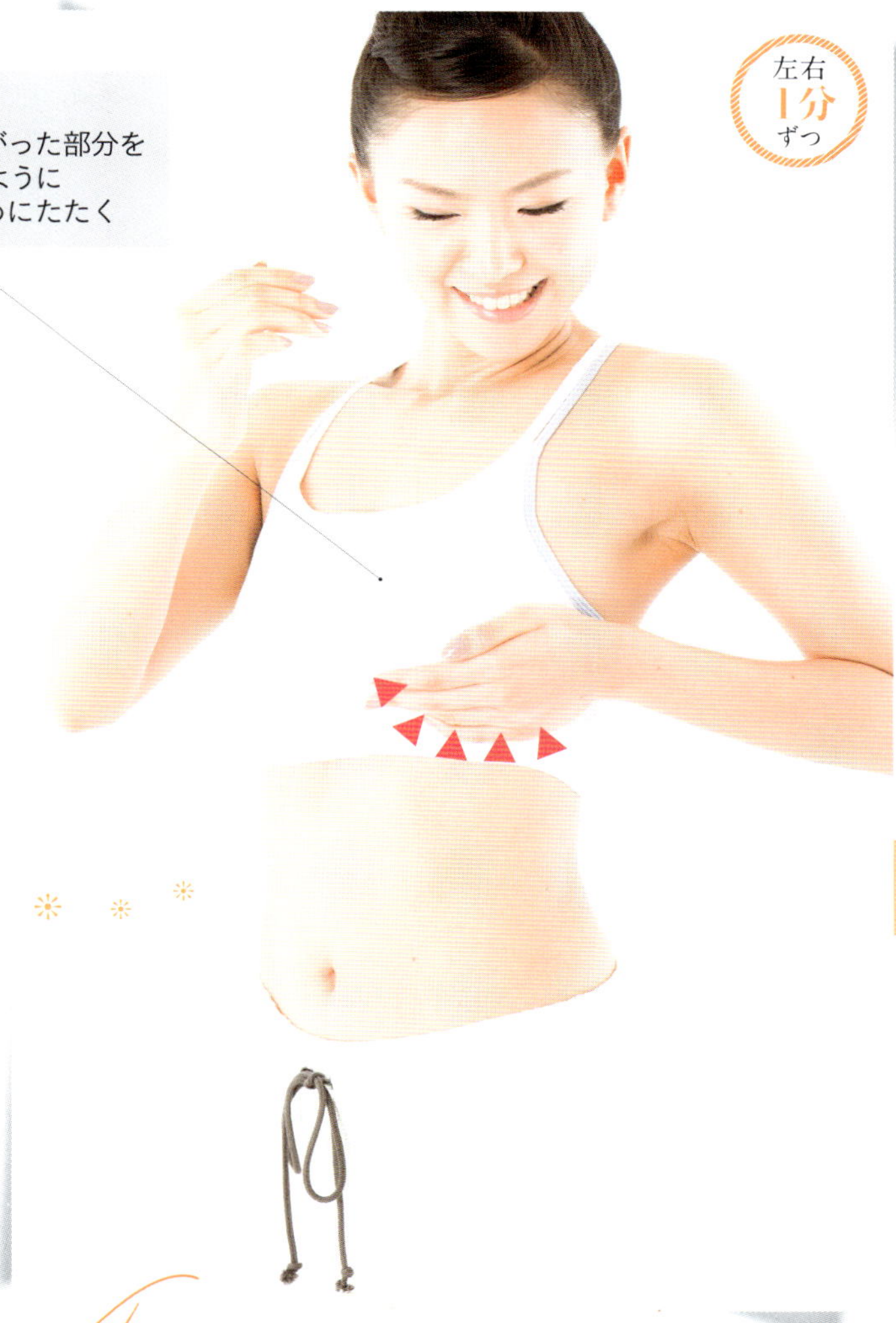

Step 4

バストを下からたたく

両手のひらの中央をくぼませ、左右の手を交互に動かし、
バストを下から持ち上げるように、パコパコとやさしくたたく。
反対側も同様に。

Column 1

若いからといって油断しないで！

乳がん予防のためのセルフケア

女性ならば、気にせずにはいられない病気が、乳がんです。乳がんは何歳でもかかる可能性があり、現在のところ予防法はありませんが、早期発見であれば約90％の人が治癒しているそうです。早期発見のためにも、ぜひ自分のバストを触ってほしいと思っています。そこで、経絡リンパマッサージのバストアップ・プログラムを応用した、簡単なセルフチェックのポイントを紹介します。セルフチェックは毎月、生理が終わって１週間前後に行なうといいでしょう。定期的にチェックすることで、バストの変化に気づきやすくなります。そして、何よりも予防になります。少しでも異常を見つけたら、専門医の診察を受けるようにしましょう。

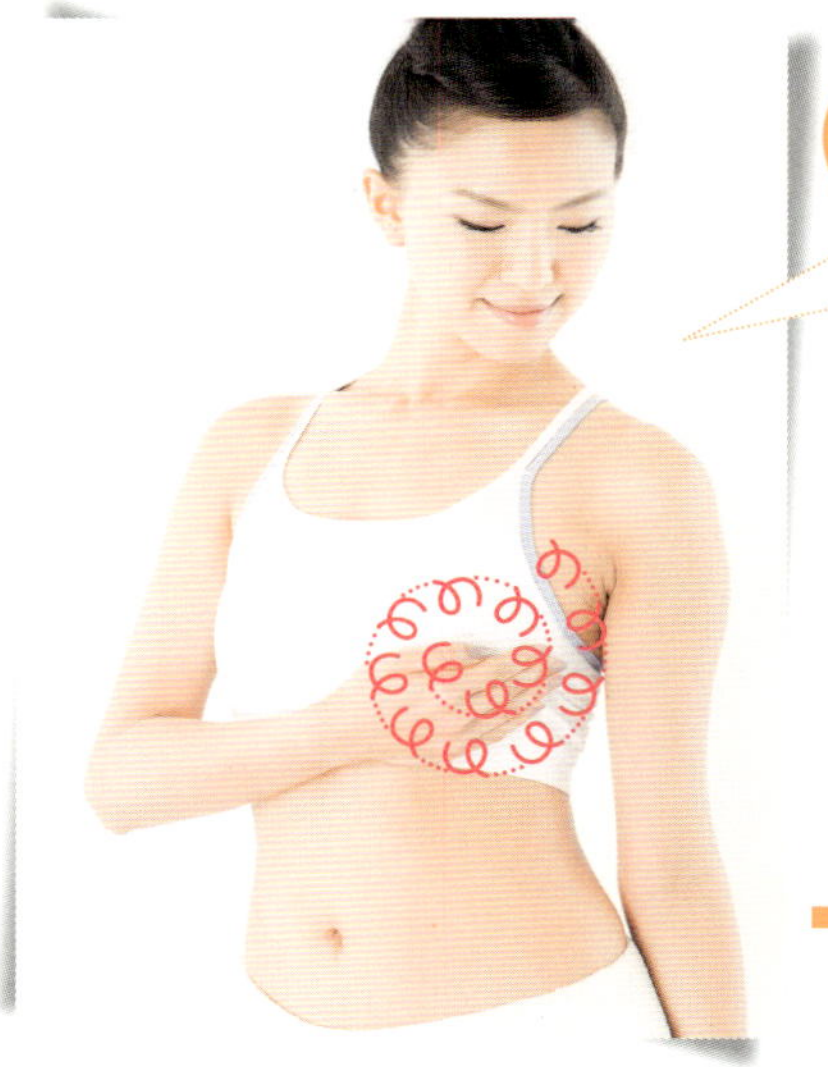

1 乳房を触ってチェック

親指以外の４本の指を、手と反対側のわきにあてます。バストの丸みに沿って「の」の字を書くように指を動かして、しこりがないか、乳房の一部がかたくないか、チェックしていきます。

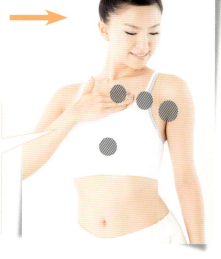

2 乳房の周囲もチェック

同様に、乳房の周囲にあるリンパ節もチェックします。乳房の上や中心寄りにある胸のリンパ節と、鎖骨リンパ節、そしてわきの下の腋窩リンパ節にかたさやほかとの違いがないか調べましょう。

3章

理想のバストをつくる

経絡リンパマッサージプログラム

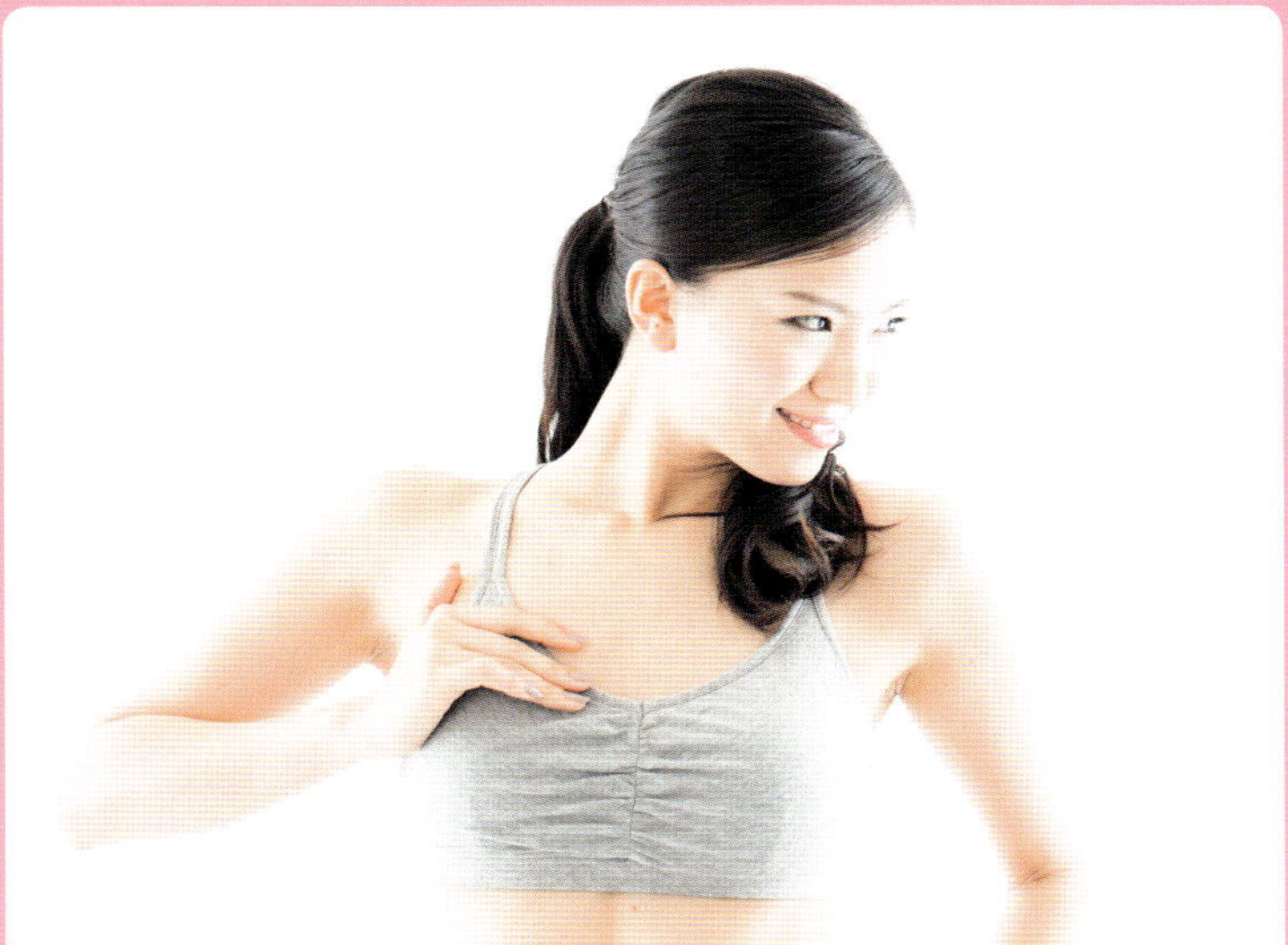

理想のバストをつくる 01

垂れ気味バストを上向きに

バストの土台である大胸筋が本来の機能を発揮できない状態にあると、バストを支えきれず、垂れてしまいます。腋窩リンパ節へ流すようにマッサージを行ない、コリとむくみをとり、理想のバストメイクを。足の陽明胃経は、気をめぐらせてたるみの予防に効果的です。

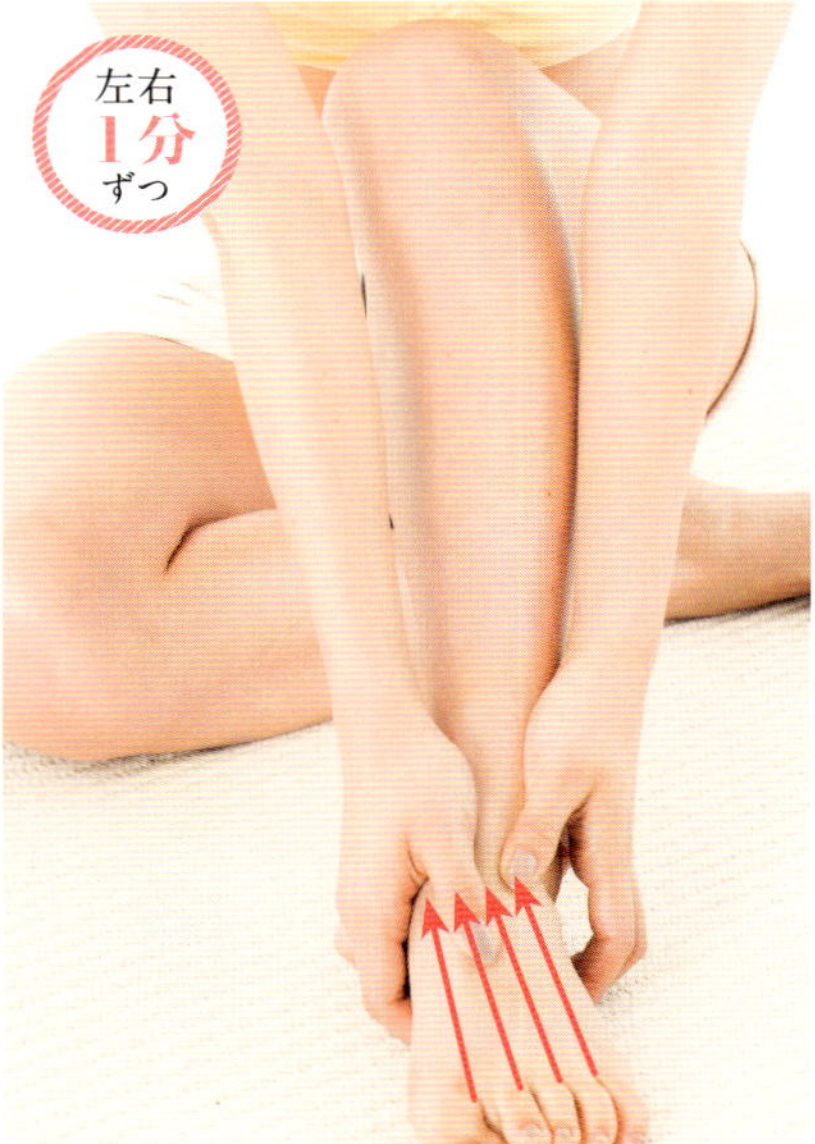

1

足の甲をさする

片ひざを立てて座り、両手で足をつかむ。両手の親指を、つま先から足首に向けて交互に動かし、指の間の甲をさする。反対側も同様に。

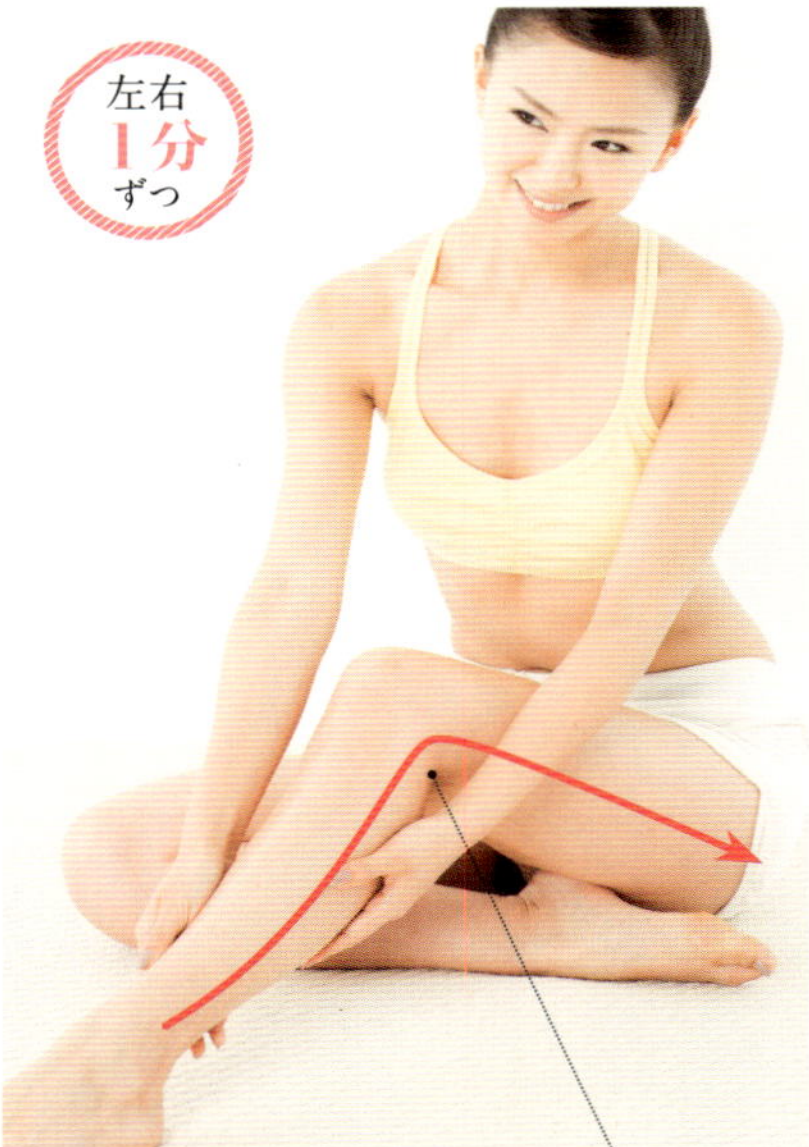

Point
特に脚の外側を走る
胃経を念入りに行なう

2

脚全体をさする

両手のひらを足首にあてる。脚の外側と内側から包むように、左右の手を交互に動かして、そけい部まで脚全体をさすり上げる。反対側も同様に。

Maintenance +1

美バストのツボ ▶ 膻中【だんちゅう】

バストトップの高さで、両胸の中間にあるツボ。気のめぐりをよくしてからだを温めるほか、呼吸器の症状の改善などにも。

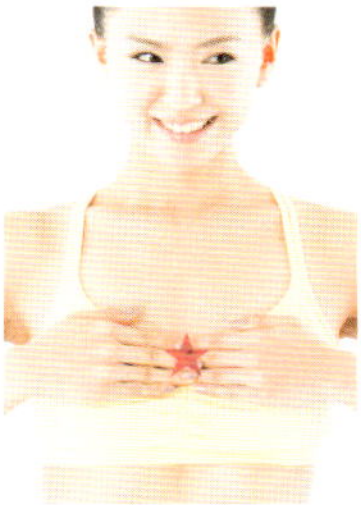

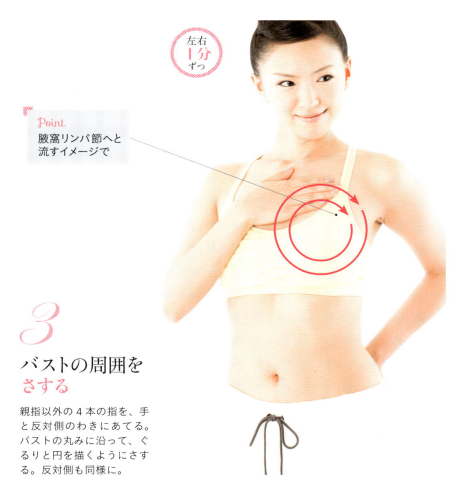

How to

両手の親指以外の4本の指をツボにあて、息を吐きながらゆっくりと押し、息を吸いながらゆっくりと力をゆるめる。1分行なう。

関連リンパ節＆経絡

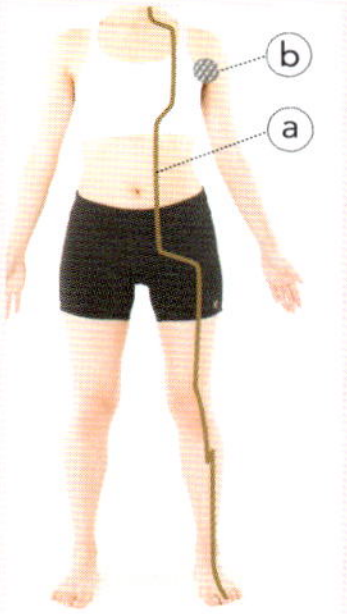

a 足の陽明胃経
b 腋窩リンパ節

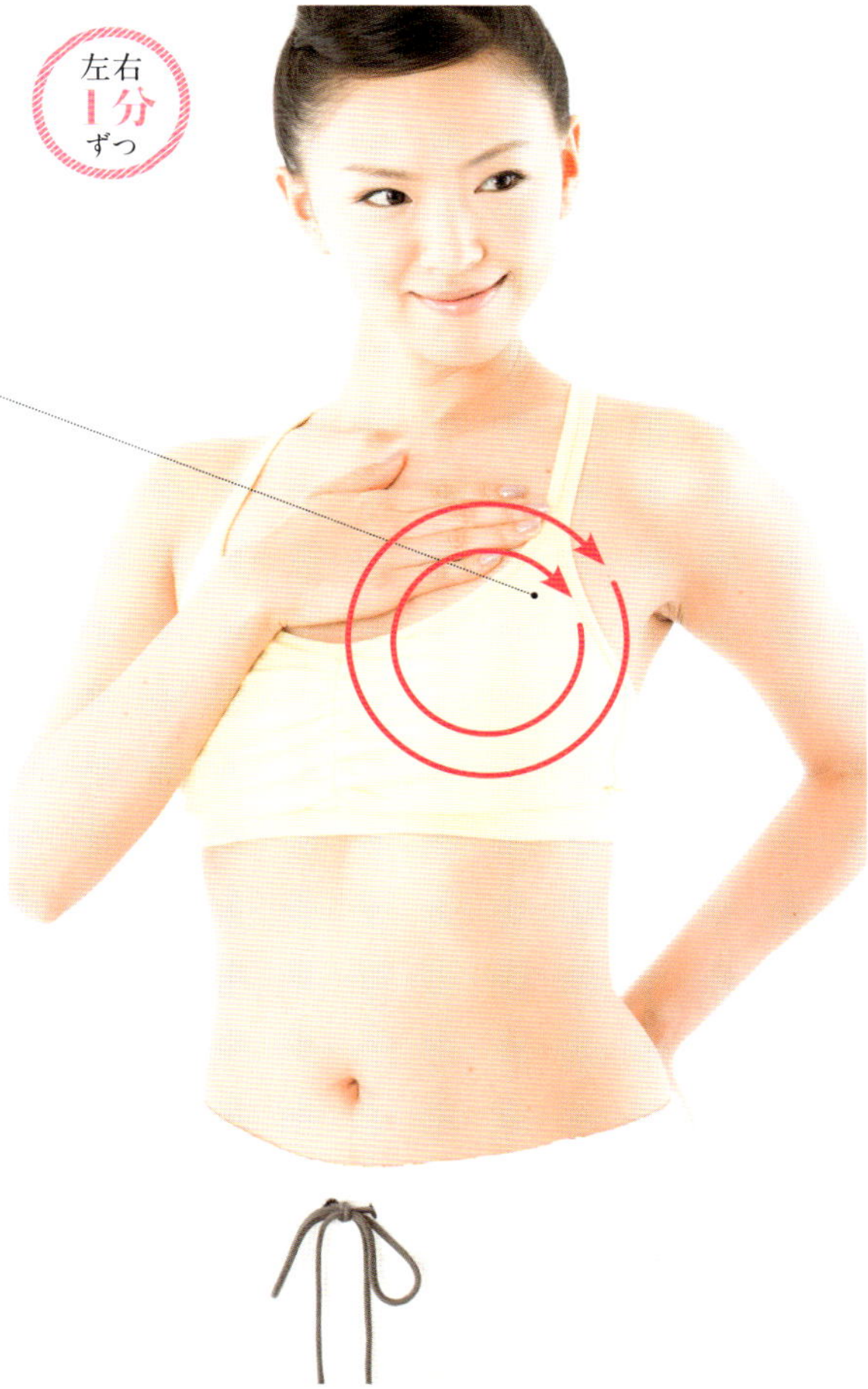

左右1分ずつ

Point
腋窩リンパ節へと流すイメージで

3

バストの周囲を さする

親指以外の4本の指を、手と反対側のわきにあてる。バストの丸みに沿って、ぐるりと円を描くようにさする。反対側も同様に。

外向きバストに谷間メイク

外向きバストは胸まわりに余分な水分がたまり、バストが外側に流れてしまうのが原因。むくみやすい体質も関係があり、全身の水分代謝が悪くなっています。バストはケアを怠ると年齢とともに必ず老化するものです。マッサージ処方で谷間のある美バストを保ちましょう。

左右1分ずつ

Point
脚の内側を走る脾経を意識しながらさすり上げる

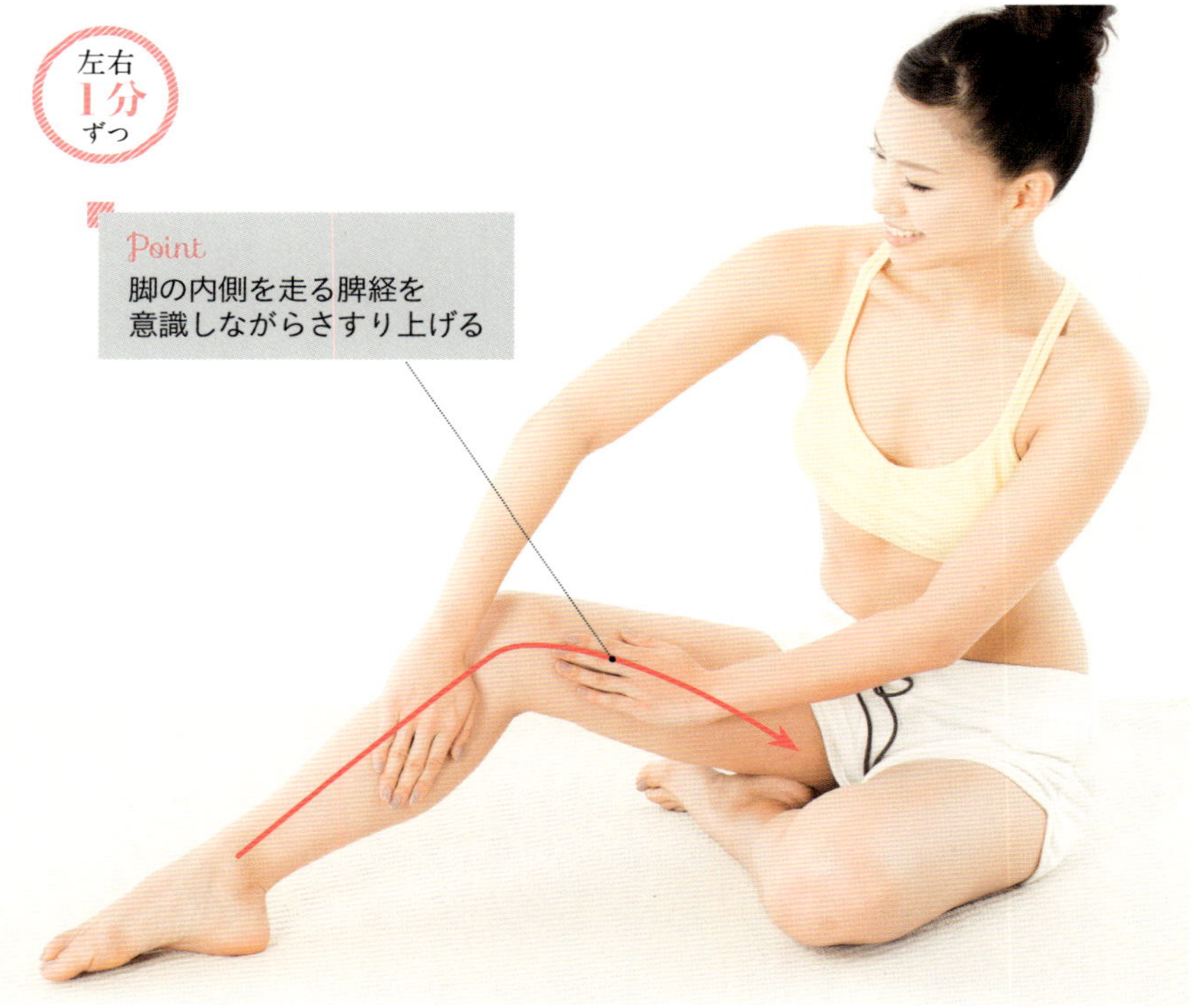

1 脚の内側をさする

片ひざを立てて座る。親指以外の4本の指を足首の内側にあて、左右の手を交互に動かし、脚の内側をそけい部までさすり上げる。反対側も同様に。

3章
理想のバストをつくる＊経絡リンパマッサージプログラム

Maintenance +1

美バストのツボ ▶ 帯脈【たいみゃく】

左右のわき腹、おへその高さにあるツボ。ウエストの引き締めに効果的で腰痛や頭痛の緩和などにも。

How to

両手を腰にあてるようにして親指の先をツボにあて、息を吐きながらゆっくりと押し、息を吸いながらゆっくりと力をゆるめる。1分行なう。

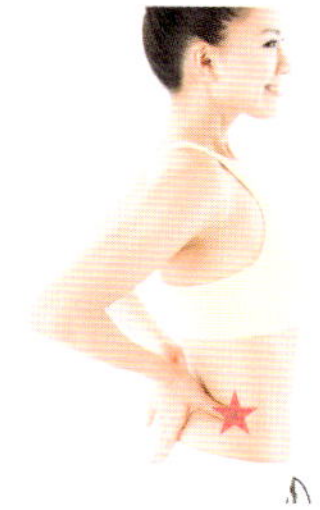

関連リンパ節＆経絡

a 足の太陰脾経
b 鎖骨リンパ節

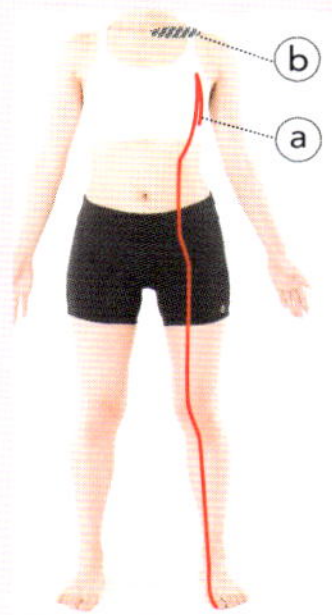

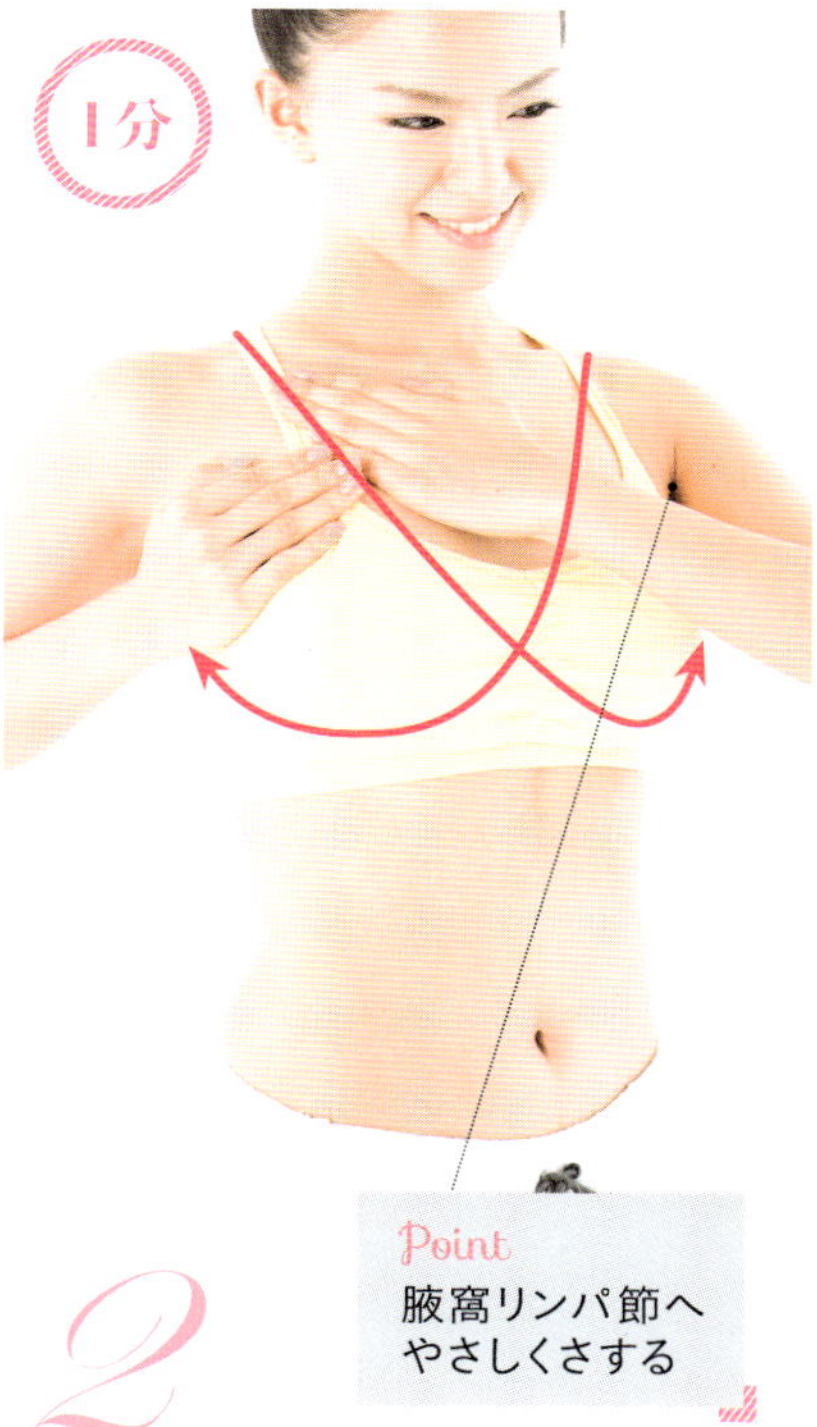
1分
Point
腋窩リンパ節へやさしくさする

2 デコルテ・バストをさする

親指以外の4本の指を、右手は左肩からバストの下を通り右のわき下へ、左手は右肩からバストの下・左のわき下へ、左右の手を交互に動かし、わきへさする。

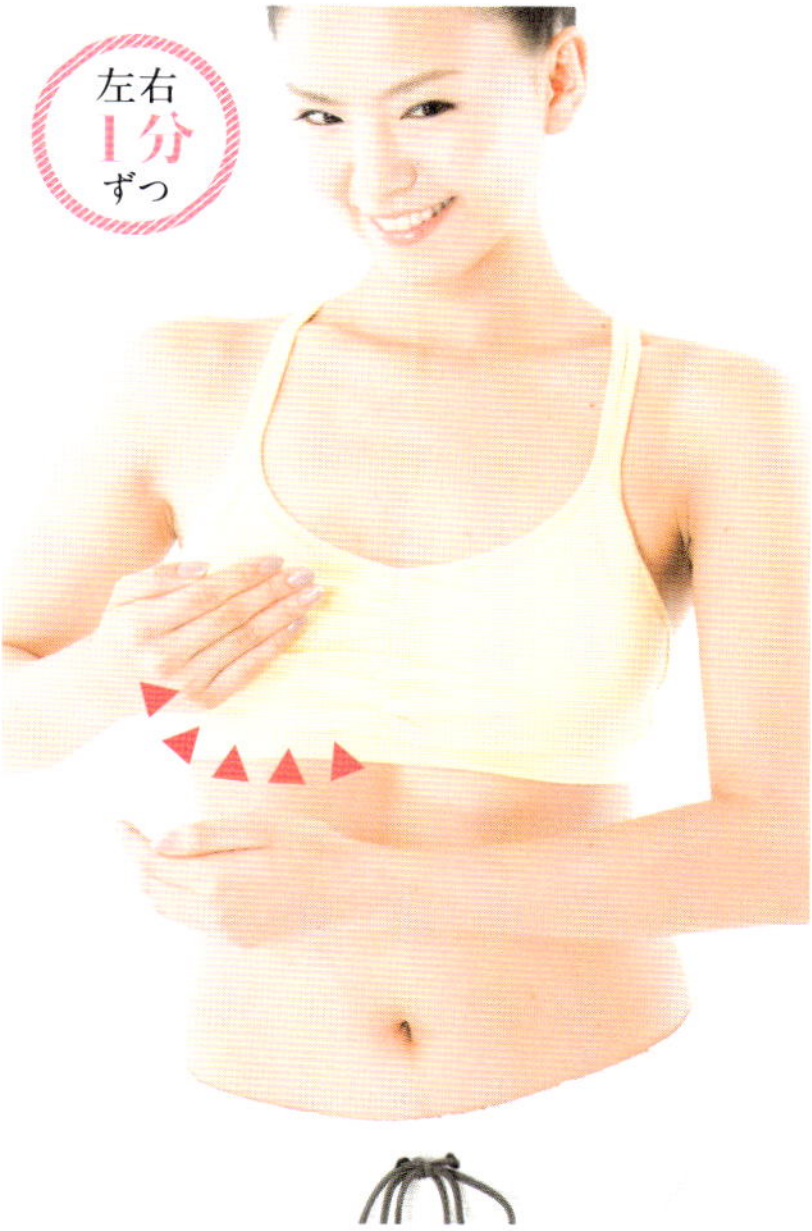
左右
1分
ずつ

3 バストを下からたたく

両手のひらの中央をくぼませ、左右の手を交互に動かし、バストを下から持ち上げるように、パコパコとやさしくたたく。反対側も同様に。

理想のバストをつくる 03

ふっくらやわらかバストに

ふっくらやわらかバストは胸まわりのコリがなく、弾力のある状態をいいます。パソコン・スマホをよく使う人は肩、首、腕がこっているだけでなく、胸まわりの筋肉もこってしまいます。わきの下の腋窩リンパ節とツボを刺激して流れを促し、ふわふわバストを目指して。

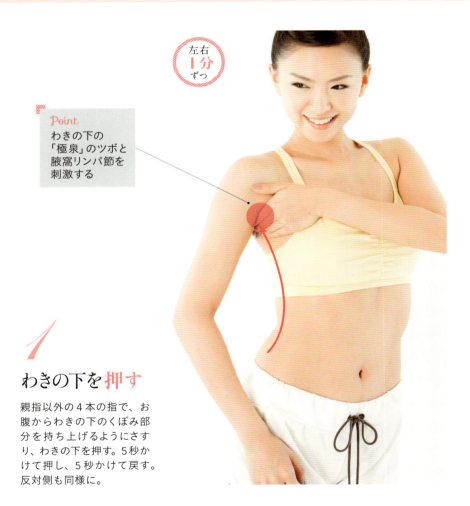

左右1分ずつ

Point
わきの下の「極泉」のツボと腋窩リンパ節を刺激する

1

わきの下を押す

親指以外の4本の指で、お腹からわきの下のくぼみ部分を持ち上げるようにさすり、わきの下を押す。5秒かけて押し、5秒かけて戻す。反対側も同様に。

Maintenance +1

美バストのツボ ▶ 内関【ないかん】

手首の内側にある。手首の横じわ中央から、指幅3本分ひじ方向に離れたところがツボ。効能は、ストレスからくる症状を改善、吐き気などにも。

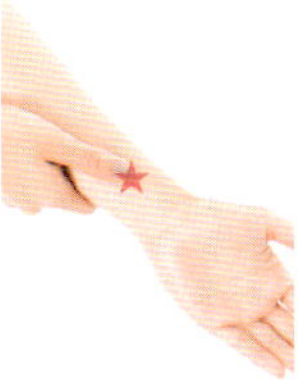

How to

手首を下からつかむようにして親指の先をツボにあてる。息を吐きながらゆっくりと押し、息を吸いながらゆっくりと力をゆるめる。左右1分ずつ。

関連リンパ節＆経絡

a 手の少陽三焦経
b 腋窩リンパ節

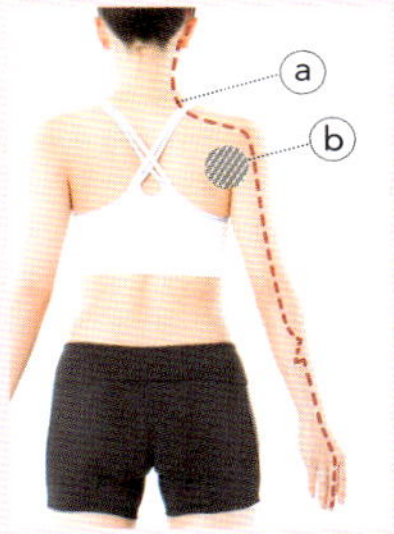

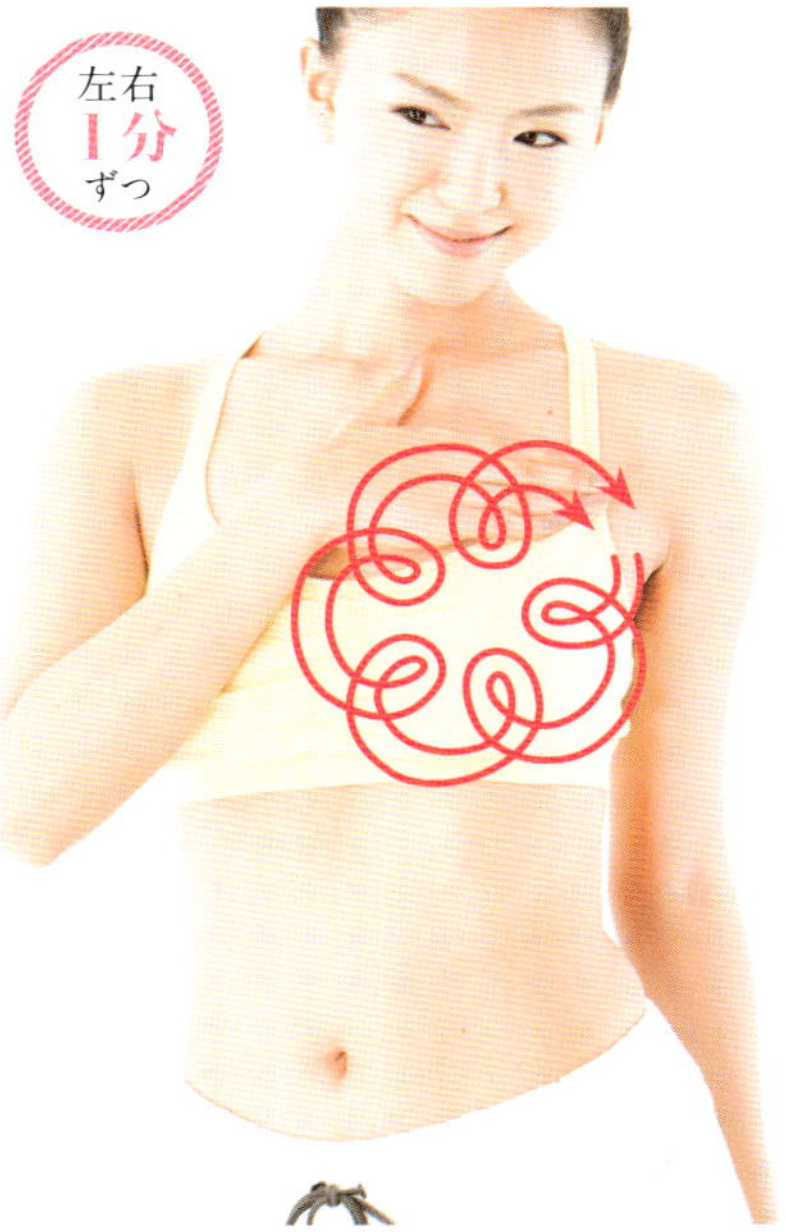

2

腕の外側・バストをさする

手首の外側に、反対側の手のひらをあてる。腕を包むように手のひらを肌に密着させ、腕の外側をわきの下まで、さらにバストのまわりをさする。反対側も同様に。

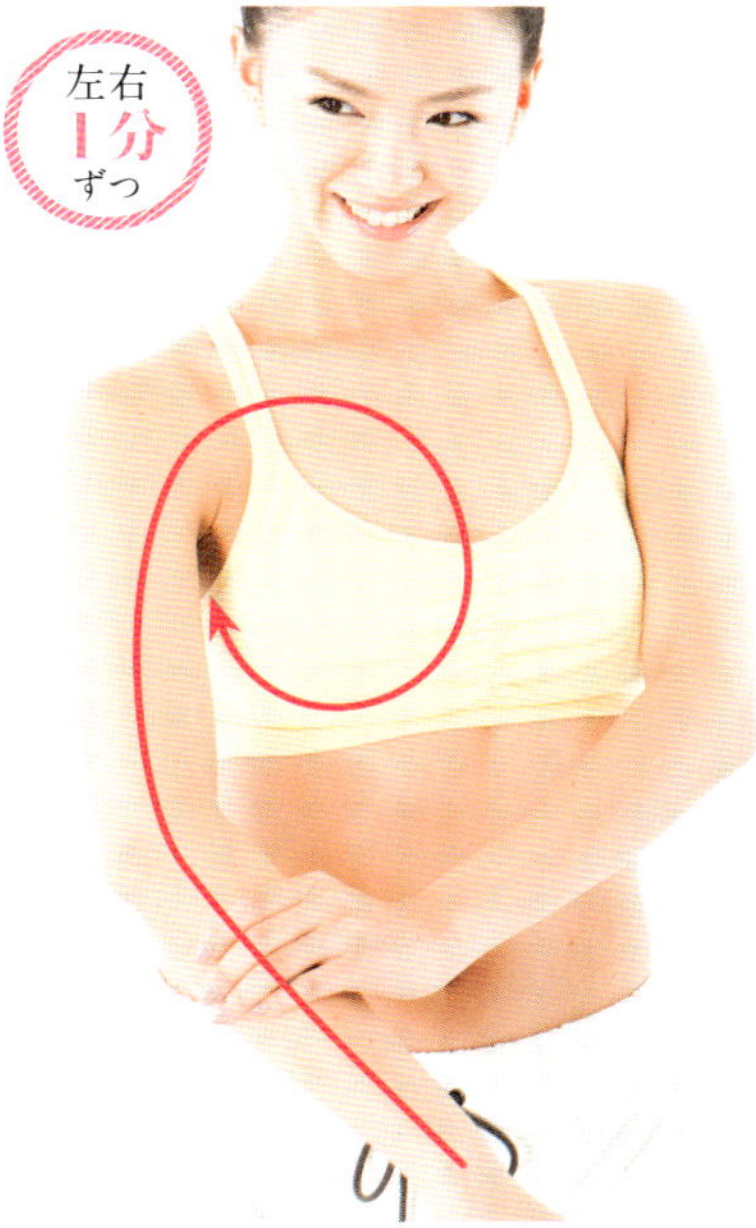

3

バストの周囲をもむ

親指以外の4本の指を、手と反対側のわきにあてる。バストの丸みに沿って、クルクルと円を描くようにていねいにもむ。反対側も同様に。

理想のバストをつくる 04

弾力アップでプルプルのバストに

皮下に水分がたまって弾力のないバストは、気が不足し、全身の疲れもたまっている可能性大。余分な水分を排泄するためには、腕の内側のマッサージが効果的。腕から集めてきた水分や老廃物を、わきの下にある腋窩リンパ節まで、しっかり流していきましょう。

左右1分ずつ

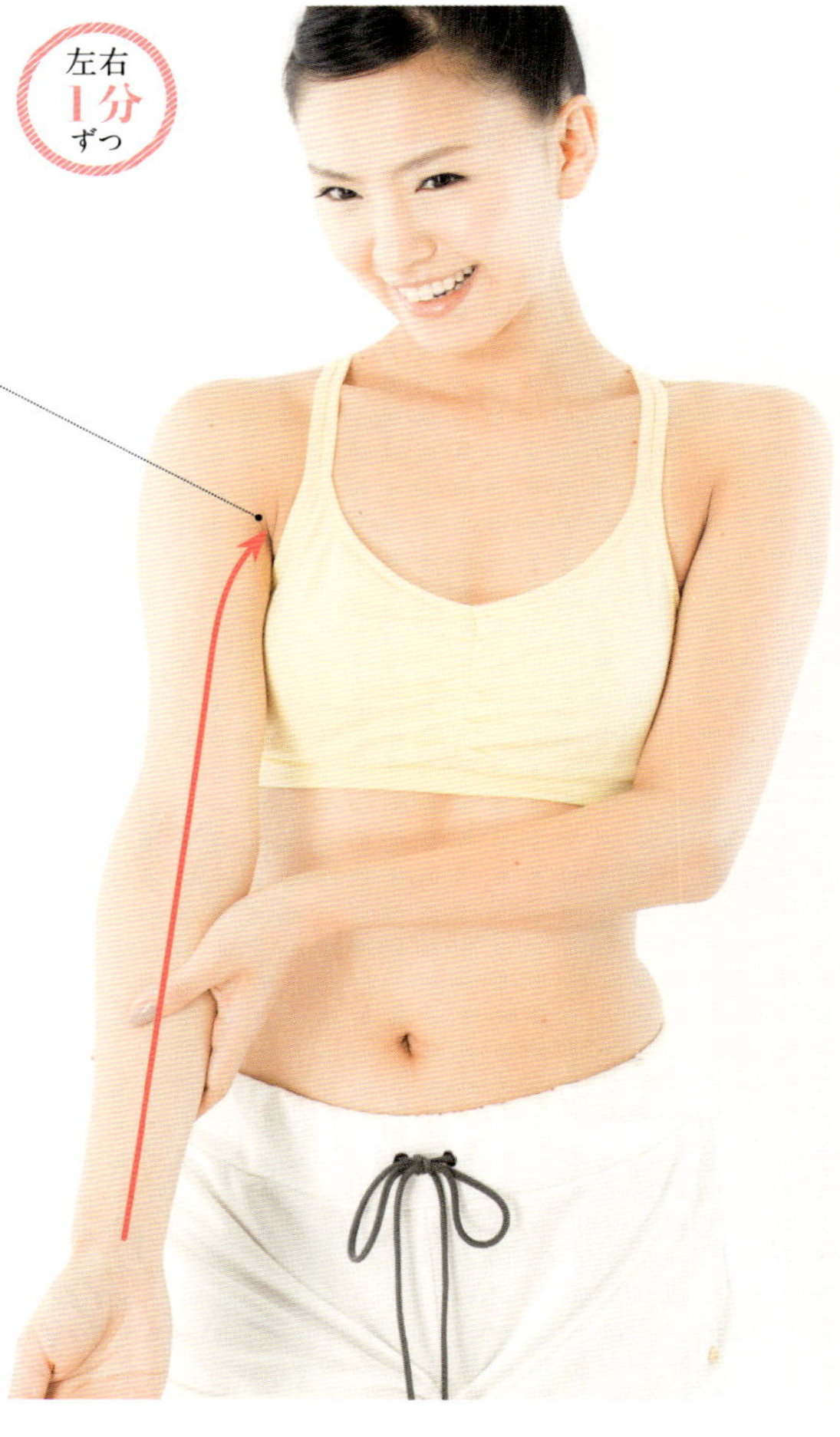

Point

心包経を刺激して、腋窩リンパ節まで流し込むイメージで

1 腕の内側をさする

手のひらを上に向けて腕を伸ばし、手首を反対側の手でつかむ。手のひらを肌に密着させ、腕の内側を、わきの下までさすり上げる。反対側も同様に。

Maintenance +1

美バストのツボ ▶ 肩井【けんせい】

首の付け根と肩先を結んだ線の中央で、乳頭から真上に延ばした線が交わる場所にあるツボ。肩こり改善の代表的なツボで、頭痛などにも。

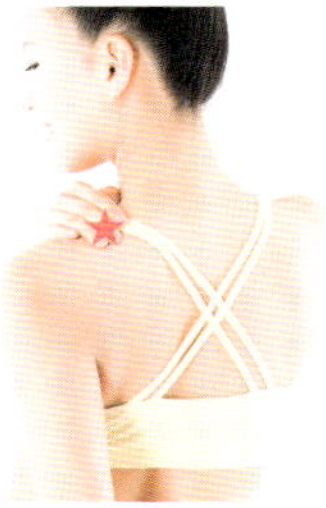

How to

中指の先をツボにあて、息を吐きながらゆっくりと押し、息を吸いながらゆっくりと力をゆるめる。左右1分ずつ。

関連リンパ節&経絡

a 手の厥陰心包経
b 腋窩リンパ節

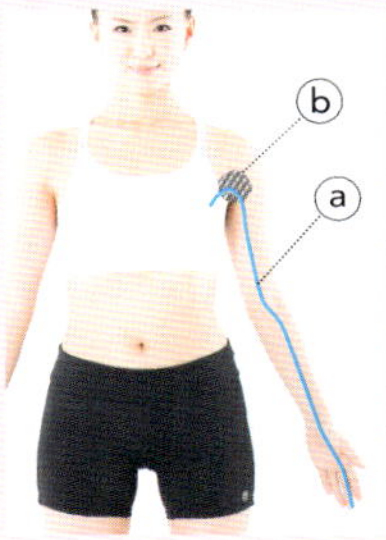

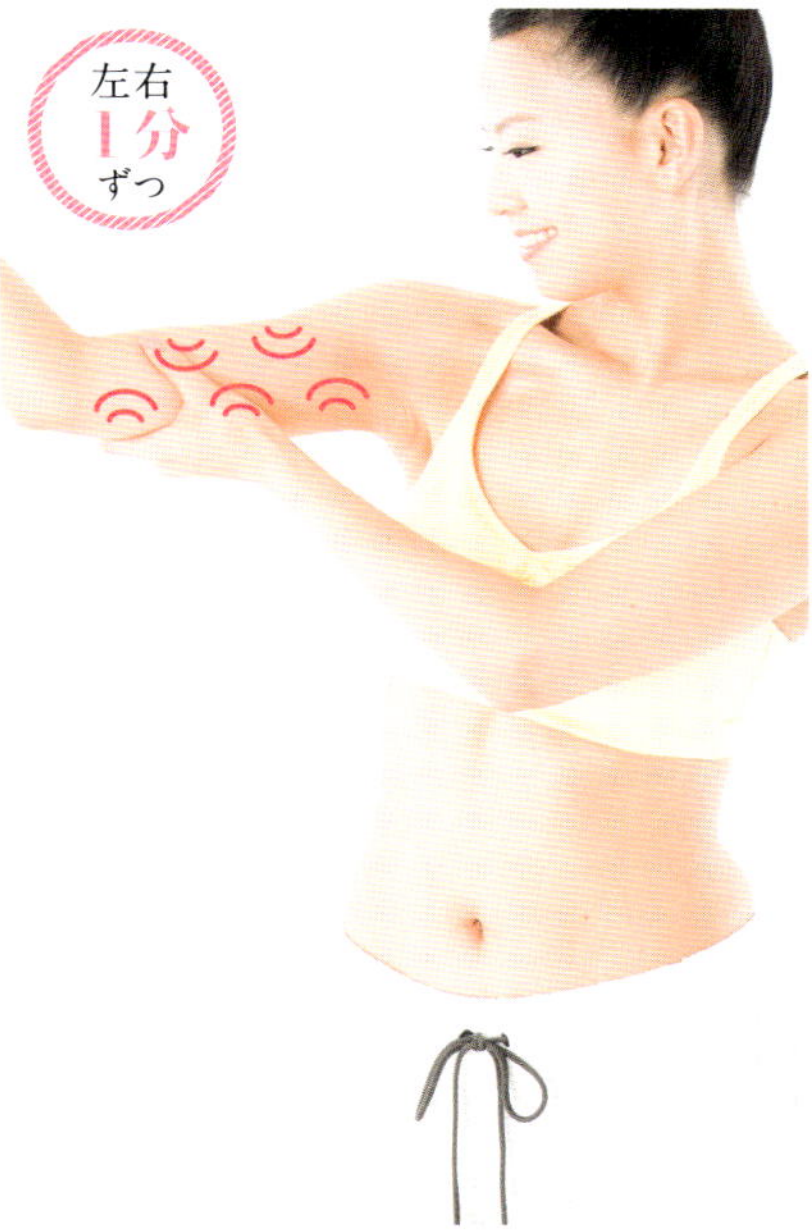

2 二の腕の下側をもむ

ひじを曲げ、ひじの下に反対側の手のひらをあてる。二の腕の下側を、ひじ下からわきの下まで少しずつずらしながらもむ。反対側も同様に。

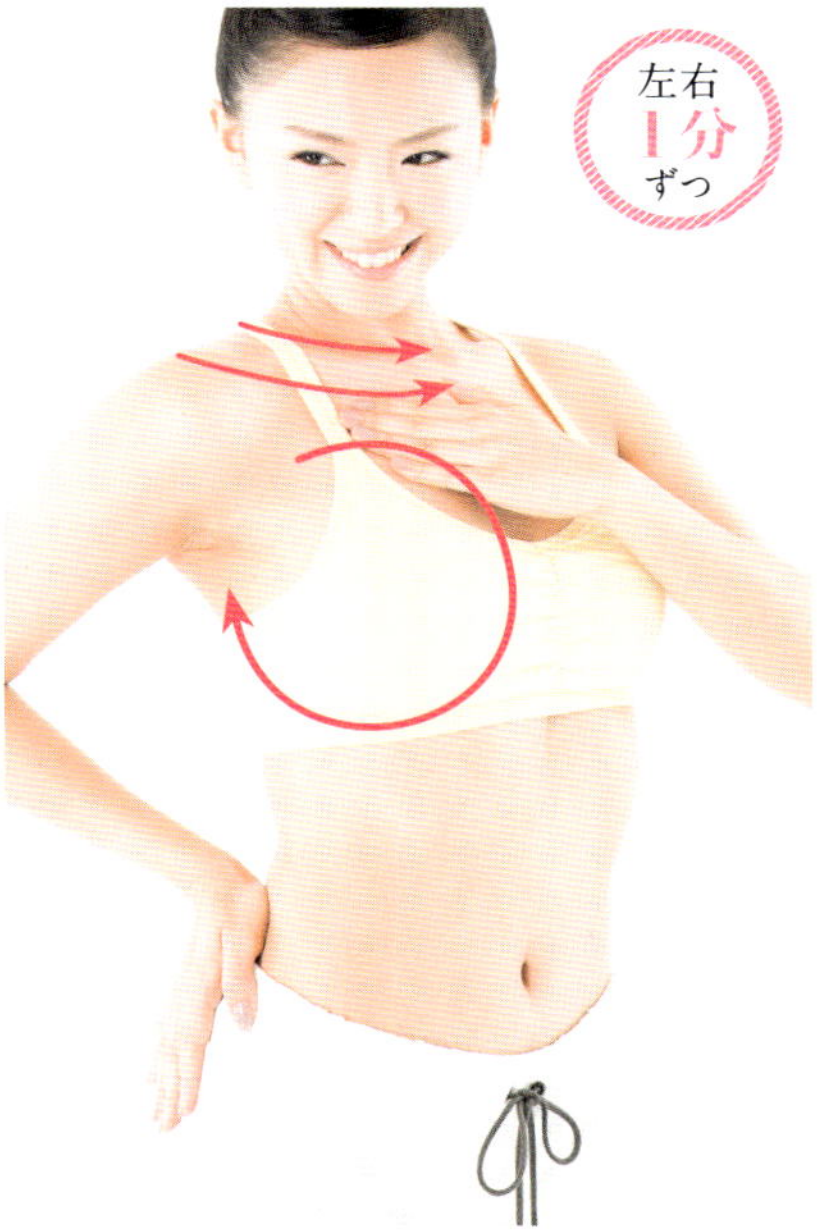

3 鎖骨・バストをさする

親指以外の4本の指で、鎖骨の上下のくぼみを、肩先から胸の中心に向けてさする。バストのまわりをわきまでさすり、交互に行なう。反対側も同様に。

理想のバストをつくる 05

元気のないバストにハリを

年齢とともにバストが垂れ気味になるのは、おもに加齢で気血が不足していくことが原因。気血を補ってくれる経絡とツボのマッサージを行なって対策を。健康維持とアンチエイジングを一緒にできるケアで、元気のある若々しいバストを手に入れましょう。

左右
1分
ずつ
Point
脚内側を走る腎経と
外側を走る胃経を
意識して行なう

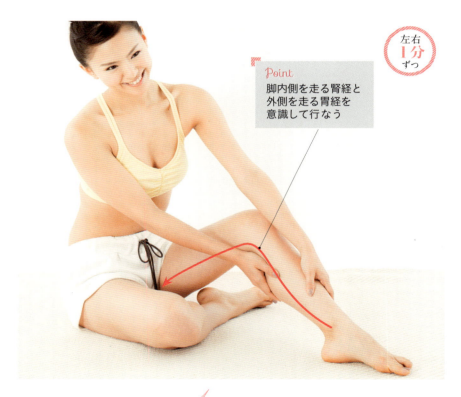

1 脚の両サイドをさする

両手のひらを足首にあて、両手のひらで脚を内側と外側からはさむように動かし、足首から脚の付け根までさすり上げる。反対側も同様に。

美バストのツボ ▶ 湧泉【ゆうせん】

足裏にあるツボで、足裏の人差し指と中指の間の延長線上で、足の指を曲げるとへこむあたりにある。元気を生み出すツボで冷え、むくみなどに効果的。

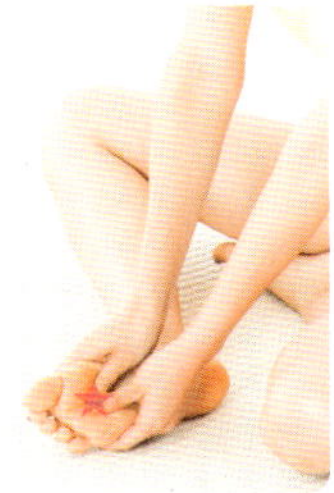

How to

両手の親指を重ねてツボにあてる。体重をかけて押すのがコツで、息を吐きながらゆっくりと押し、力をゆるめる。左右1分ずつ。

関連リンパ節&経絡

a 足の少陰腎経
b 足の陽明胃経

3章 理想のバストをつくる ※ 経絡リンパマッサージプログラム

左右 **1分** ずつ

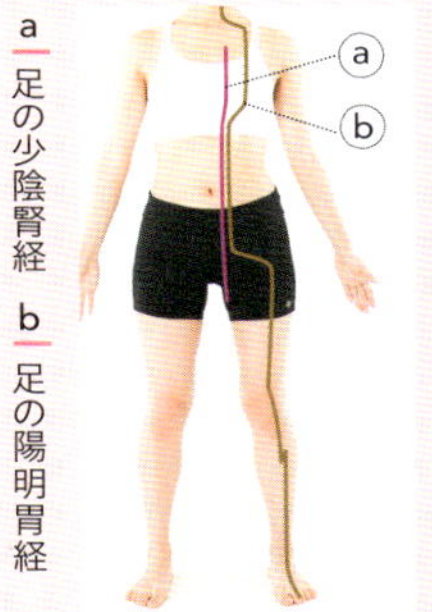

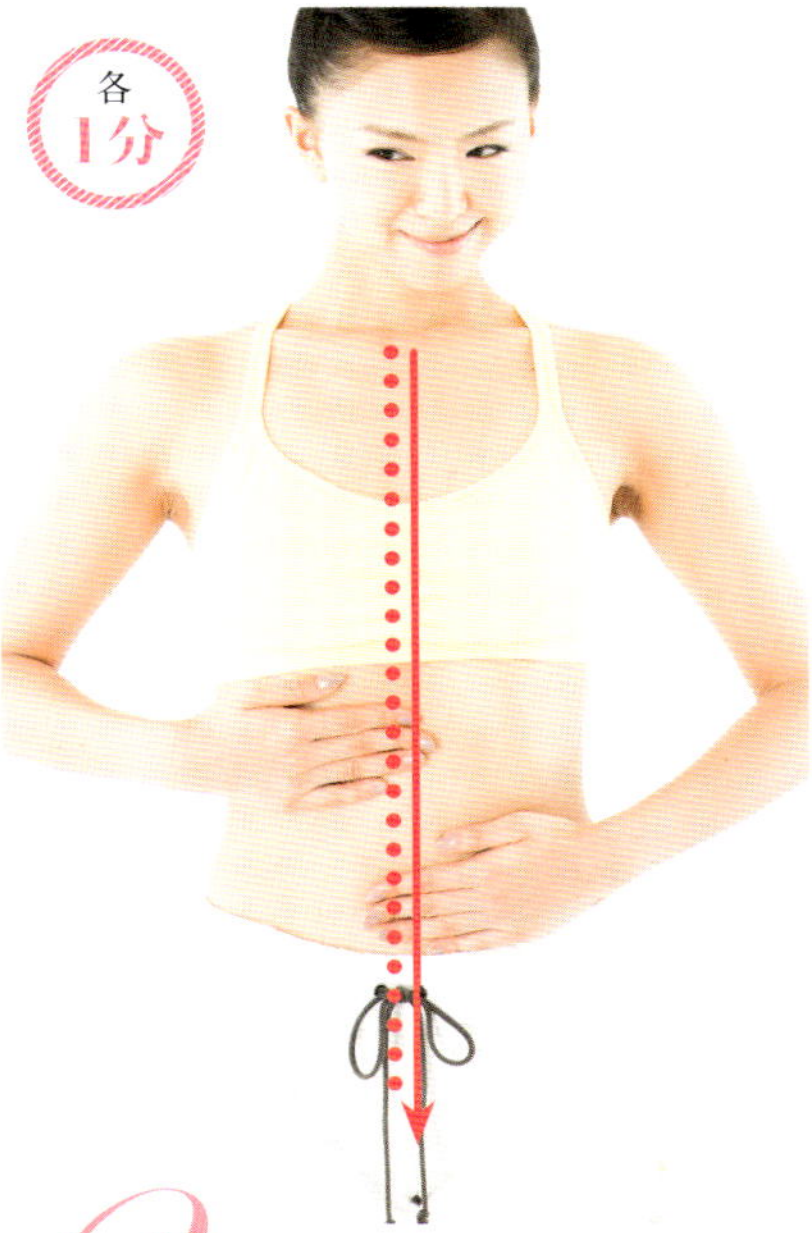

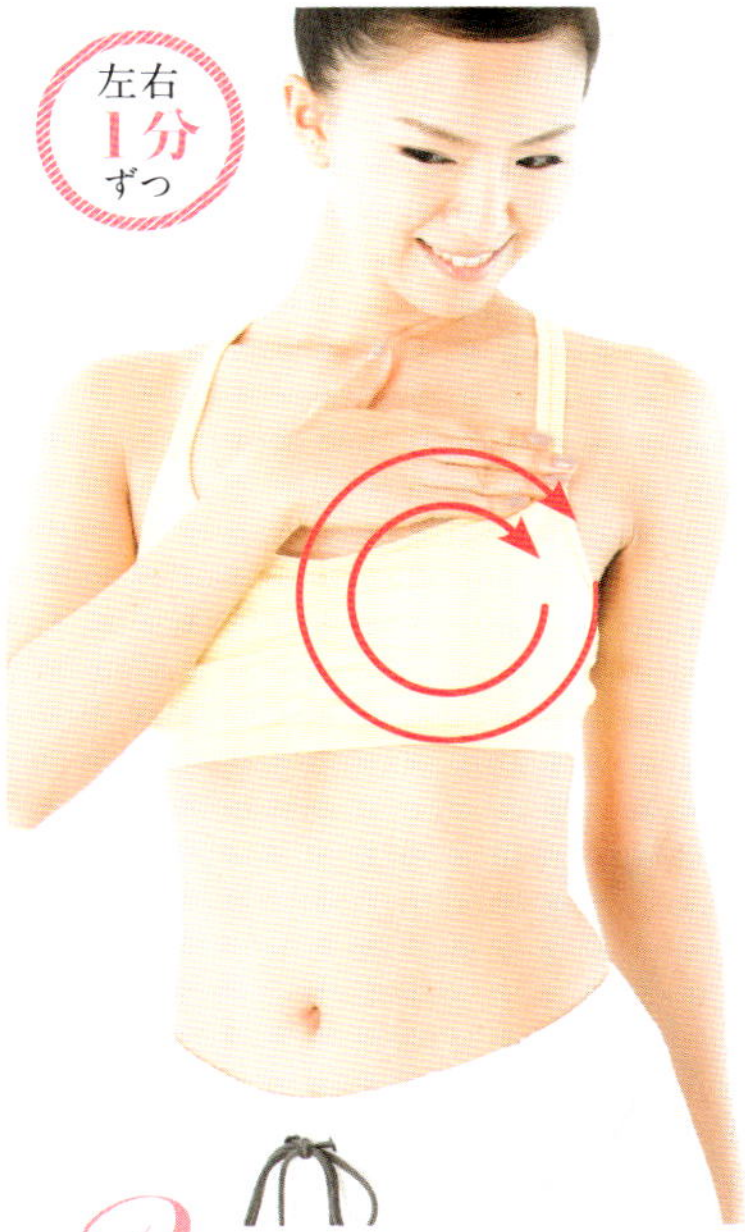

3

バストの周囲を
さする

親指以外の4本の指を、手と反対側のわきにあてる。バストの丸みに沿って、ぐるりと円を描くように、さらに内側もていねいにさする。反対側も同様に。

各 **1分**

2

からだの中心を
押す&さする

親指以外の4本の指を胸の中心にあて、両手で恥骨までのからだの中心を細かく押す。次に、左右の手のひらを交互に動かし、同じラインをさすり下ろす。

理想のバストをつくる 06

浅めのバストをサイズアップ

バストサイズが小さいと悩んでいる人の多くは、胸の筋肉がかたくなっています。胸まわりのコリをほぐして弾力を高め、サイズアップを目指します。余分な水分や老廃物を集めて、腋窩リンパ節に流し込みます。大きさだけでなく、きれいな形に整えていきましょう。

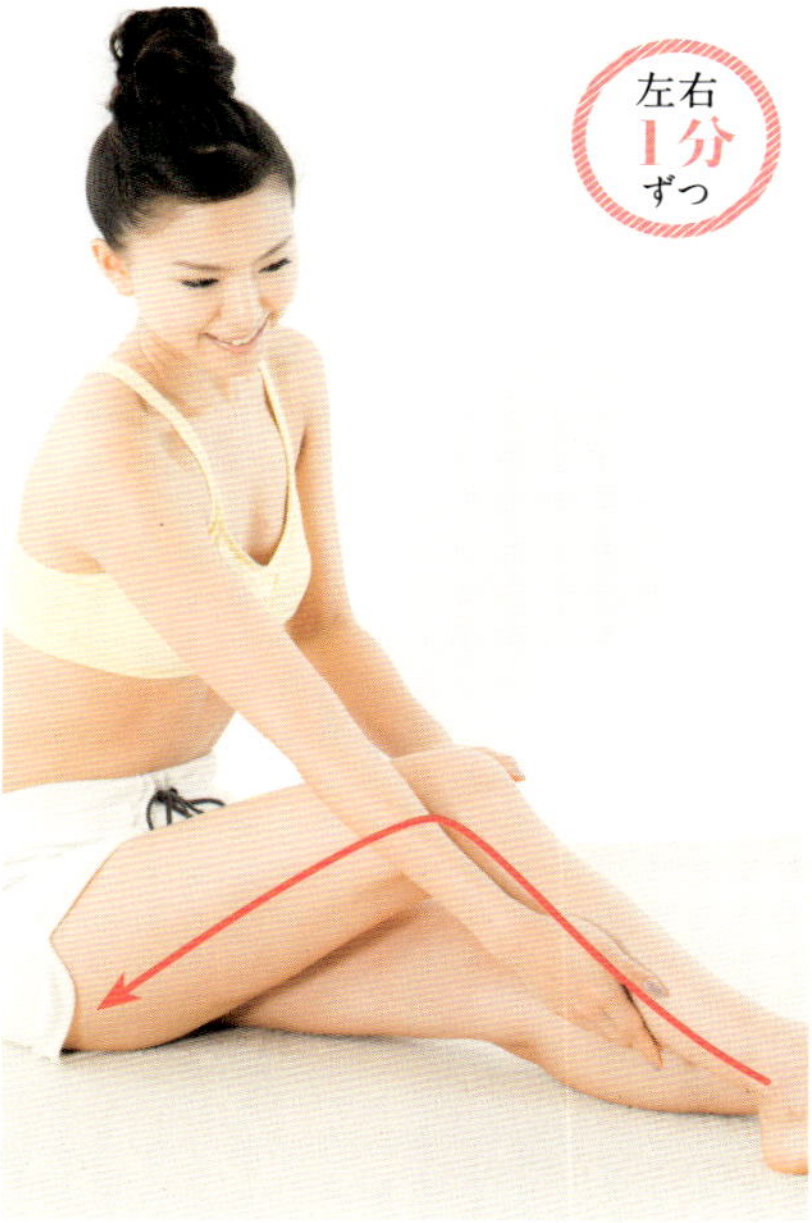

1

脚全体をさする

両手のひらを足首にあてる。脚のすね側とふくらはぎ側から包むように、左右の手を交互に動かして、そけい部まで脚全体をさすり上げる。反対側も同様に。

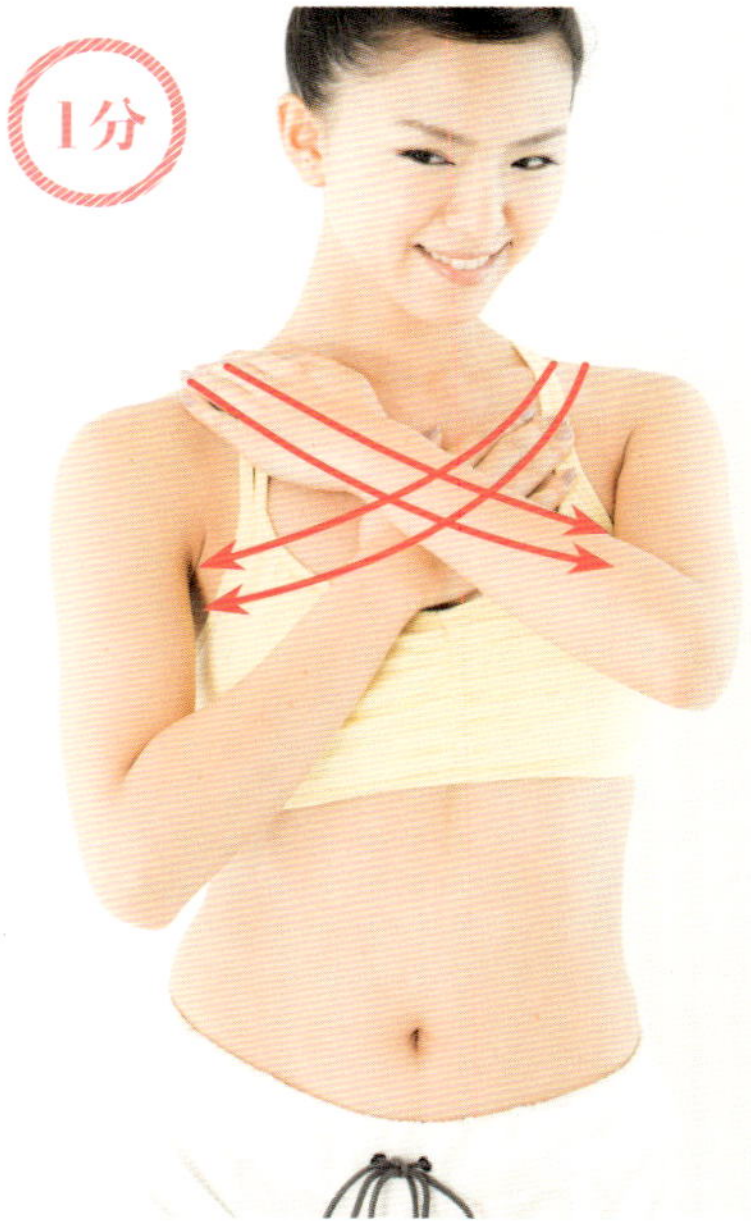

2

デコルテをさする

親指以外の４本の指を、右手は左肩から右のわき下へ、左手は右肩から左のわき下へ、左右の手を交互に動かし、デコルテをさする。

Maintenance +1

美バストのツボ ▶ 乳根【にゅうこん】

バストの下縁にあるツボで、乳頭の直下にある。女性ホルモンの分泌や、リンパの流れを促す、バストのサイズアップに欠かせないツボ。

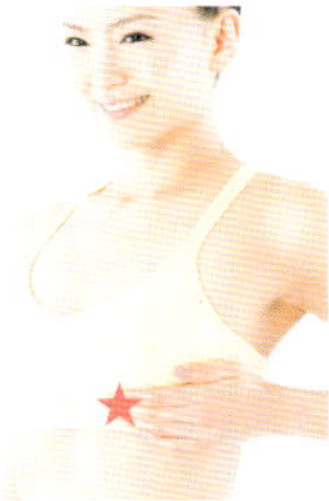

How to

中指の先をツボにあて、息を吐きながらゆっくりと押し、息を吸いながらゆっくりと力をゆるめる。左右1分ずつ。

関連リンパ節&経絡

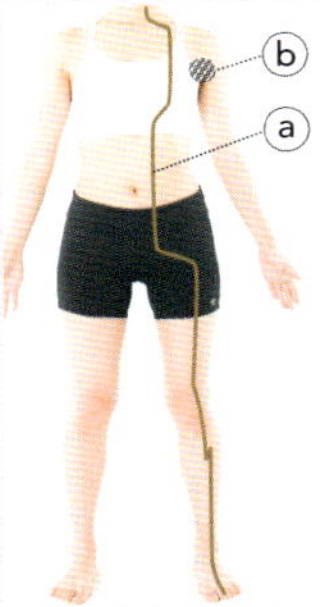

a 足の陽明胃経
b 腋窩リンパ節

左右1分ずつ

Point
デリケートな部分なのでやさしくなでるようにもむ

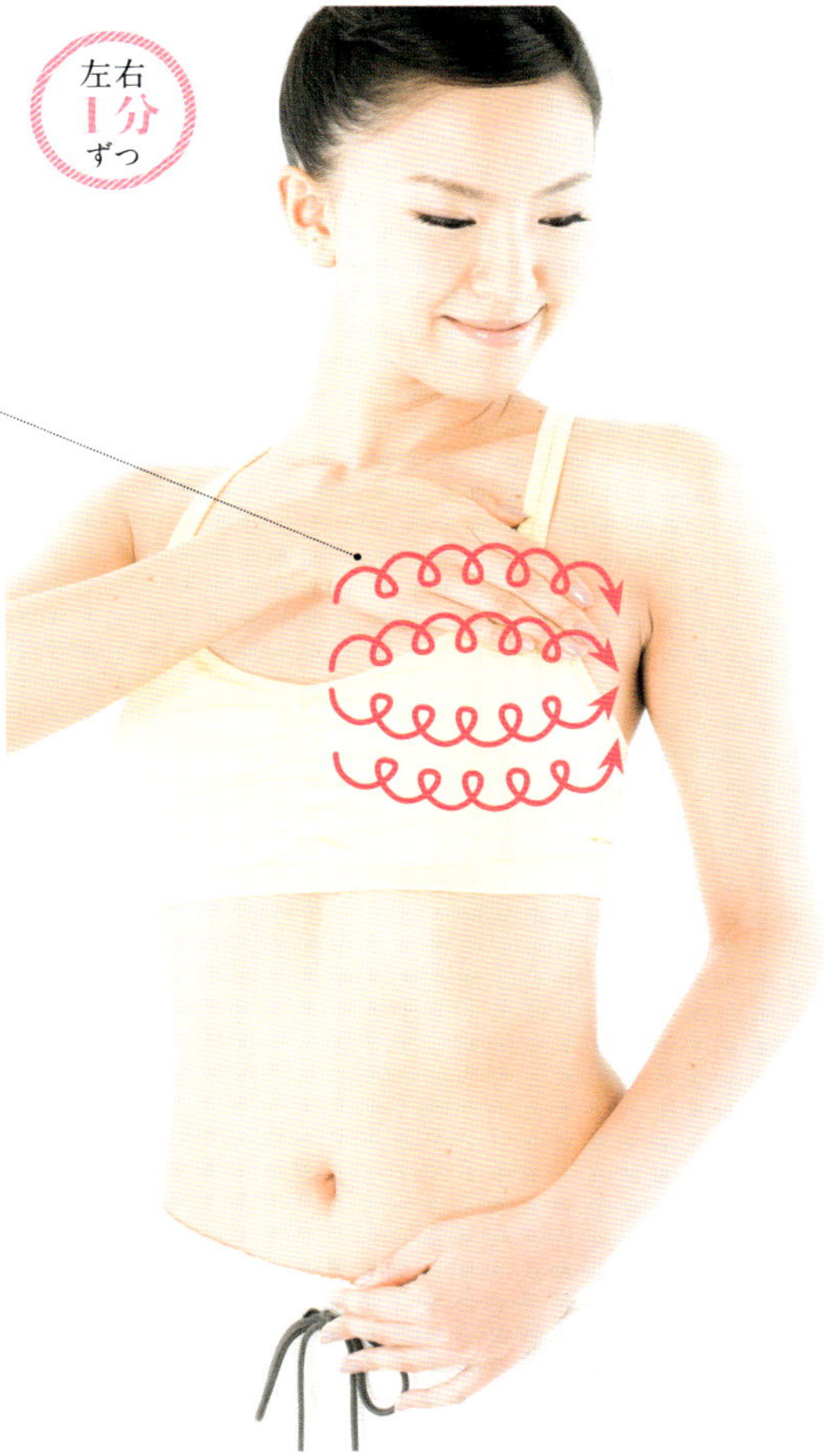

3

バストの中心から肋骨の間をもむ

親指以外の4本の指を、バストの中心にあてる。肋骨の間に沿ってクルクルと円を描くようにもむ。反対側も同様に。

理想のバストをつくる 07

大きすぎるバストを小さく

バストが大きすぎる人は、余分な水分や老廃物がたまり、胸周辺がむくんでいる可能性大。腕やわき腹の滞りを腋窩リンパ節に向かってさすり流すようにして、乳房の水分代謝を活性化。バストまわりを引き締め、形良く整えましょう。

左右1分ずつ

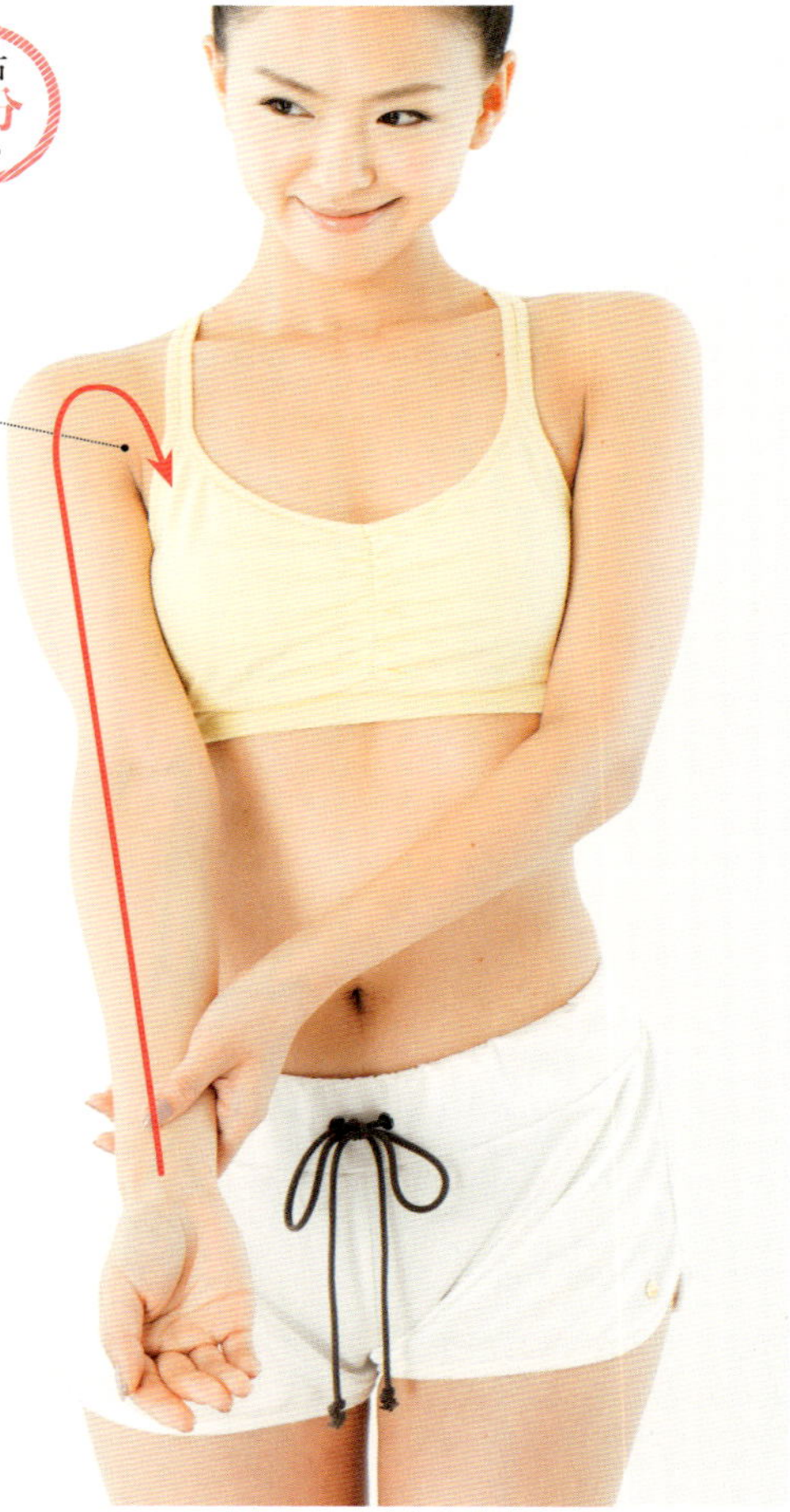

Point
腋窩リンパ節まで流し込むイメージで

1

腕全体をさする

腕を伸ばし、手首を反対側の手のひらでつかむ。手のひらを肌に密着させ、わきの下まで腕全体をさする。反対側も同様に。

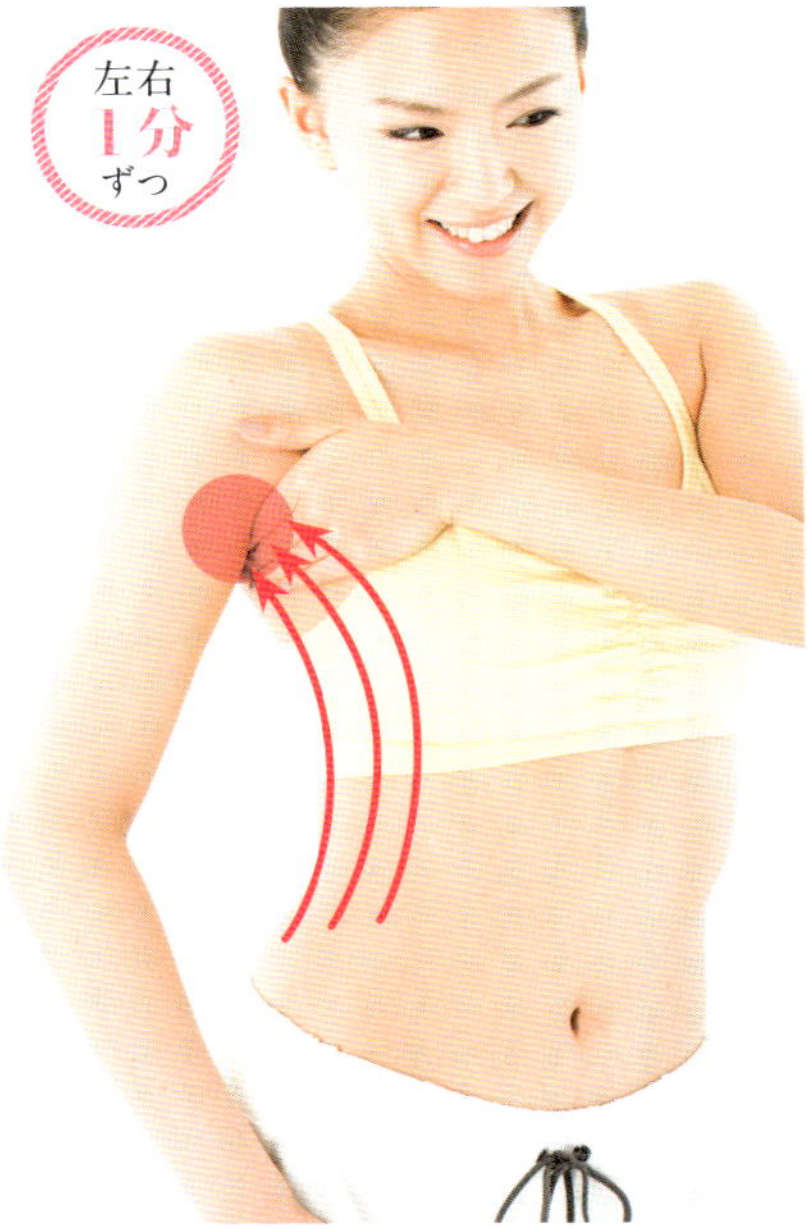

2 わきの下までさする＆押す

親指以外の４本の指で、お腹からバストの下、わきをさすり、わきの下のくぼみ部分を持ち上げるようにして押す。５秒かけて押し、５秒かけて戻す。反対側も同様に。

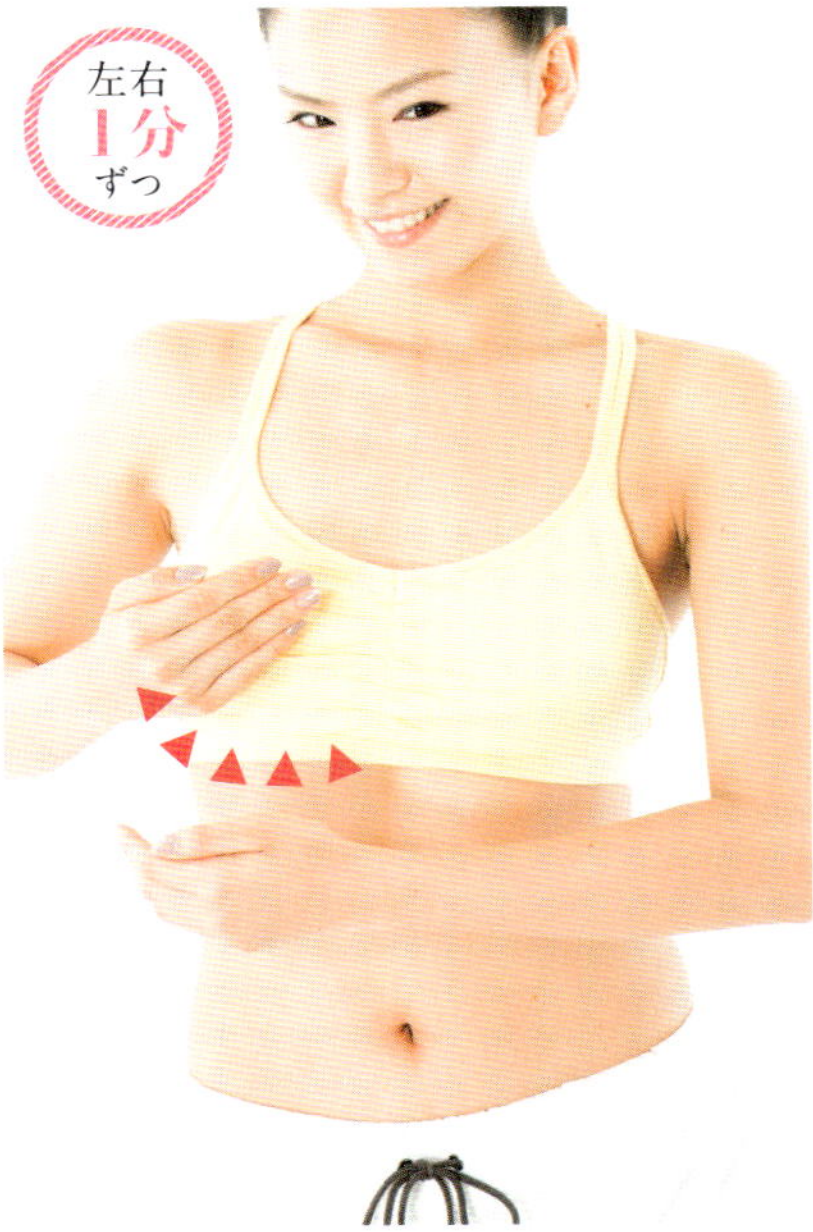

3 バストを下からたたく

両手のひらの中央をくぼませ、左右の手を交互に動かし、バストを下から持ち上げるように、パコパコとやさしくたたく。反対側も同様に。

Maintenance +1

美バストのツボ ▶ 極泉【きょくせん】

わきのくぼみの真ん中にあるツボ。肩まわりの筋肉の働きを高める効能があり、たるんだハミ肉の改善にぴったりのツボ。

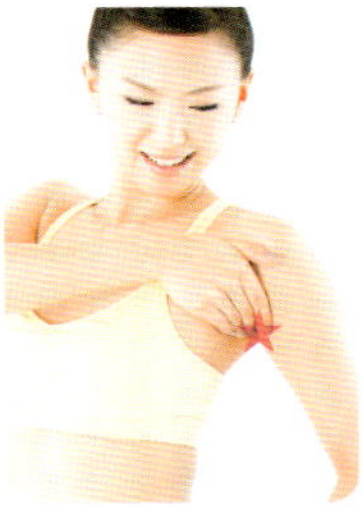

How to

親指以外の4本の指をツボにあて、息を吐きながらゆっくりと押し、息を吸いながらゆっくりと力をゆるめる。左右１分ずつ。

関連リンパ節＆経絡

a 手の太陰肺経
b 腋窩リンパ節

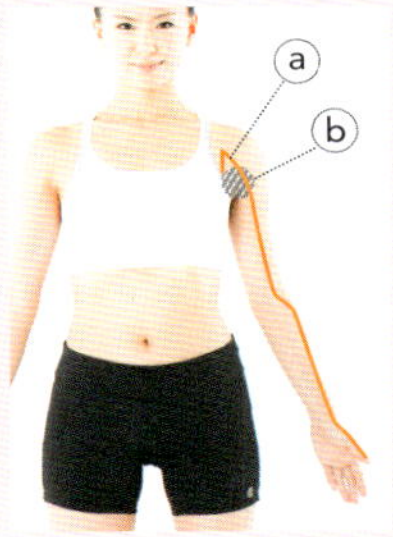

くすんだ
バストを
色よく

くすみの原因は気血の滞り。ケアのポイントである腹部は、気血の流れを高め、内臓から全身の循環を改善してくれます。首、バストをさするケアを合わせて行なうことで、バストだけではなく全身のめぐりを活発にし、健康的でツヤのある美バストに変身していきます。

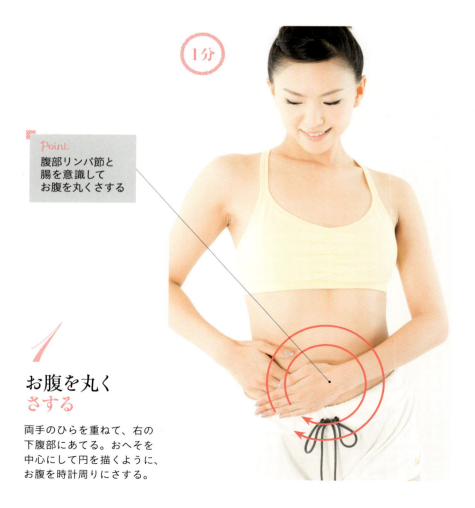

1分

Point
腹部リンパ節と
腸を意識して
お腹を丸くさする

1

お腹を丸く さする

両手のひらを重ねて、右の下腹部にあてる。おへそを中心にして円を描くように、お腹を時計周りにさする。

美バストのツボ ▶ 志室【ししつ】

腰にあるツボ。ウエストラインより指幅2本分下で、背骨の中心から左右に指幅3本分離れたところ。効能は免疫機能を高める、たるんだお肉を引き締めるなど。

How to
両手を腰にあて、親指を左右のツボにあてる。息を吐きながらゆっくりと押し、息を吸いながらゆっくりと力をゆるめる。1分行なう。

関連リンパ節 & 経絡
b a
腹部リンパ節　腋窩リンパ節

3章　理想のバストをつくる ※ 経絡リンパマッサージプログラム

左右1分ずつ

左右1分ずつ

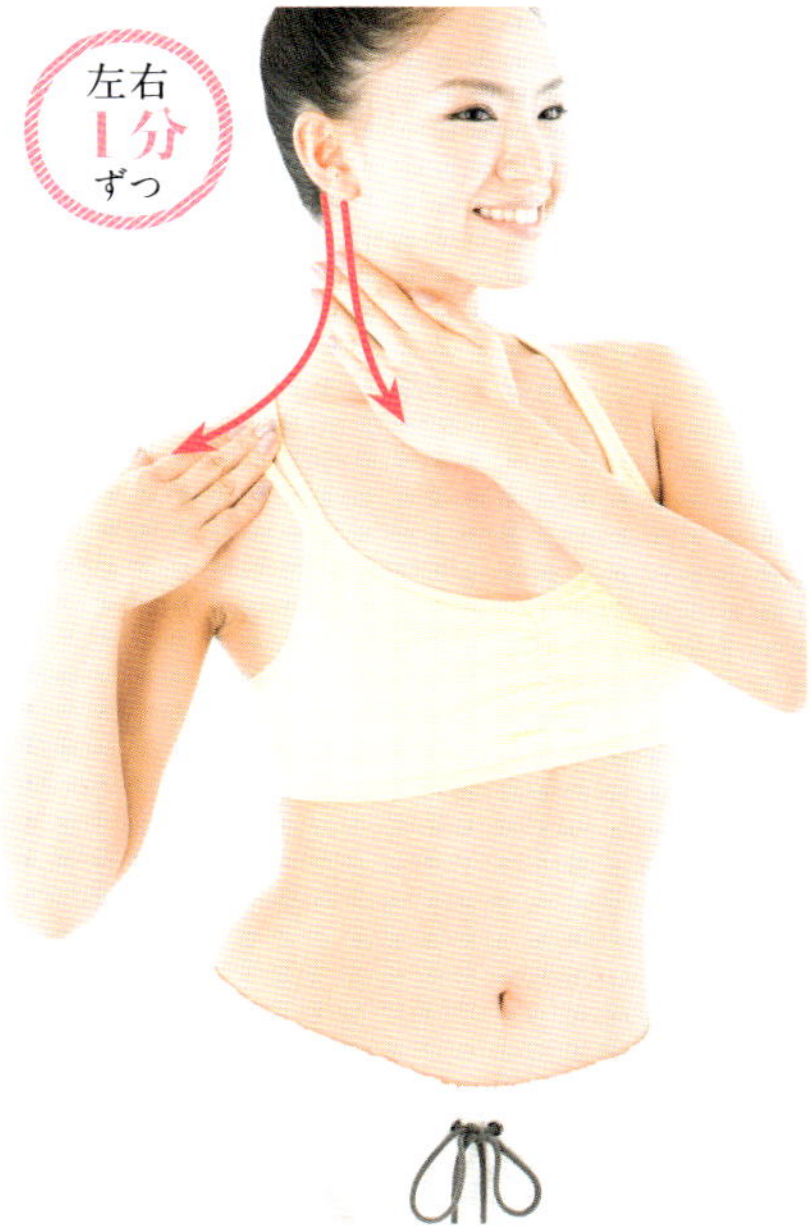

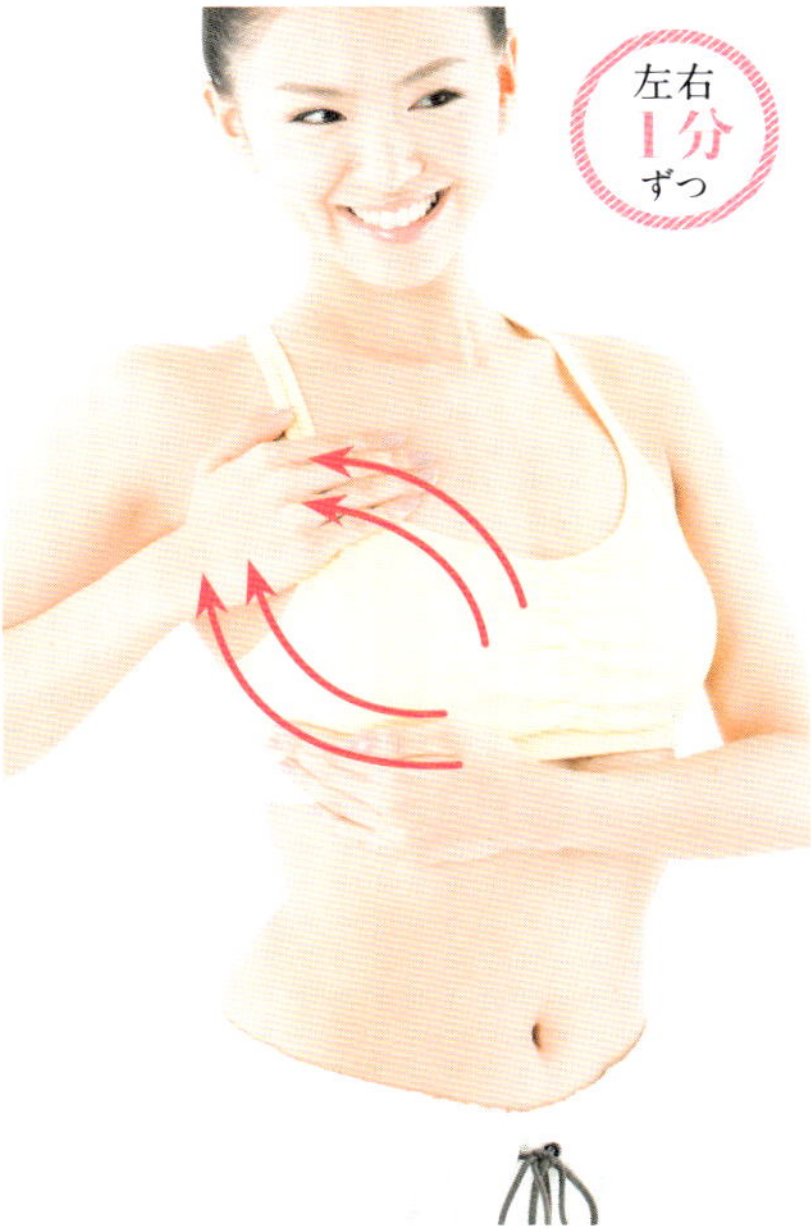

3 バストのまわりをさする

両手のひらをバストの下にあてる。片手は中央からわきへ、もう一方の手はバストの下からわきへ、バストのまわりをさする。反対側も同様に。

2 首の前と横をさする

親指以外の4本の指を、耳の下にあてる。片手は首の前を通って鎖骨へ、もう一方の手は肩先に向けて、手を交互に動かしてさする。反対側も同様に。

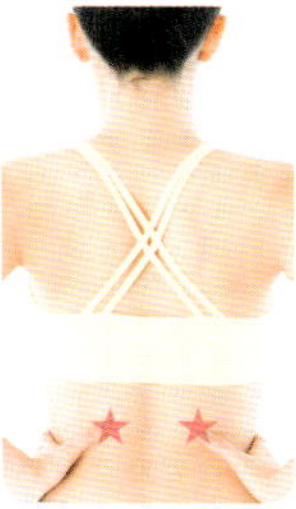

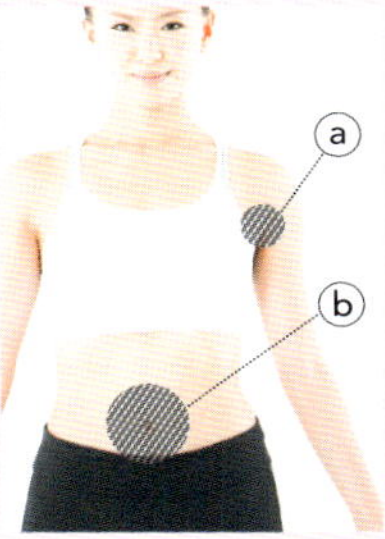

理想のバストをつくる 09

デコルテをきれいに

バストの形を美しく見せるためには、デコルテのケアも必須。くっきり浮き出した鎖骨もポイントです。バストまわりにある余分な水分や老廃物を鎖骨と腋窩にあるリンパ節へ、マッサージで流していきます。すっきりした美しい鎖骨とデコルテにケアしていきましょう。

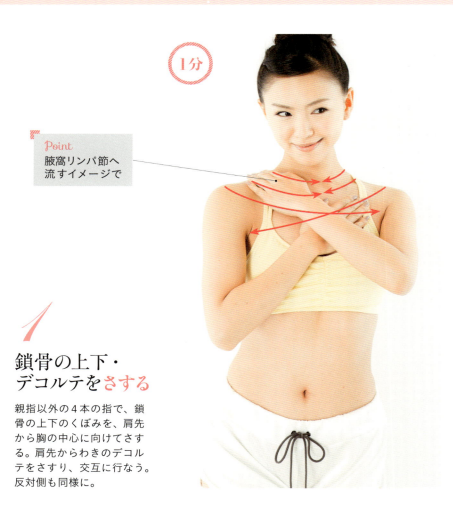

1分

Point
腋窩リンパ節へ
流すイメージで

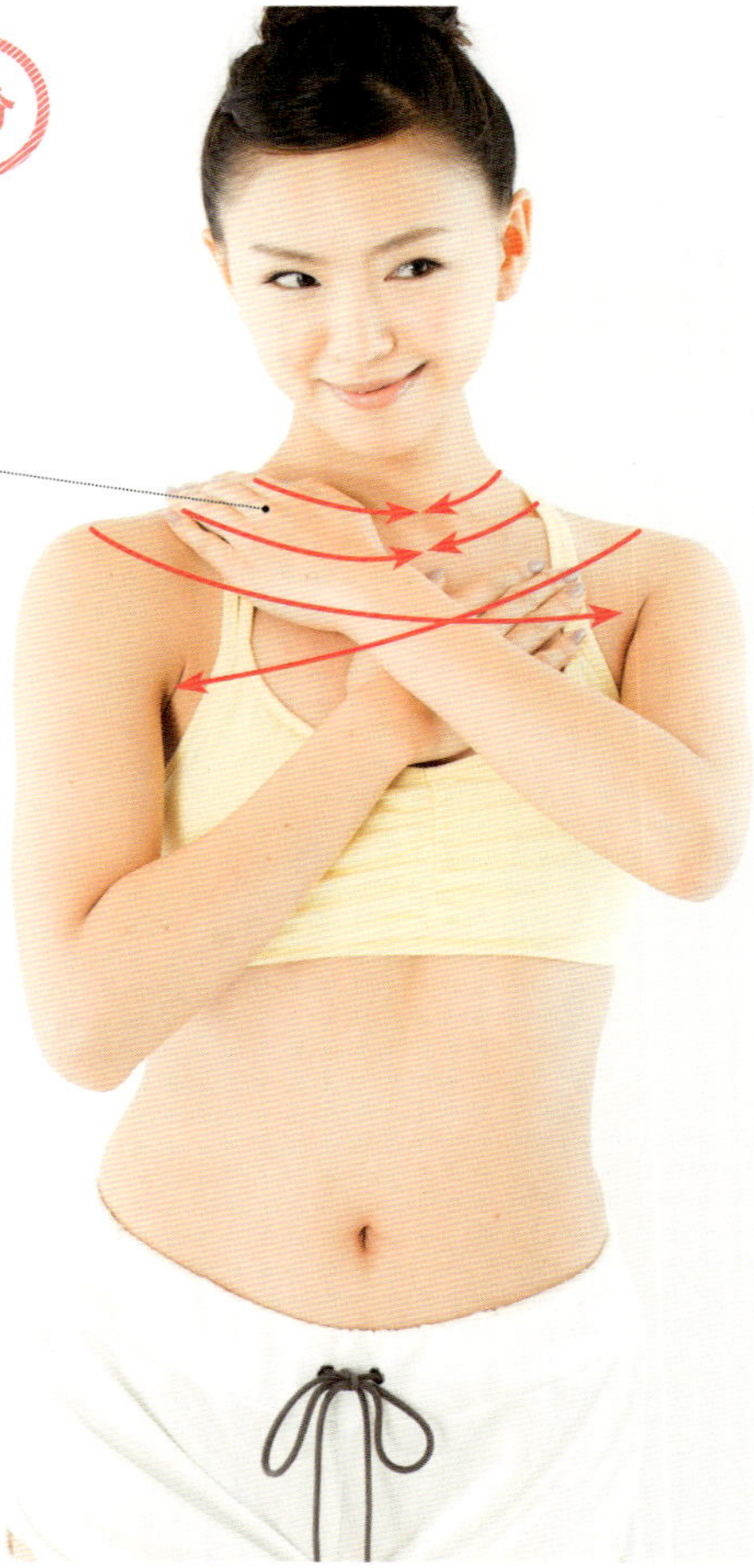

1 鎖骨の上下・デコルテをさする

親指以外の４本の指で、鎖骨の上下のくぼみを、肩先から胸の中心に向けてさする。肩先からわきのデコルテをさすり、交互に行なう。反対側も同様に。

Maintenance +1

美バストのツボ ▶ 欠盆【けつぼん】

鎖骨の上の、左右の大きなくぼみのほぼ中央にあるツボ。首、胸、腕をめぐる神経の通り道にあり、血液やリンパの流れの改善に役立つ。

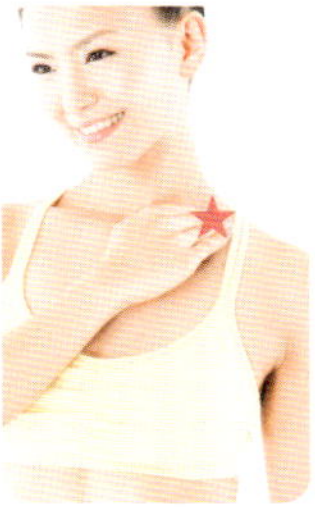

How to

人差し指と中指をそろえてツボにあて、息を吐きながらゆっくりと押し、息を吸いながらゆっくりと力をゆるめる。左右1分ずつ。

関連リンパ節＆経絡

a 鎖骨リンパ節
b 腋窩リンパ節

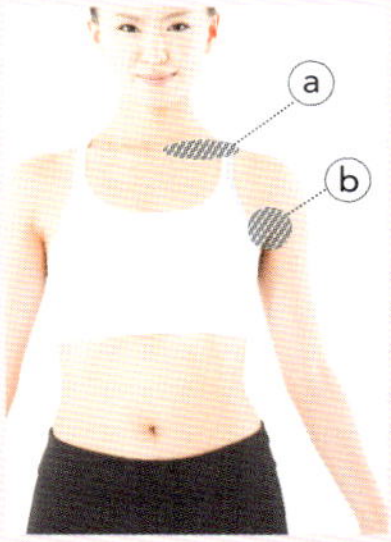

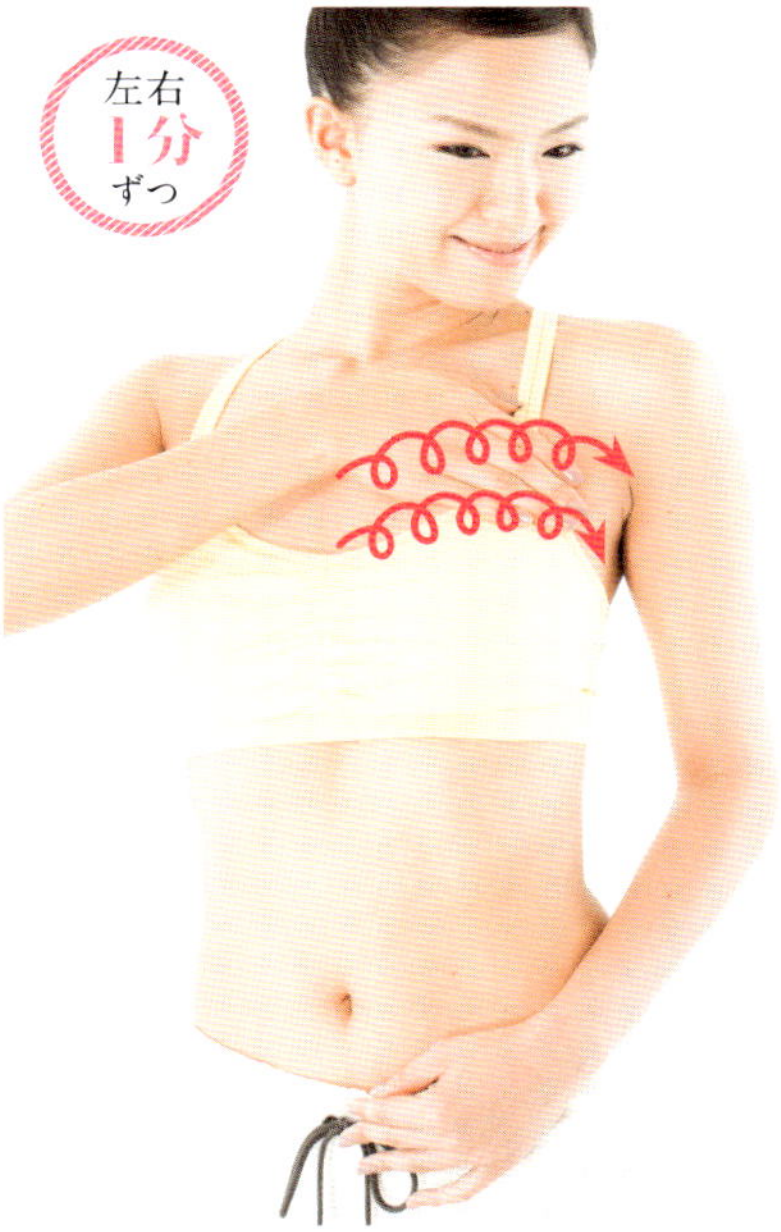

2 バストの周囲をさする

親指以外の4本の指を、デコルテにあてる。肋骨に沿って、わきの下までていねいにさする。反対側も同様に。

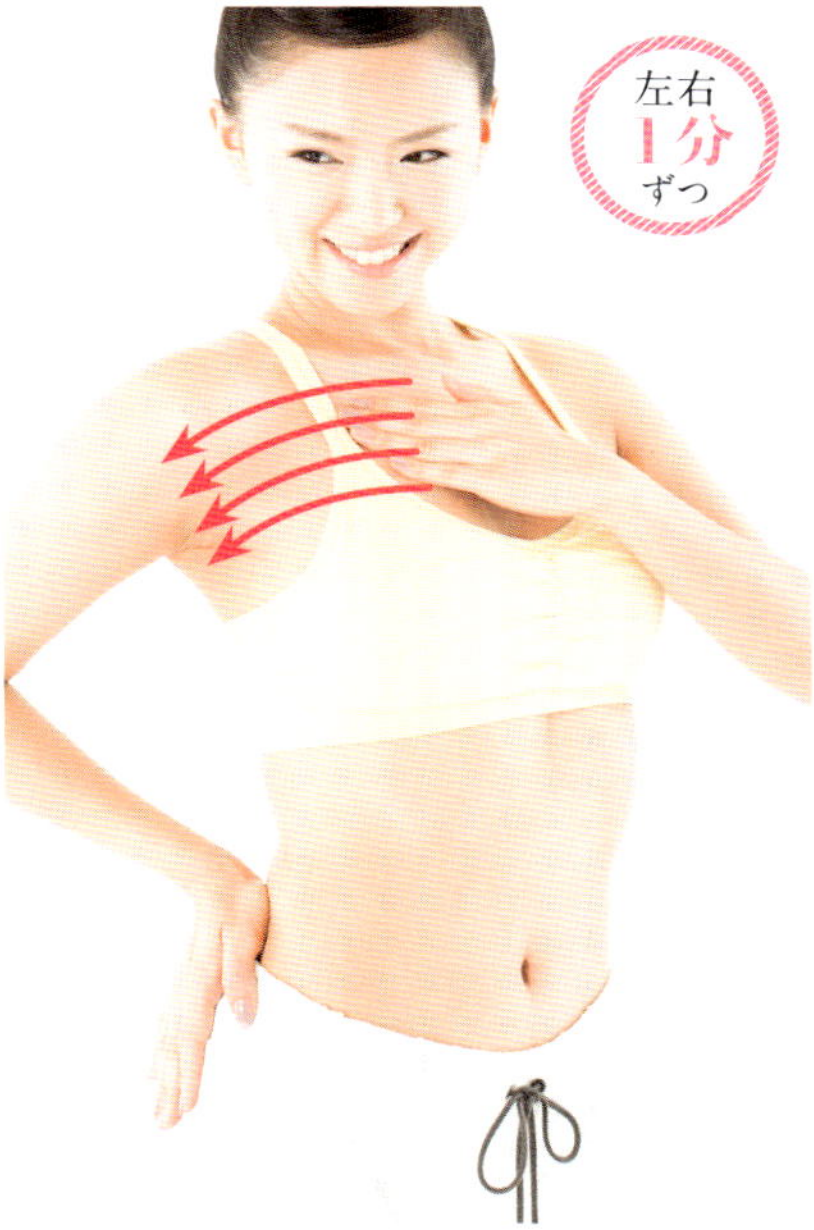

3 バストの上をもむ

親指以外の4本の指を、バストの中心にあてる。バストの上からわきへと、クルクルと円を描くようにやさしくもむ。反対側も同様に。

理想のバストをつくる 10

首や肩の肉をすっきりさせる

バストケアの仕上げに、肩や首をほぐしていきます。肩や首、腕のコリとむくみをとってあげることで、さらに形の良いバストに変身。首や肩のまわりもすっきりとした美しいボディラインにしていきます。頸部リンパ節の流れを整えてコリやむくみを改善していきましょう。

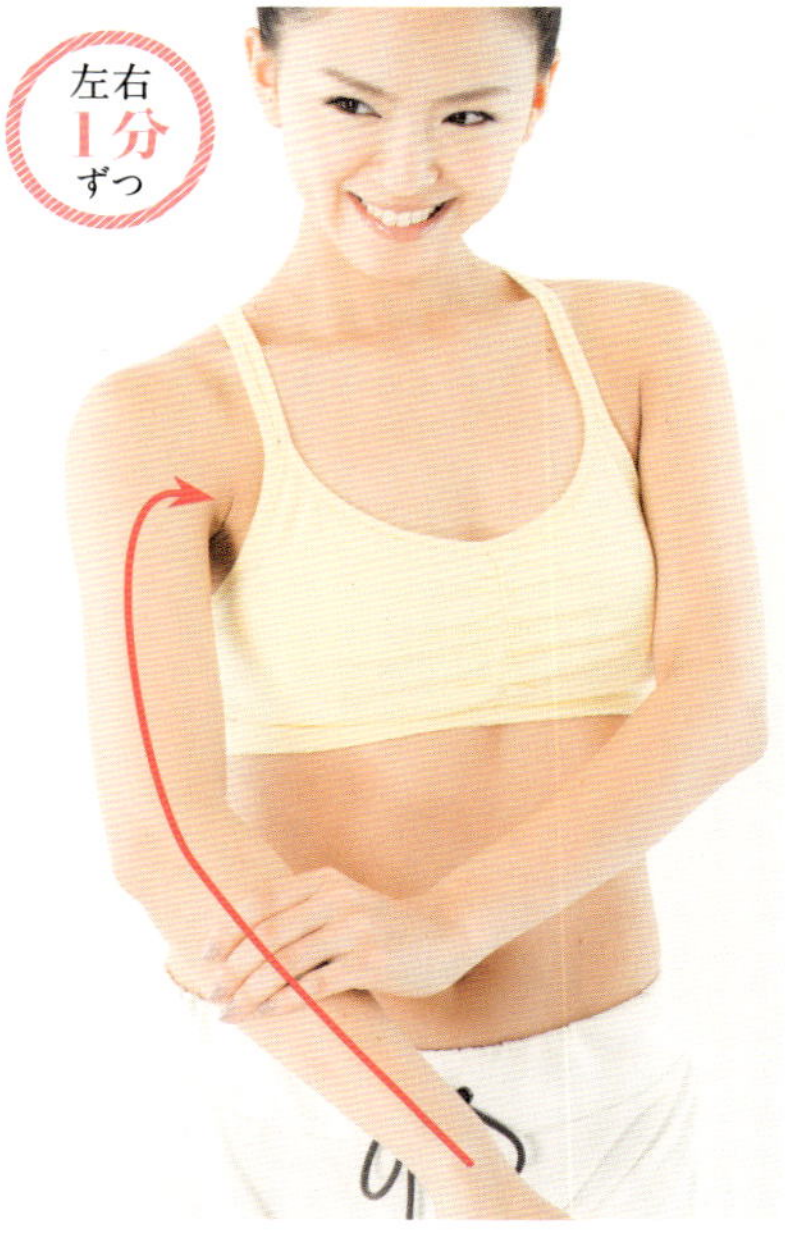

1

腕の外側をさする

手首の外側に、反対側の手のひらをあてる。腕を包むように手のひらを肌に密着させ、腕の外側を、わきの下までさすり上げる。反対側も同様に。

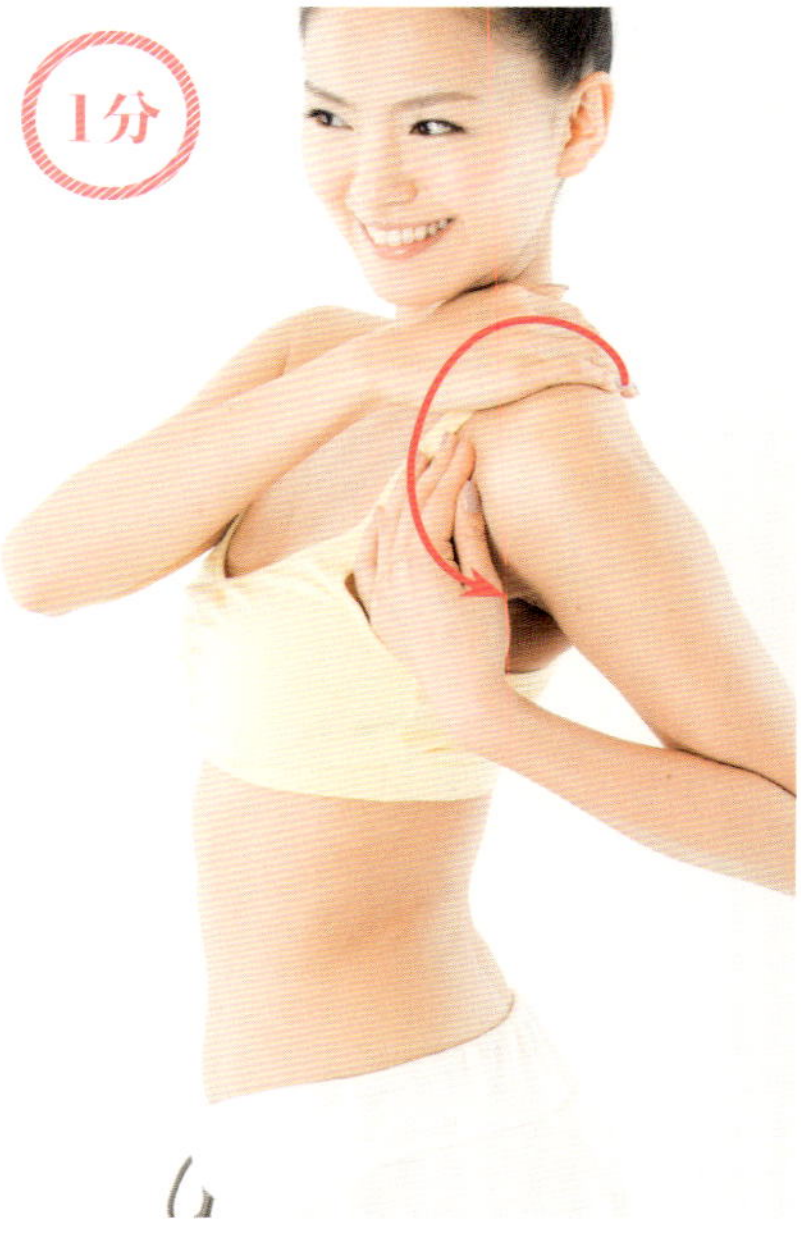

2

肩をさする

手のひらを肩の上部、肩甲骨の内側にあて、胸の上部へなで下ろすようにわきの下までさする。左右の肩を交互に行なう。

Maintenance +1

美バストのツボ ▶ 手三里【てさんり】

腕にあるツボ。ひじを曲げるときにできる横じわから、指幅3本分手首方向に進んだ、腕の骨のきわ。腕のこわばりや疲労の回復に欠かせないツボ。

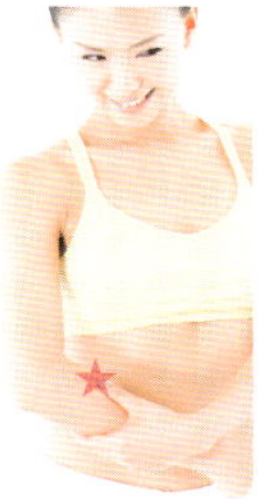

How to

ツボと反対側の手で腕をつかむようにして親指の先をツボにあてる。息を吐きながらゆっくりと押し、力をゆるめる。左右1分ずつ。

関連リンパ節＆経絡

a 頸部リンパ節
b 手の少陽三焦経

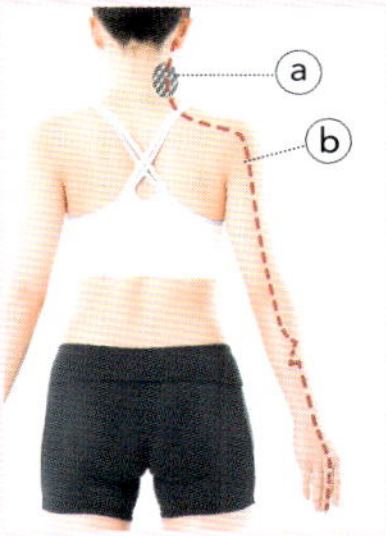

左右1分ずつ

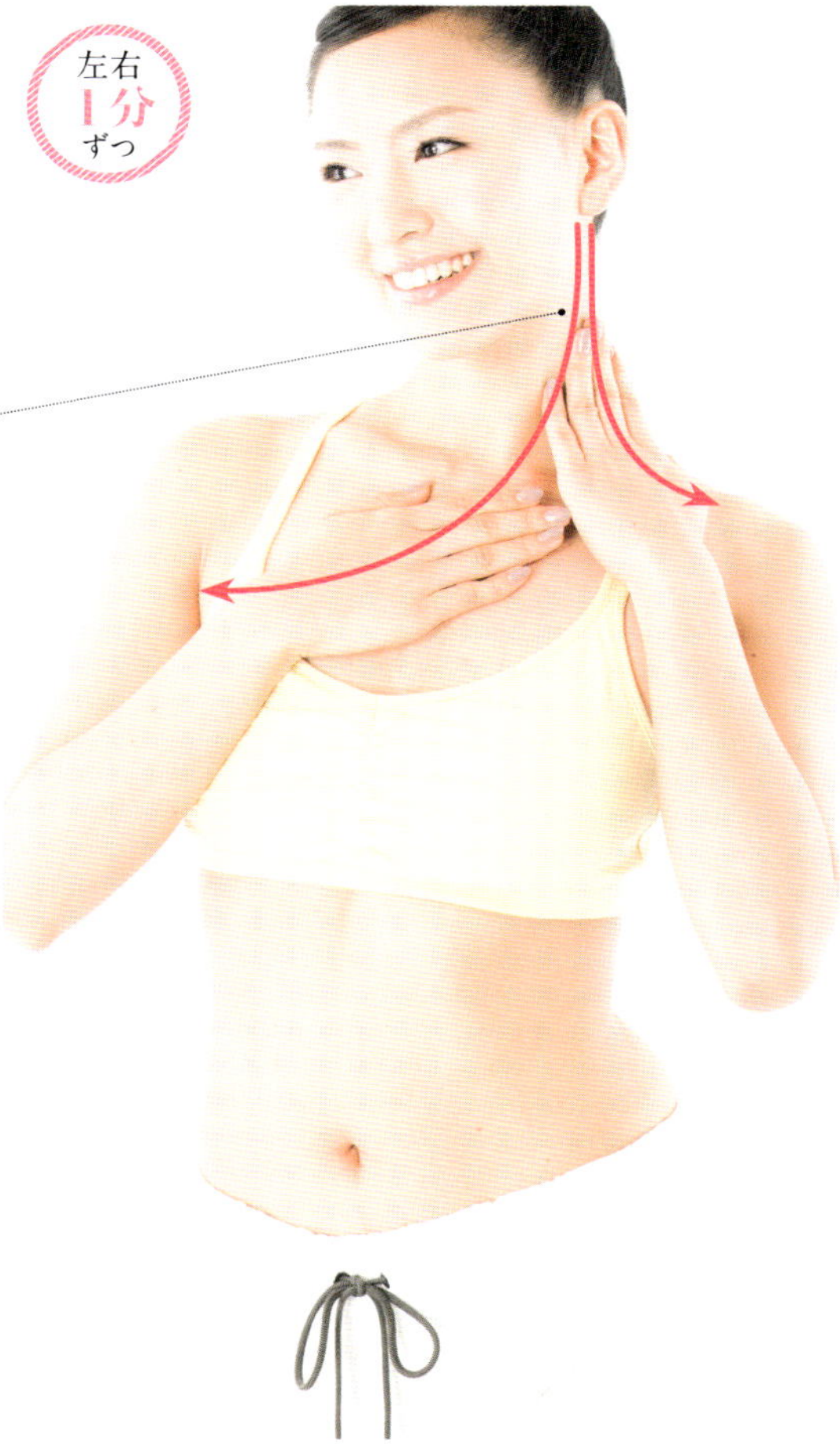

Point
頸部リンパ節の流れをよくするイメージで

3

首の横とデコルテをさする

親指以外の4本の指を、耳の下にあてる。片手は首の前を通って鎖骨、デコルテ、わきまで、もう一方の手は肩先に向けて、手を交互に動かしてさする。反対側も同様に。

Column

2

勘違いがバストくずれの原因かも？

自分のブラを見直してみましょう

ほとんどの女性が、自分のアンダーバストのサイズを知っていると思います。でも、最後に計ったのはいつでしょうか？女性のからだは変化しやすく、数か月でもサイズが変わっている可能性大。定期的に計るのが理想です。

実際よりも小さいサイズのブラを着用している場合は、圧迫によって血液やリンパの流れが滞り、必要な栄養がバストに行き渡りにくくなるため、ハミ肉の原因になります。胸まわりの筋肉がかたくなってしまい、さらに垂れやすくなってしまいます。ブラを外したとき、ワイヤーやベルトの跡がくっきりと残っていて、その跡が入浴しても消えないような方は、要注意です。

ブラジャーをつけるうえでもっとも大切なのは、胸にストレスを与えないこと。今すぐ、自分のブラを見直してみましょう。アンダーバストは、専門家に採寸してもらうのがおすすめです。自分のサイズを正しく知り、からだに合ったブラを選んで、理想のバストへと胸を育てていきましょう。

1 自分のブラ見直しチェック

- □ アンダーがきつすぎませんか？
- □ バストとワイヤーのカーブは合っていますか？
- □ バストがつぶされていませんか？
- □ カップの脇からバストがはみ出していませんか？
- □ ブラを外したとき、くっきりと跡が残っていませんか？

2 ブラ選びのポイント

- □ 専門家にサイズを採寸してもらいましょう
- □ 必ず試着してから購入しましょう
- □ 横から、後ろからも見て着用シルエットを確認しましょう
- □ 胸まわりにストレスを与えていないか確認しましょう
- □ 信頼できるメーカー、ブランドの商品を選びましょう

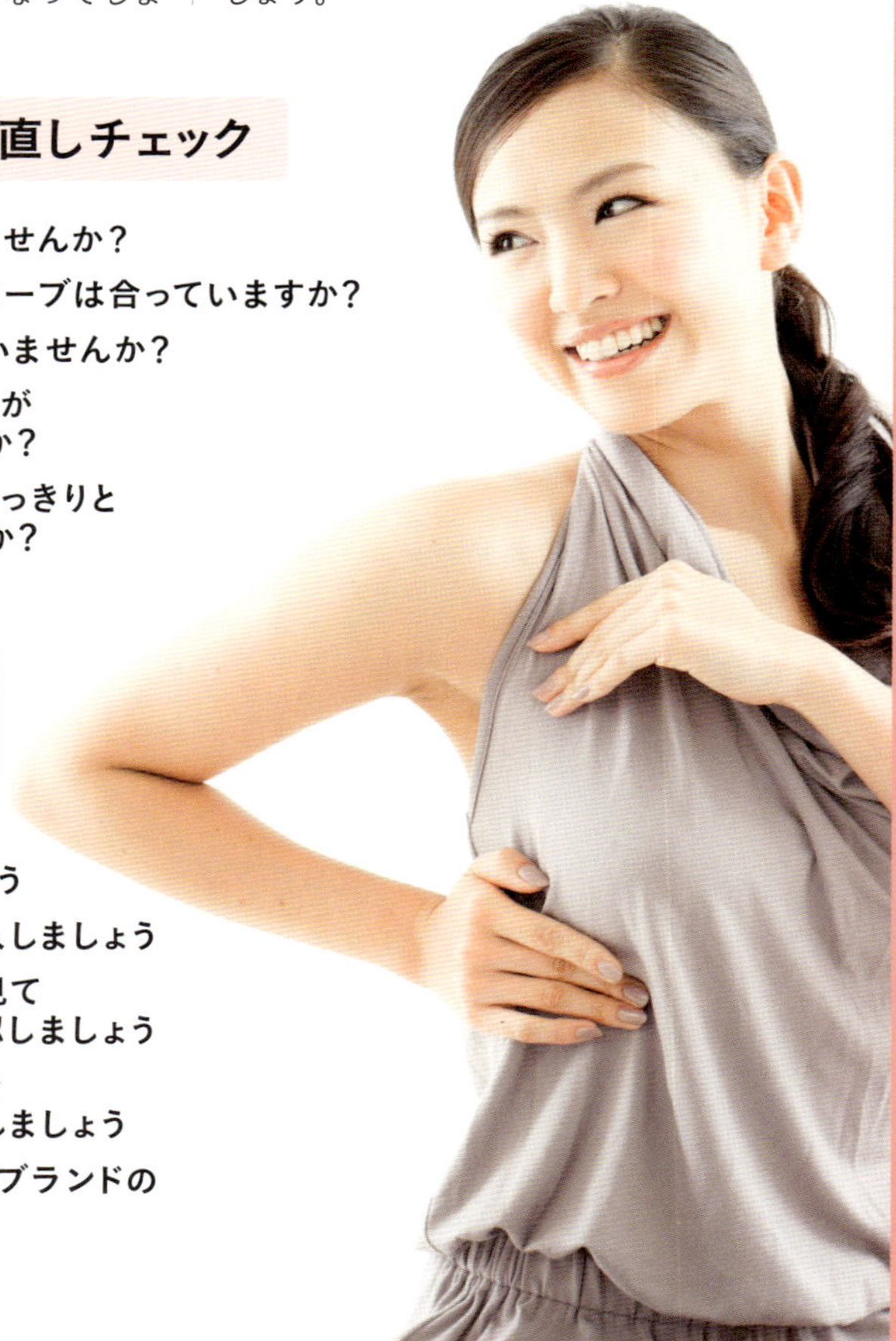

4章

おっぱいから全身ケア

目的別
経絡リンパマッサージプログラム

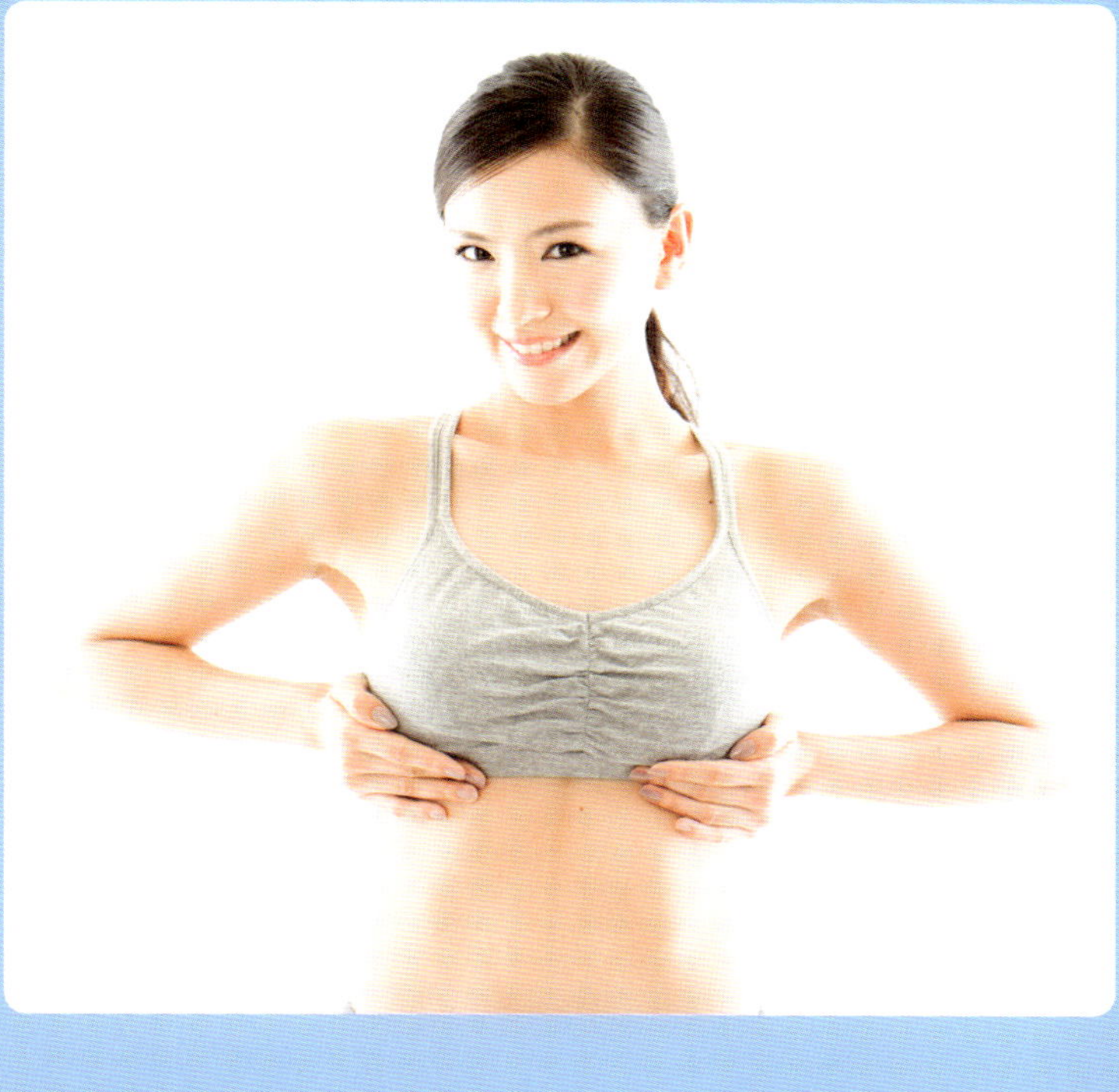

目的別 不調編 01

肩こりを改善したい

肩こりは、首や肩まわりの筋肉が緊張・疲労することで起こります。原因は数知れませんが、放っておくと頭痛やめまいの原因にもなります。腕、首、胸まわりの経絡とツボケアで肩こりを改善すると、姿勢も良くなり、さらにきれいなバストラインがあらわれます。

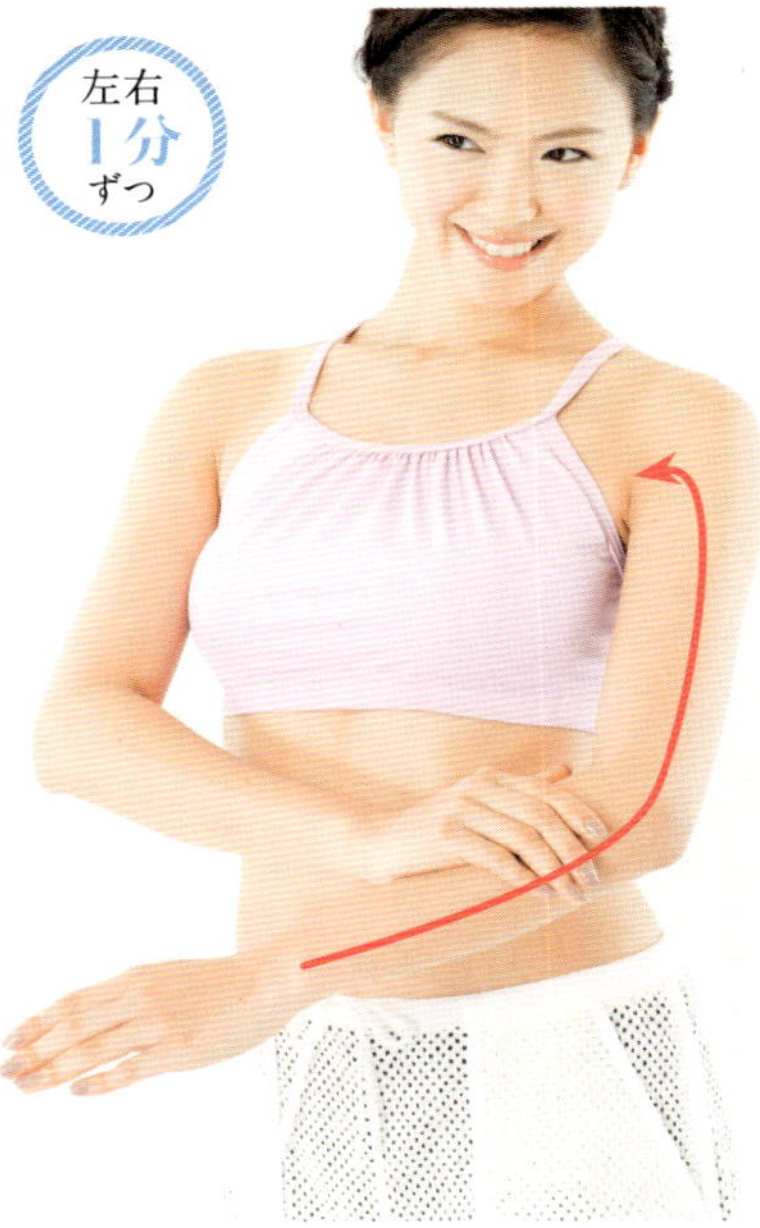

1

腕の外側をさする

手首の外側に、反対側の手のひらをあてる。腕を包むように手のひらを肌に密着させ、腕の外側を、わきの下までさすり上げる。反対側も同様に。

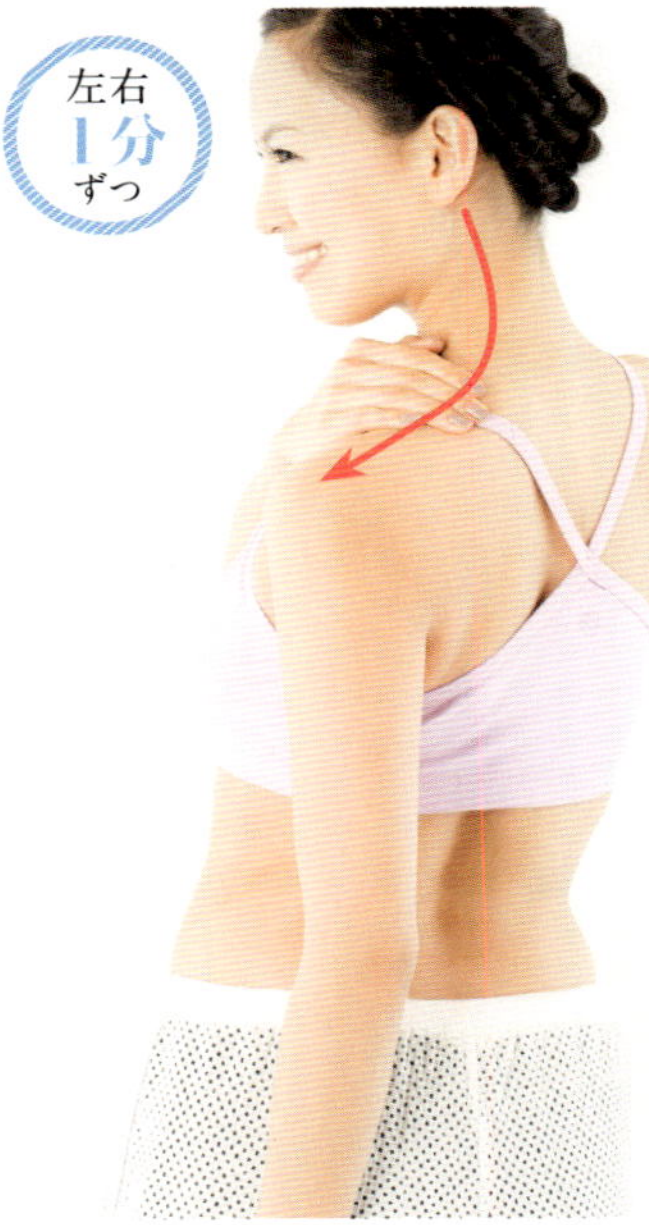

2

首から肩へとさする

手のひらを、反対側の耳の下にあてる。手のひらを肌に密着させ、耳の下から肩先に向けて、首から肩へとさする。反対側も同様に。

Maintenance +1

肩こりのツボ ▶ 肩中兪【けんちゅうゆ】

首を前に倒すとでっぱる骨の下から外側に指幅３本分の位置がツボ。肩のコリをほぐし、バストを引き上げる肩甲骨周辺の筋肉を活性化する。

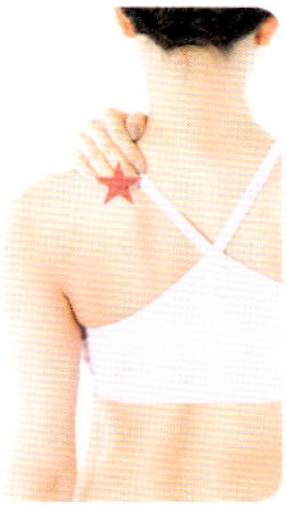

How to

親指以外の４本の指をツボにあて、息を吐きながらゆっくりと押し、息を吸いながらゆっくりと力をゆるめる。左右１分ずつ。

関連リンパ節＆経絡

a 手の少陽三焦経
b 僧帽筋

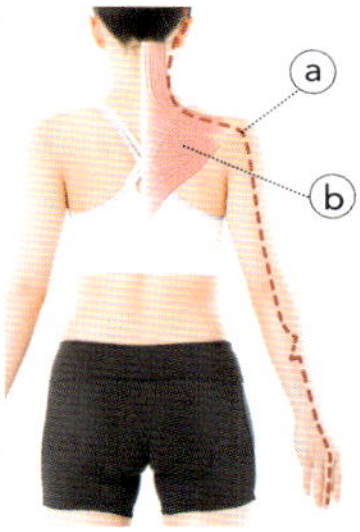

1分

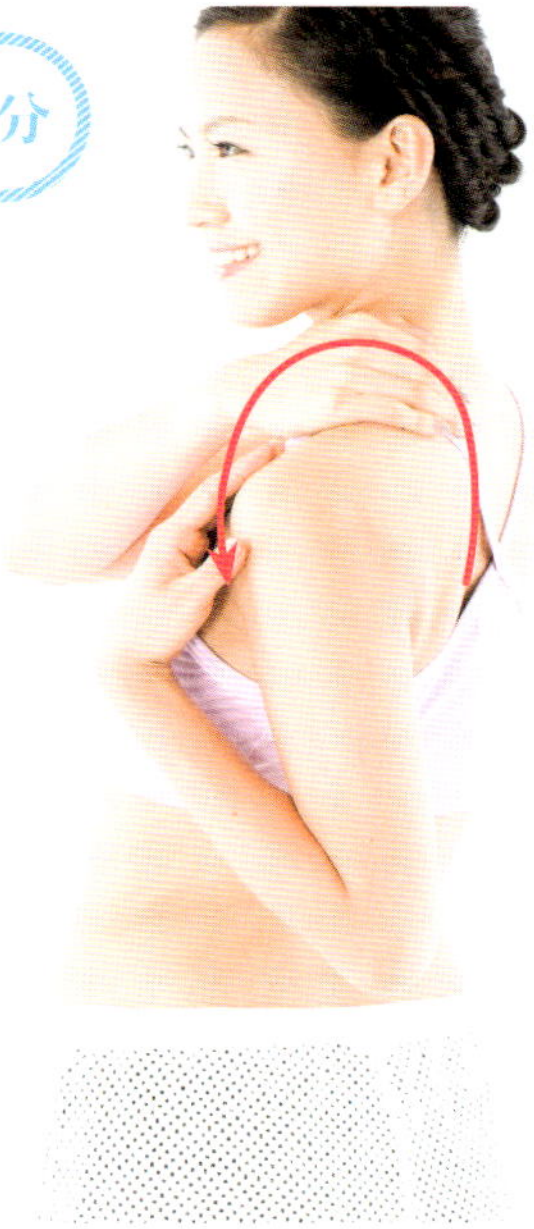

3 肩をさする

手のひらを肩の上部、肩甲骨の内側にあて、胸の上部へなで下ろすようにさする。左右の肩を交互に行なう。

左右 1分 ずつ

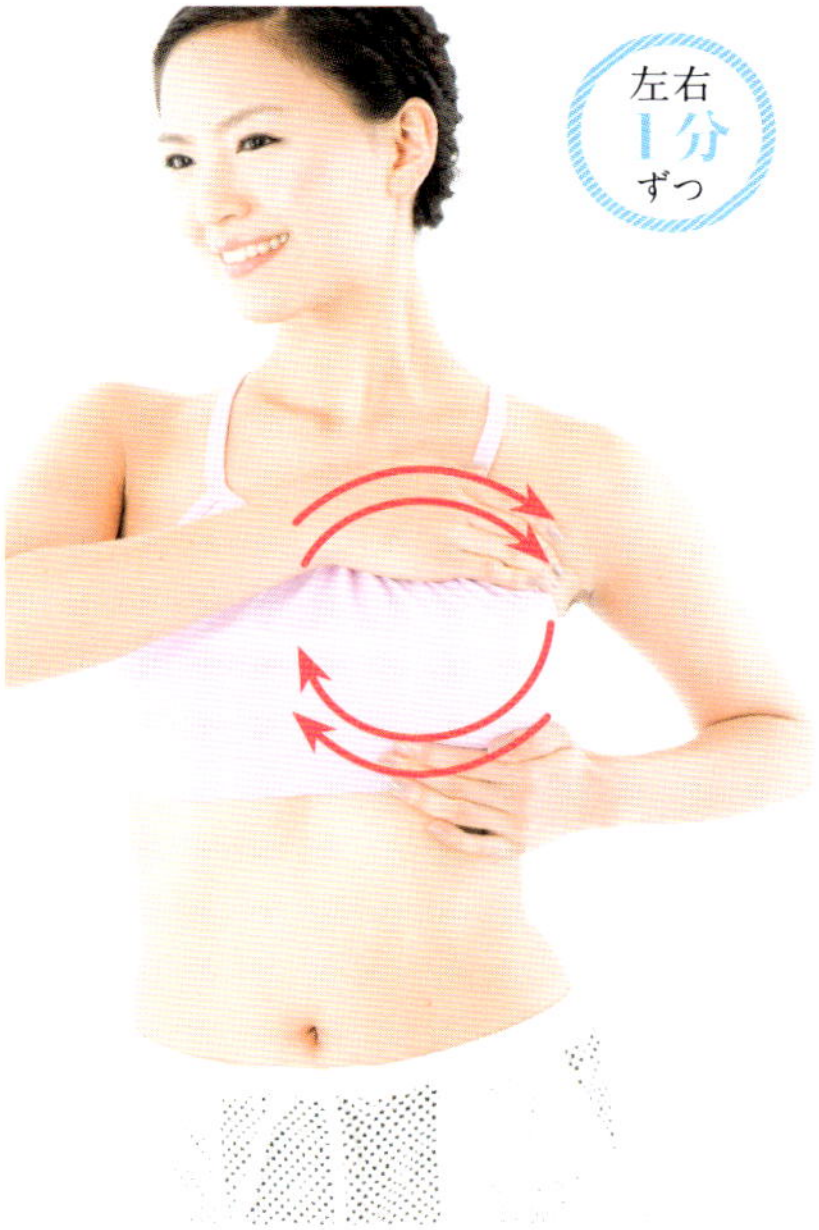

4 バストの上下をさする

両手のひらをバストの上と下にあてる。上の手は中央からわきへ、下の手はわきから中央へ、バストの丸みに合わせててていねいにさする。反対側も同様に。

目的別 不調編 02

頭痛を予防したい

頭痛は年齢によるのぼせ、肩こりによる首や頭の筋肉の緊張、ストレスなどその原因はさまざま。のぼせは脚の経絡処方と「百会」のツボで気を全身に循環させます。また、頭のマッサージで筋肉の緊張もほぐして。頭の筋肉は首や肩にもつながっているので肩や首のコリにも◎。

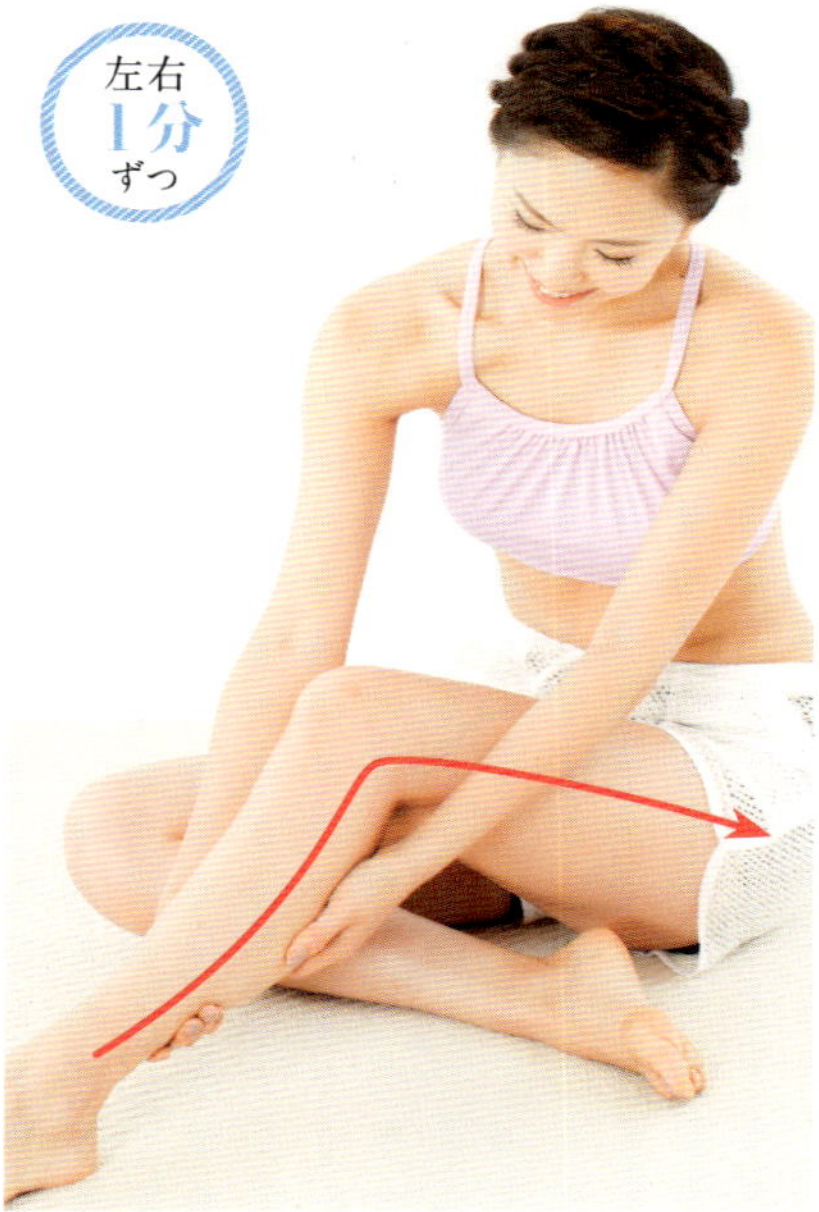

1

脚全体をさする

両手のひらを足首にあてる。脚の内側と外側から包むように、左右の手を交互に動かして、そけい部まで脚全体をさすり上げる。反対側も同様に。

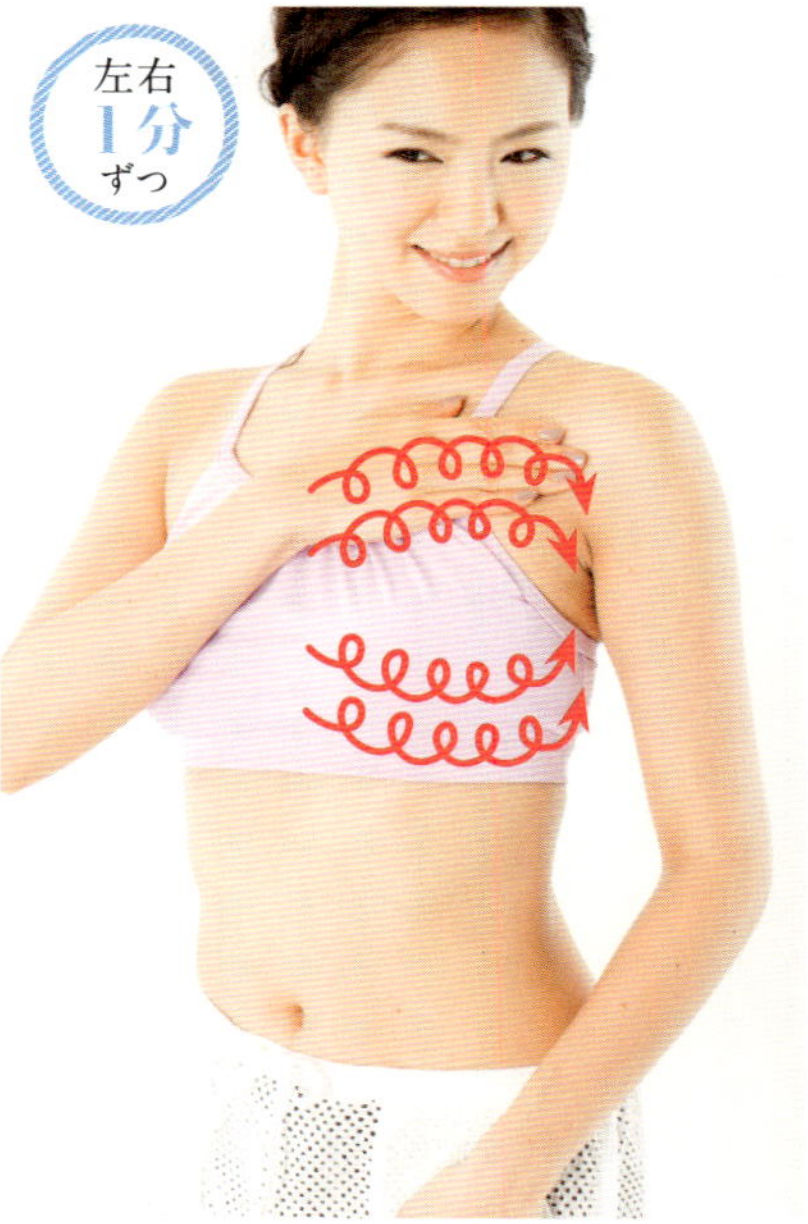

2

バストの上下をもむ

親指以外の4本の指をバストの中心にあてる。バストの上からわきへ、またバストの下からわきへと、クルクルと円を描くようにやさしくもむ。反対側も同様に。

Maintenance +1

頭痛のツボ ▶ 百会【ひゃくえ】

頭頂部にあるツボ。たくさんの気が集まる要所で、とりわけ脳との関わりが深く、頭痛、のぼせ、不眠などに効果的なツボ。

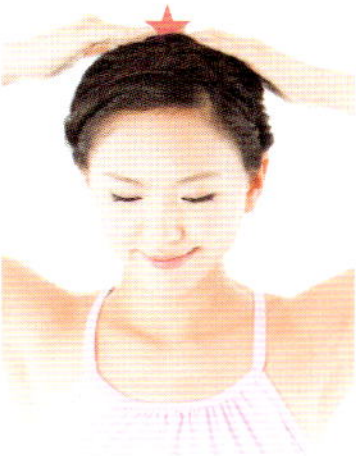

How to

両手の親指以外の４本の指を重ねてツボにあて、息を吐きながらゆっくりと押し、息を吸いながらゆっくりと力をゆるめる。１分行なう。

関連リンパ節＆経絡

a 足の少陽胆経

b 側頭筋

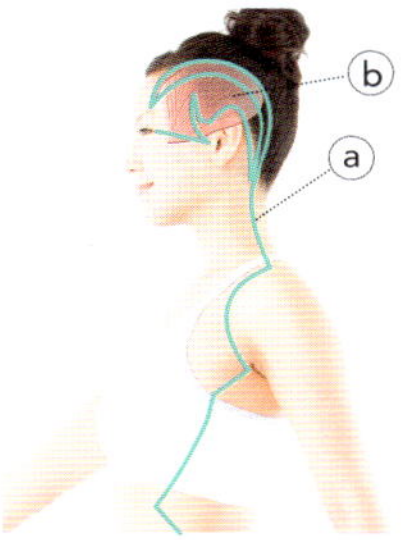

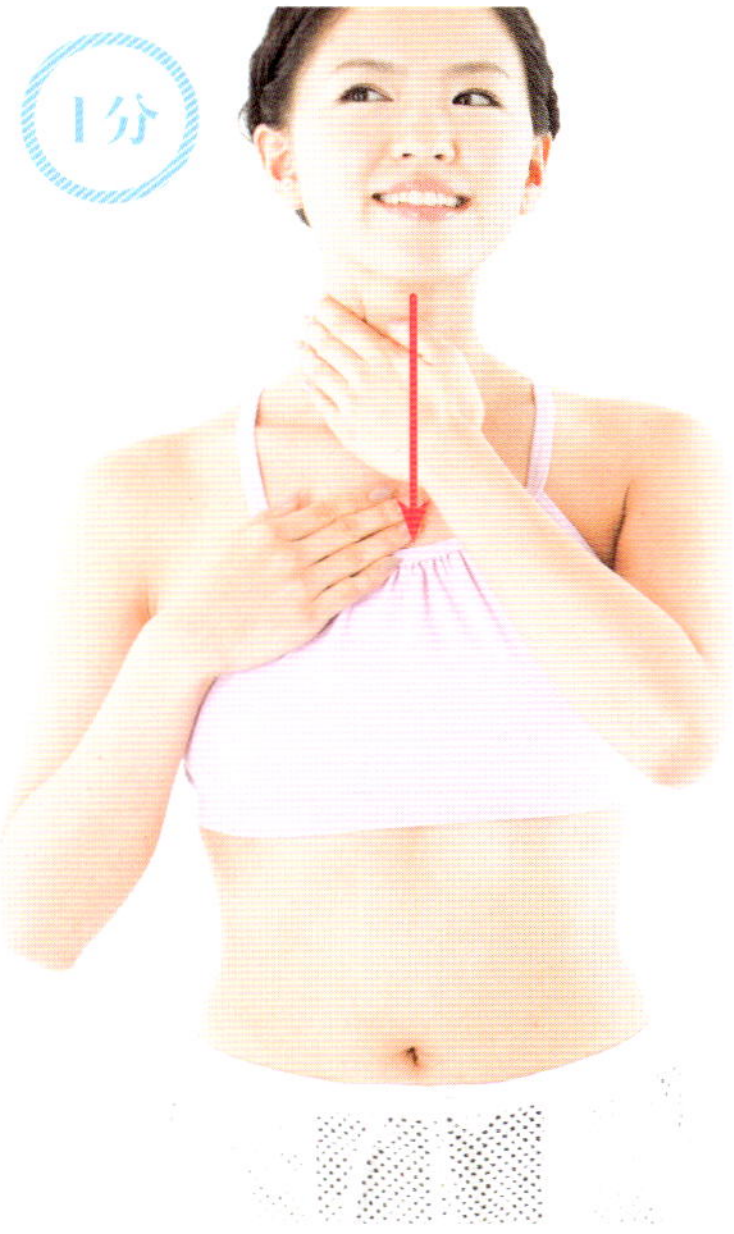

3

首の中心をさする

手のひらを首にあてる。左右の手を交互に動かし、あごの下から首の中心をさすり下ろす。

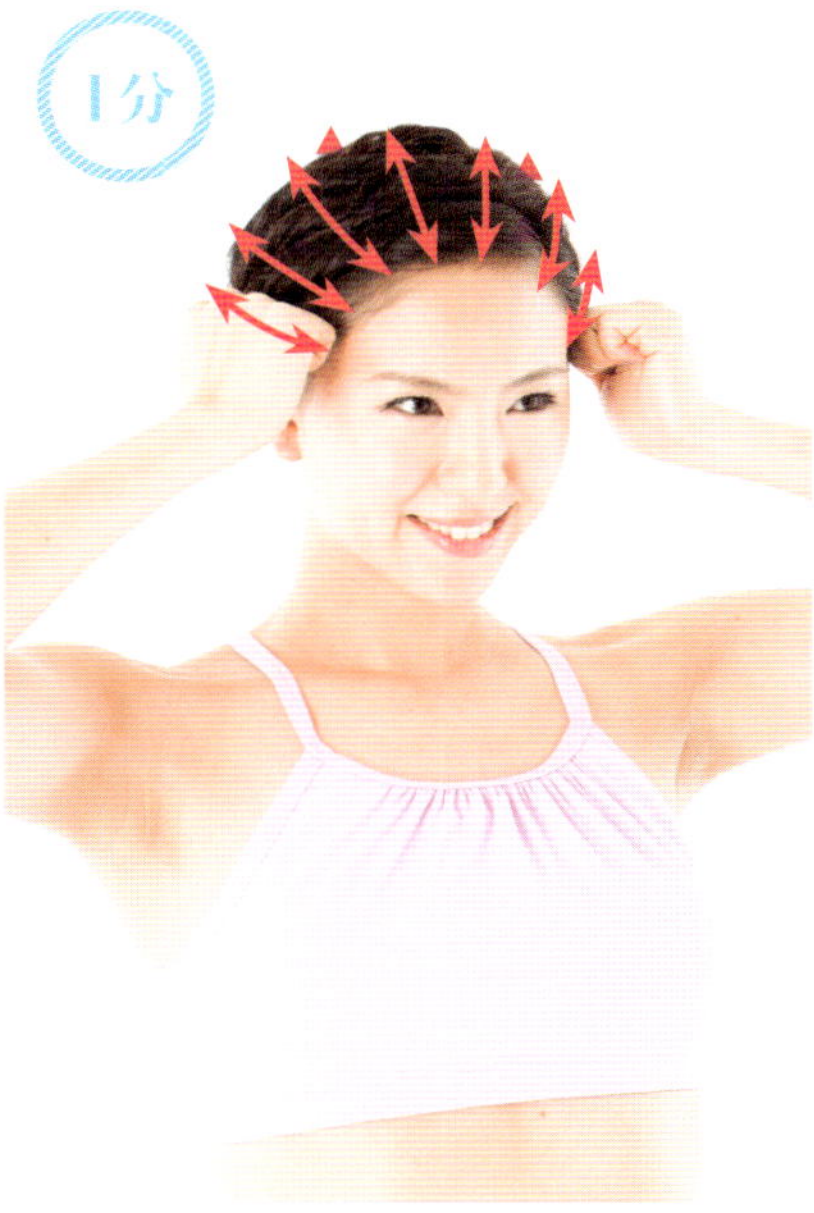

4

頭を前後にさする＆たたく

こぶしを軽くにぎり、頭にあてる。左右のこぶしを前後に動かして、頭全体をまんべんなくさすり、最後に、指先を使って頭全体をまんべんなくたたく。

目的別 不調編 03

背中の疲れを和らげたい

背中に疲れが出る人のほとんどは猫背の傾向にあります。前かがみ姿勢でいるため背中の筋肉が疲れやすく、体の前面の筋肉がこわばり、内臓にも負担がかかってしまいます。お腹や胸まわりの筋肉を緩めて姿勢を戻しましょう。きれいな姿勢は美バストにつながりますよ。

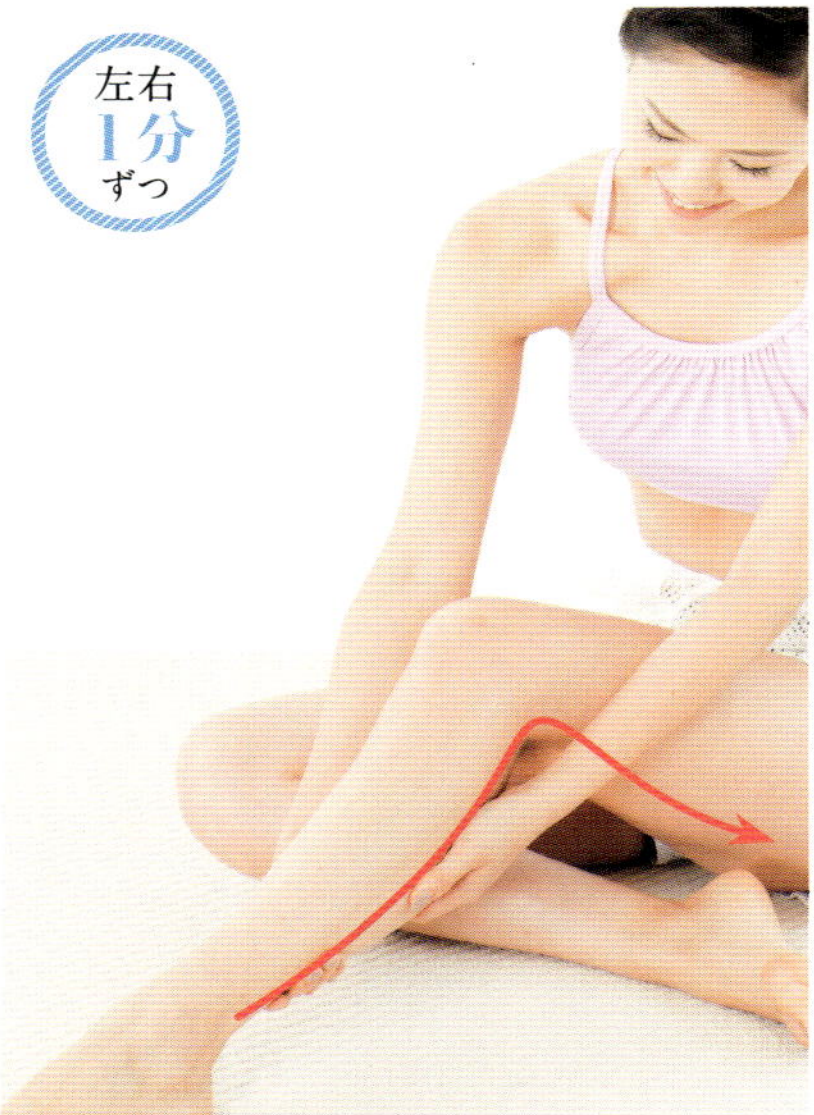

1 脚の後面をさする

両手のひらをふくらはぎにあてる。左右の手を交互に動かして、そけい部まで脚の後面をさすり上げる。反対側も同様に。

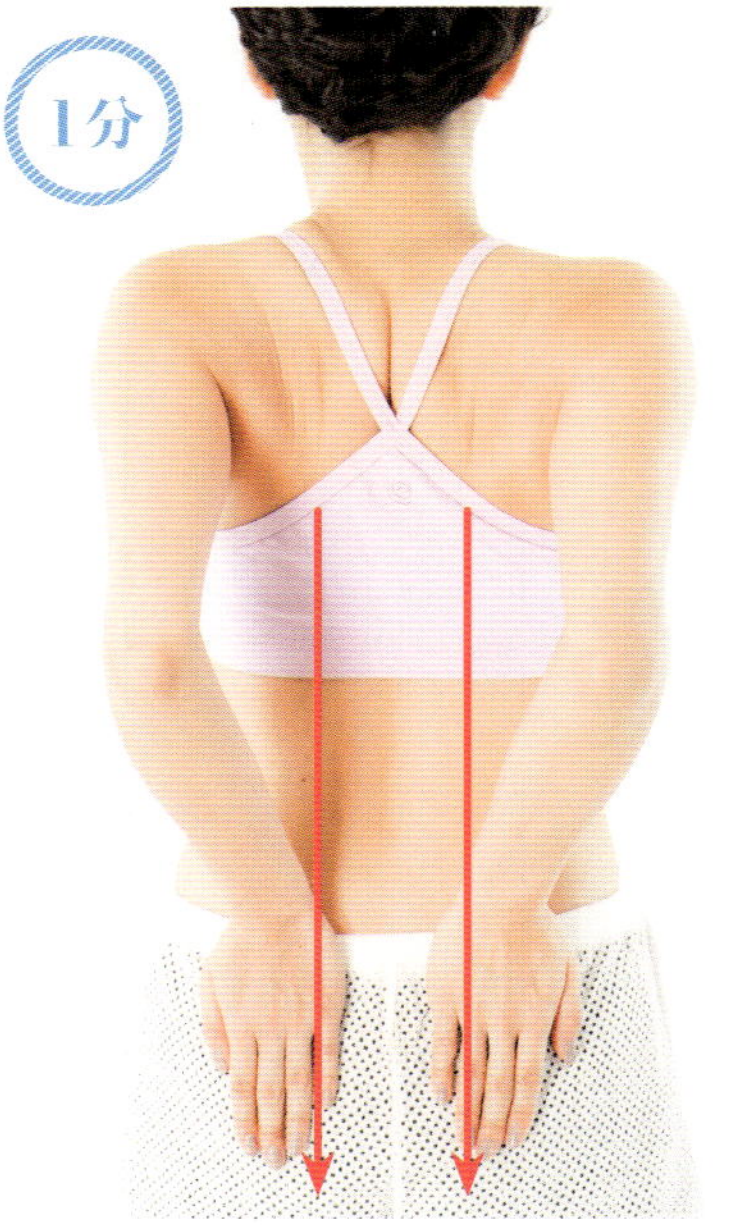

2 背中からお尻をさする

両手のひらを背中のできるだけ高い位置にあてる。手のひらを肌に密着させ、肩甲骨の下からお尻に向けてさすり下ろす。

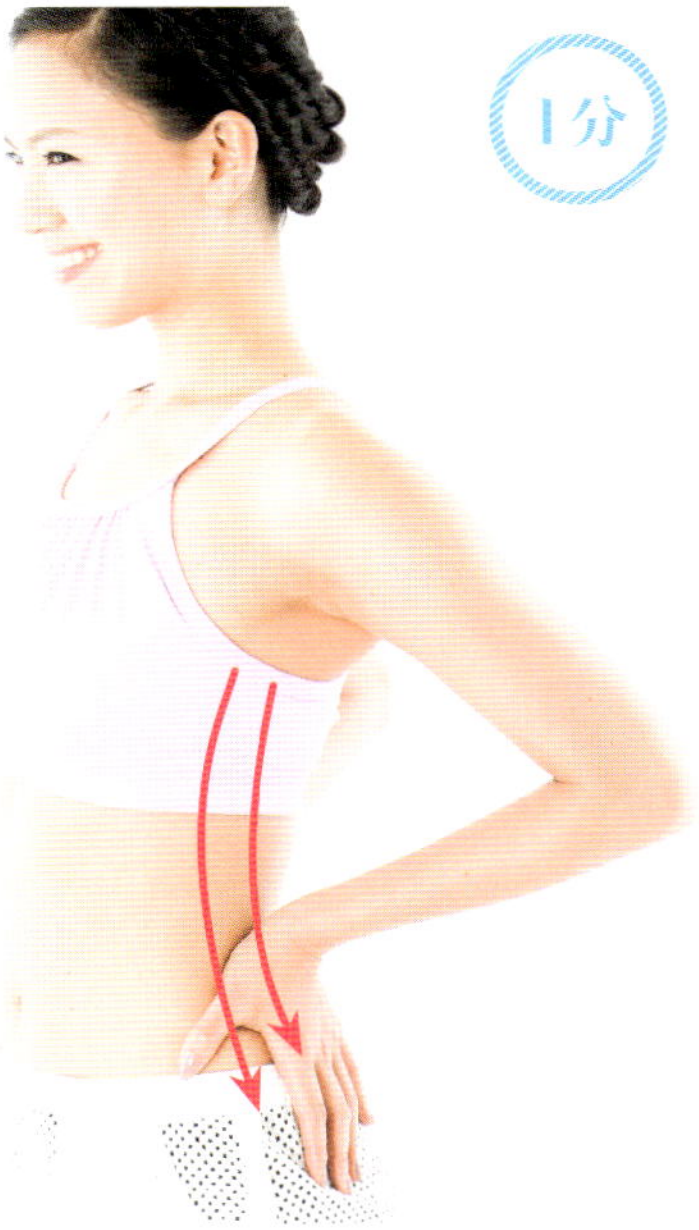

3 わき腹から腰をさする

両手のひらをわきにあてる。左右の手を交互に動かし、わきの下からお腹の側面を腰に向けてていねいにさすり下ろす。

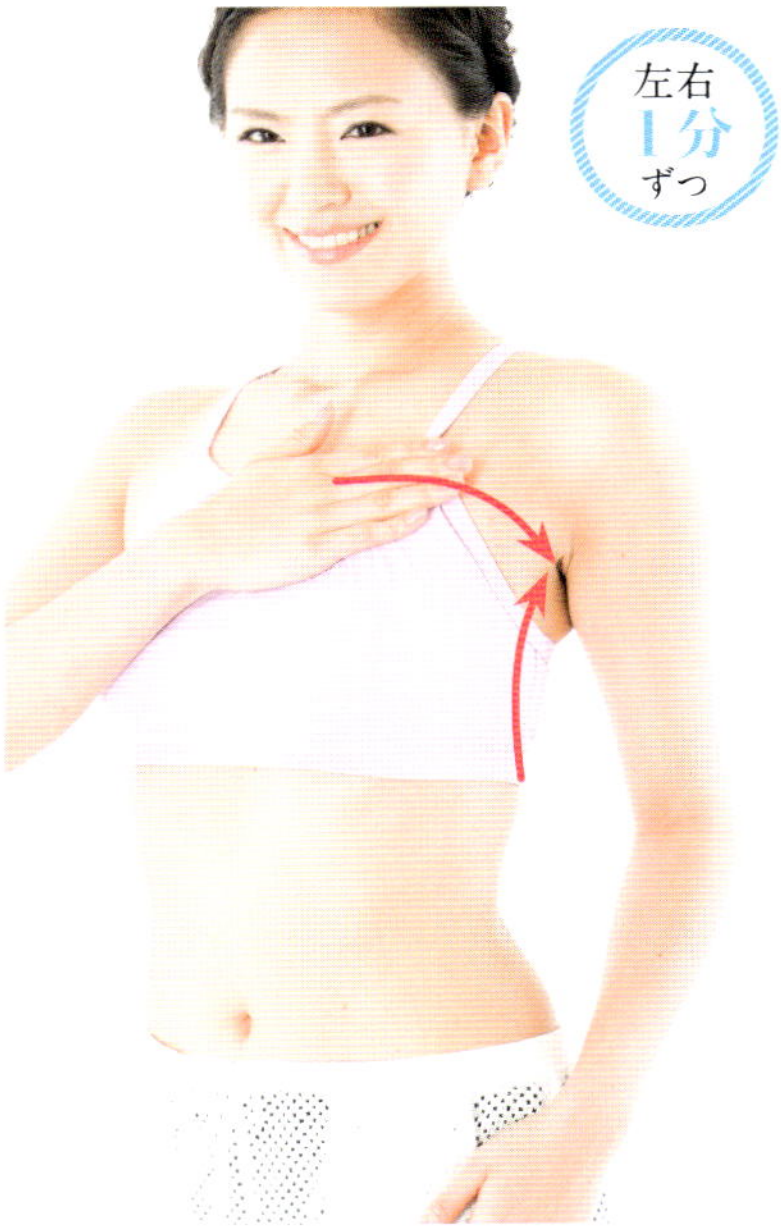

4 胸からわき下へとさする

親指以外の4本の指で、胸の中心からわきの下に向けてさする。さらに、手のひらをわきの下、バストの横にあて、わきの下に向けてさすり上げる。反対側も同様に。

Maintenance +1

背中の痛みのツボ ▶ 脾兪【ひゆ】

背骨の横にあるツボ。からだ全体のコリのほか、背中の痛み、胸の痛み、腹痛、お腹の張り、消化器系の症状の改善にも使われる。

How to

両手の親指をツボにあて、上半身をそらし、からだの重みを使って、息を吐きながらゆっくりと押し、力をゆるめる。1分行なう。

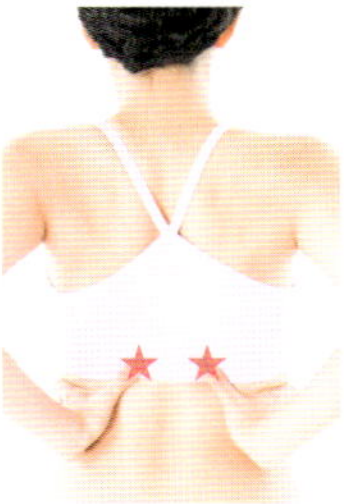

関連リンパ節&経絡

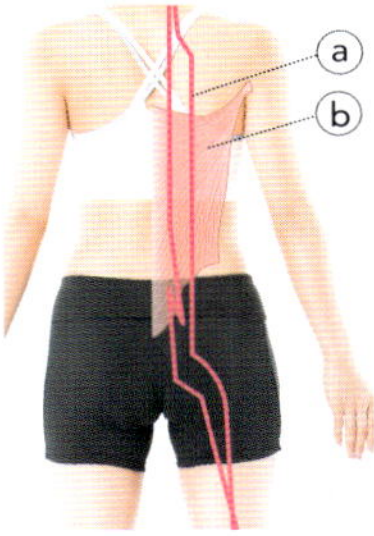

腰の疲れを和らげたい

腰痛の人に共通するのは、脚とお腹のかたさです。脚や背中を通る膀胱経をケアすることで、腰を支える大切な筋肉を緩めます。また、腰やヒップ、お腹のケアは骨盤内の血行を促し、婦人科系のトラブルのケアにも有効。ホルモンバランスを整え、より女性らしい美しいバストに導きます。

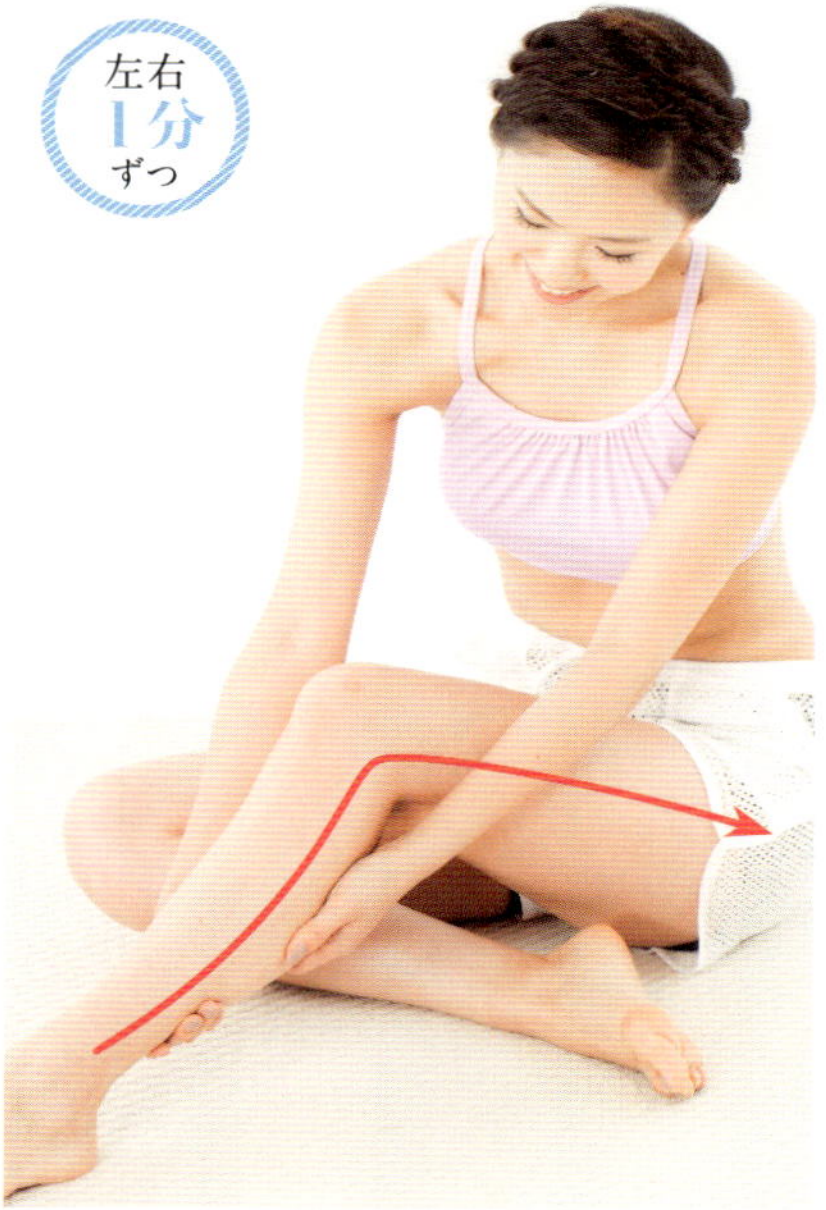

1 脚全体をさする

両手のひらを足首にあてる。脚の内側と外側から包むように、左右の手を交互に動かして、そけい部まで脚全体をさすり上げる。反対側も同様に。

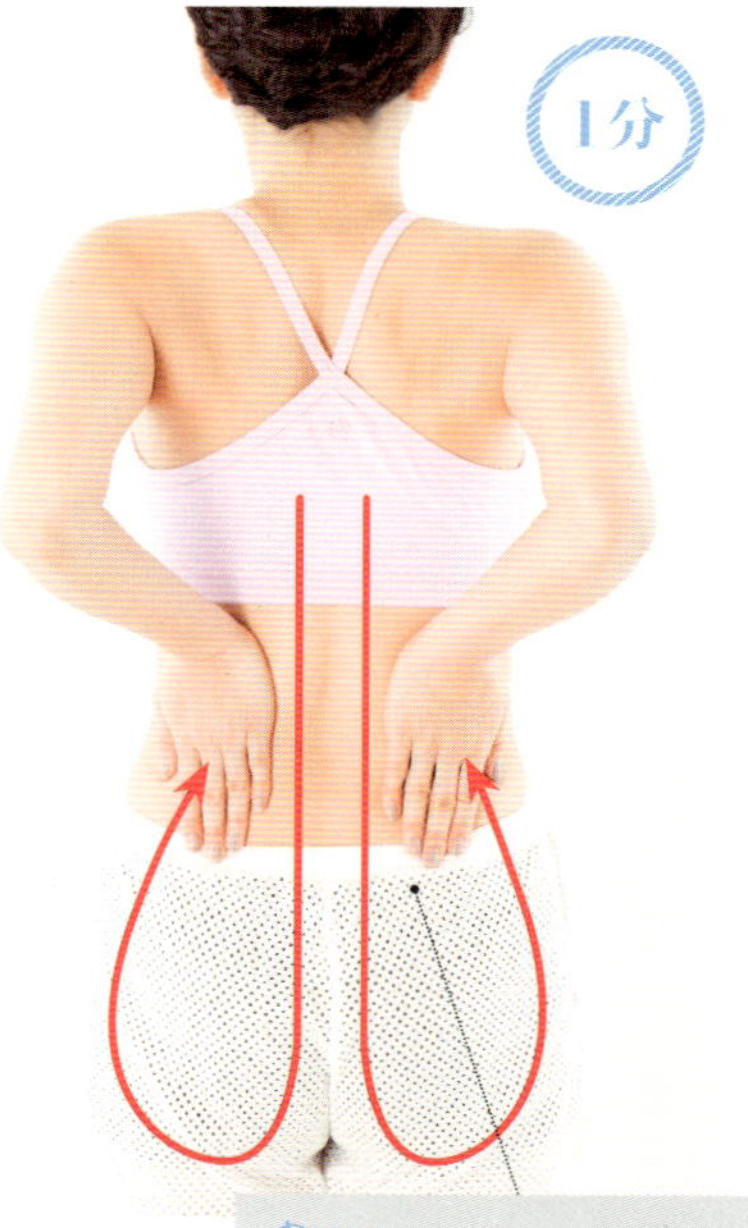

Point
骨盤内の血行を良くし、膀胱経も刺激します

2 背中からヒップをさする

両手のひらを背中のできるだけ高い位置にあてる。手のひらを肌に密着させ、肩甲骨の下からお尻に向けてさすり下ろし、続けてヒップラインに沿ってさすり上げる。

Maintenance +1

腰の疲れのツボ ▶ 次髎【じりょう】

背骨の下にある仙骨にあるツボ。腰痛のほか、婦人科系や泌尿器科系の症状にも効果を発揮する。

How to

両手の親指をツボにあて、上半身をそらし、からだの重みを使って、息を吐きながらゆっくりと押し、力をゆるめる。1分行なう。

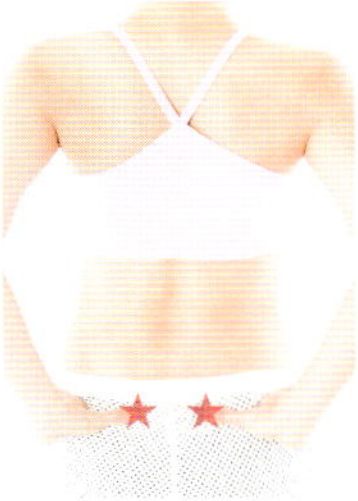

関連リンパ節&経絡

a 中殿筋
b 足の太陽膀胱経

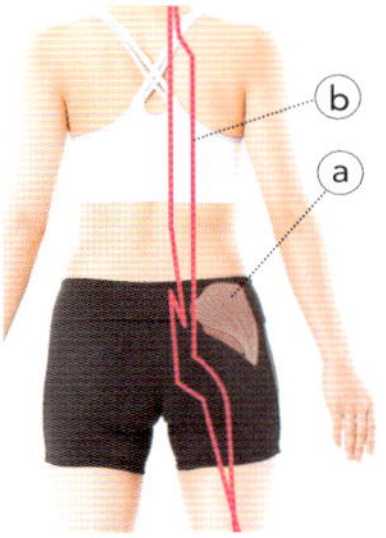

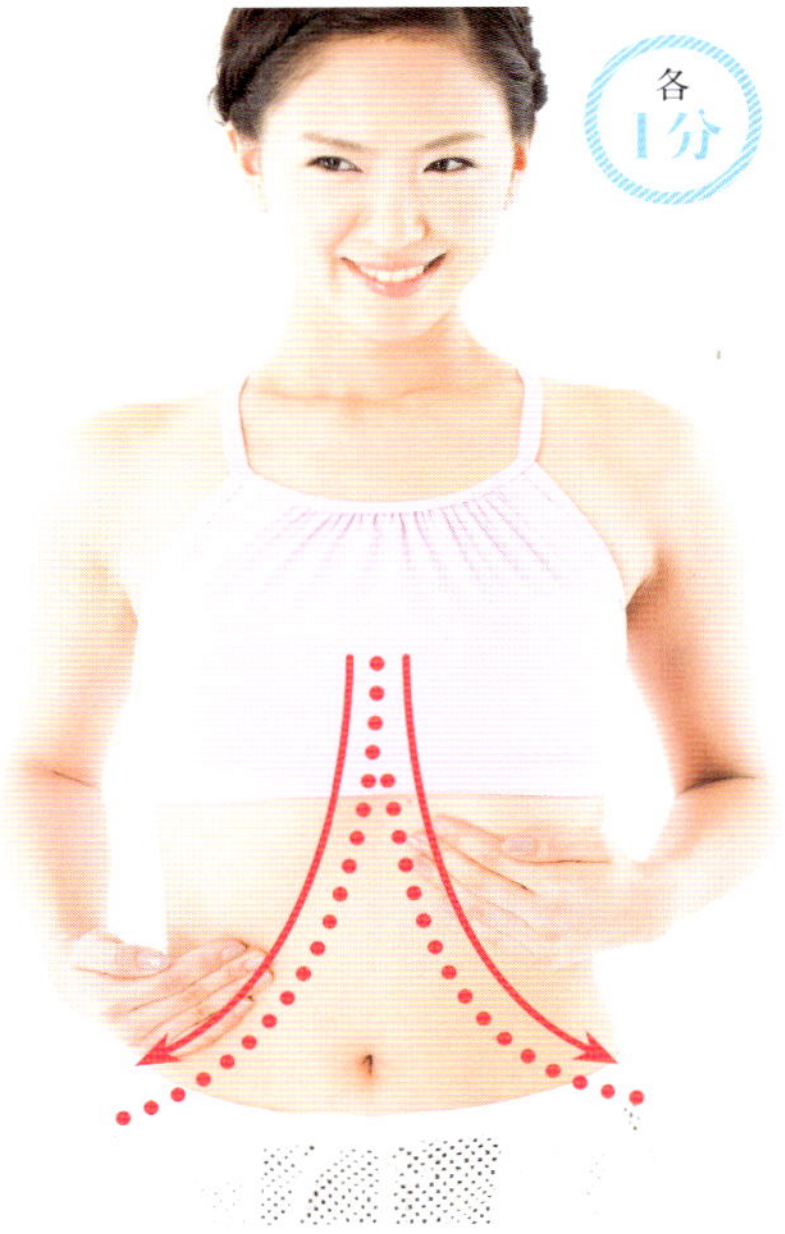

3 胸から腰を押す&さする

親指以外の4本の指を胸の中心にあてる。左右のろっ骨のきわに沿ってわき腹から腰まで細かく押す。次に、左右の手のひらを交互に動かし、同様にさする。

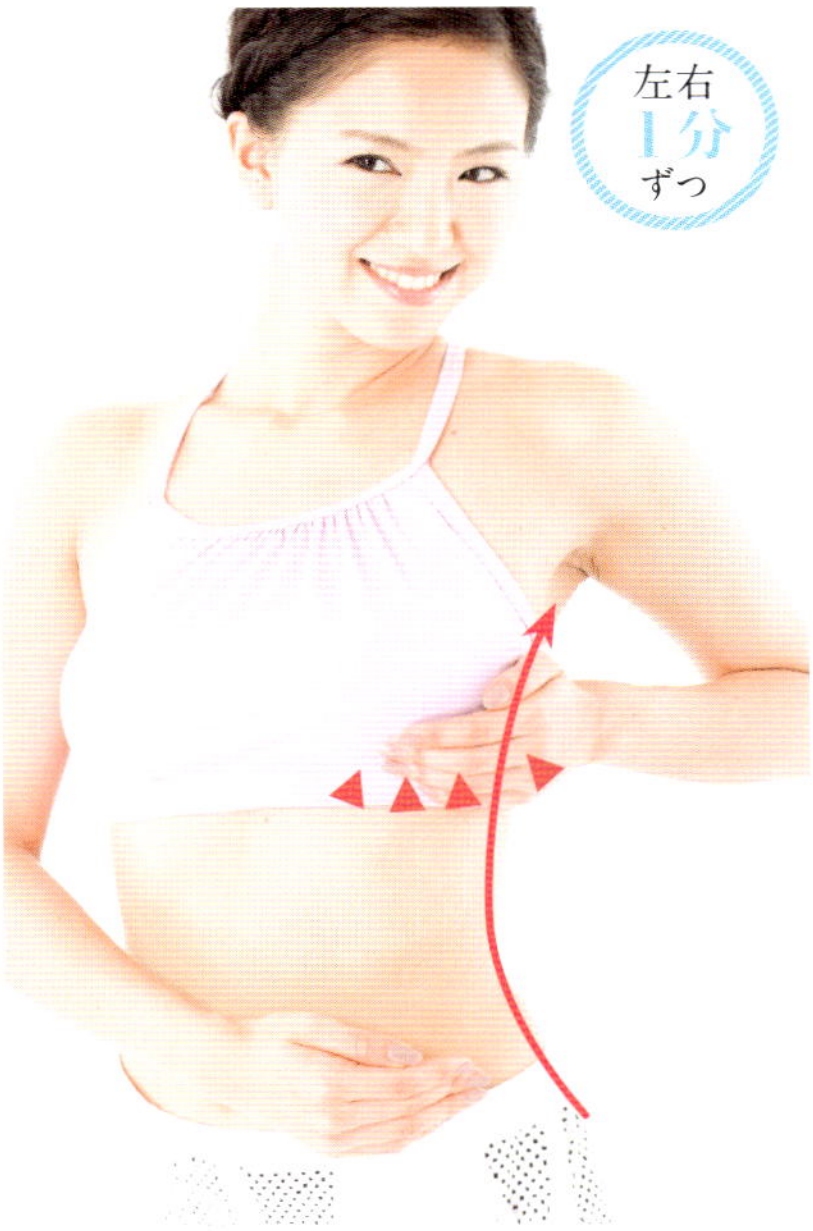

4 バスト下をさする&たたく

両手のひらで、腰からバストをさすり上げて、最後に、両手のひらの中央をくぼませ、バストを下から持ち上げるように、パコパコとたたく。反対側も同様に。

目的別 不調編 05

脚の疲れを和らげたい

脚の疲れの原因の多くにむくみやコリ、下半身の冷えがあります。脚の疲れを放置するとむくみやすく、全身もだるく、疲れやすくなります。まずは脚をほぐしてコリを改善し、全身の流れを整えていきましょう。脚コリの改善が、じつは美バストへの近道です。

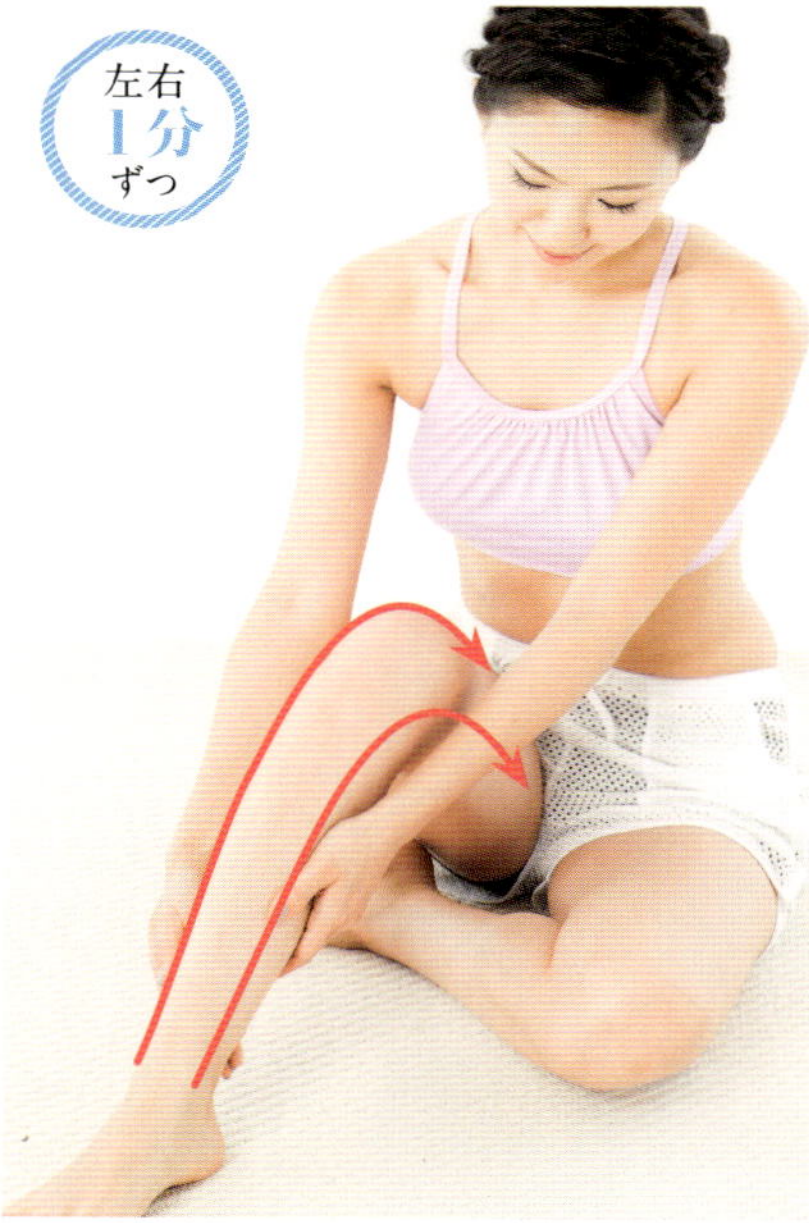

1 脚の両サイドをさする

両手のひらを足首にあて、両手のひらで脚を内側と外側からはさむように動かし、足首から脚の付け根までさすり上げる。反対側も同様に。

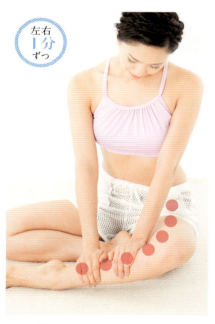

2 脚の内側を押す

片ひざを倒して床に座り、両手のひらを足首の内側にあてる。ふくらはぎの内側から太もも、そけい部まで少しずつずらしながら、手のひらを肌に密着させて押す。反対側も同様に。

Maintenance +1

脚の疲れのツボ▶陰陵泉【いんりょうせん】

ひざの下、内側の骨のふくらみが細くなったあたりにあるツボ。脚の疲労やひざの痛みに効果的。余分な水分を排泄してむくみの改善などにも。

How to

両手の親指を重ねてツボにあてる。体重をかけるようにして、息を吐きながらゆっくりと押し、力をゆるめる。左右１分ずつ。

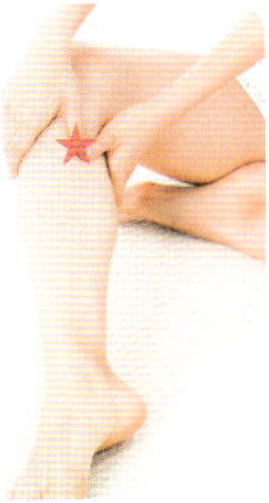

関連リンパ節&経絡

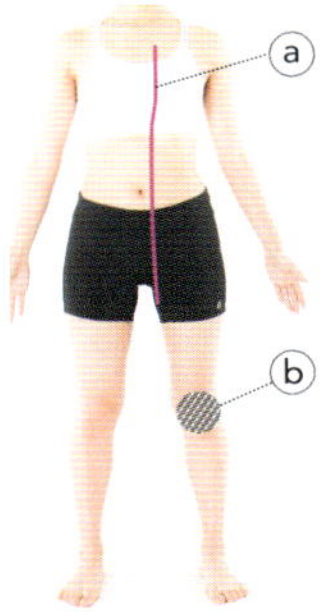

a　足の少陰腎経
b　膝窩リンパ節

左右 1分 ずつ

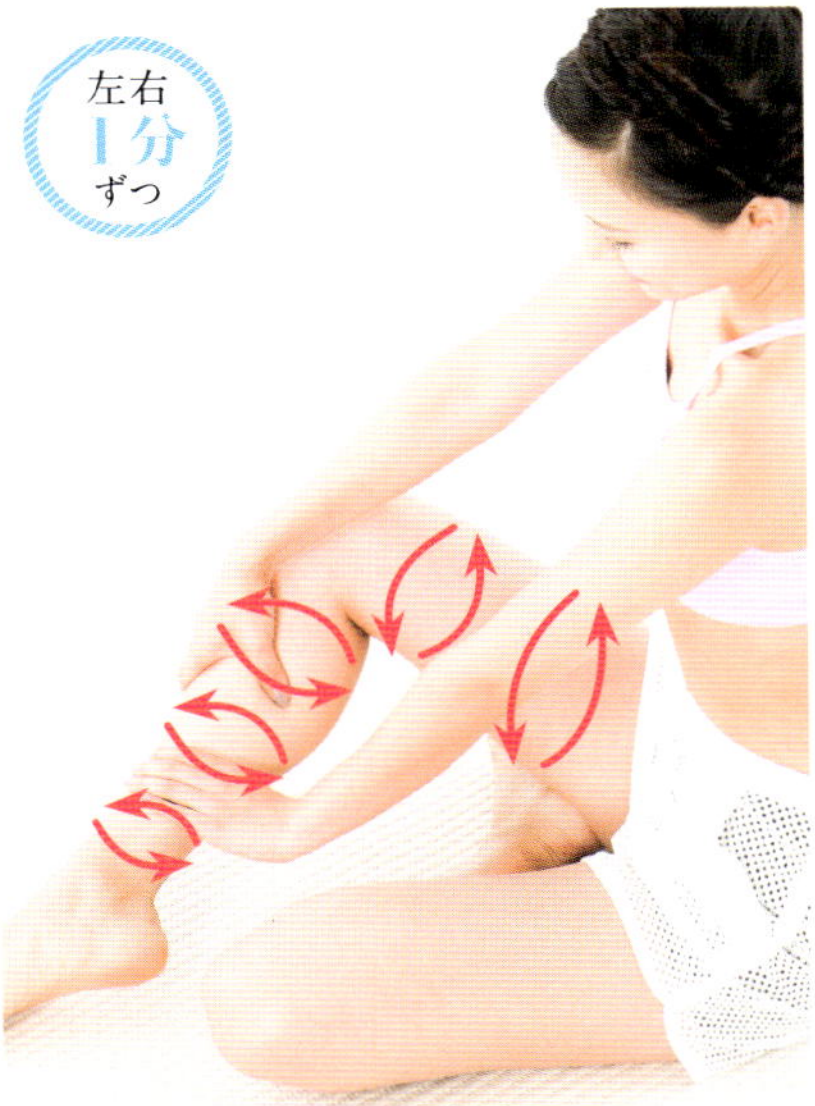

3

脚全体をもむ

両手のひらでふくらはぎの側面をつかむ。左右の手を互い違いに動かし、下から上へ、ふくらはぎから太ももまでをまんべんなくもみほぐす。反対側も同様に。

1分

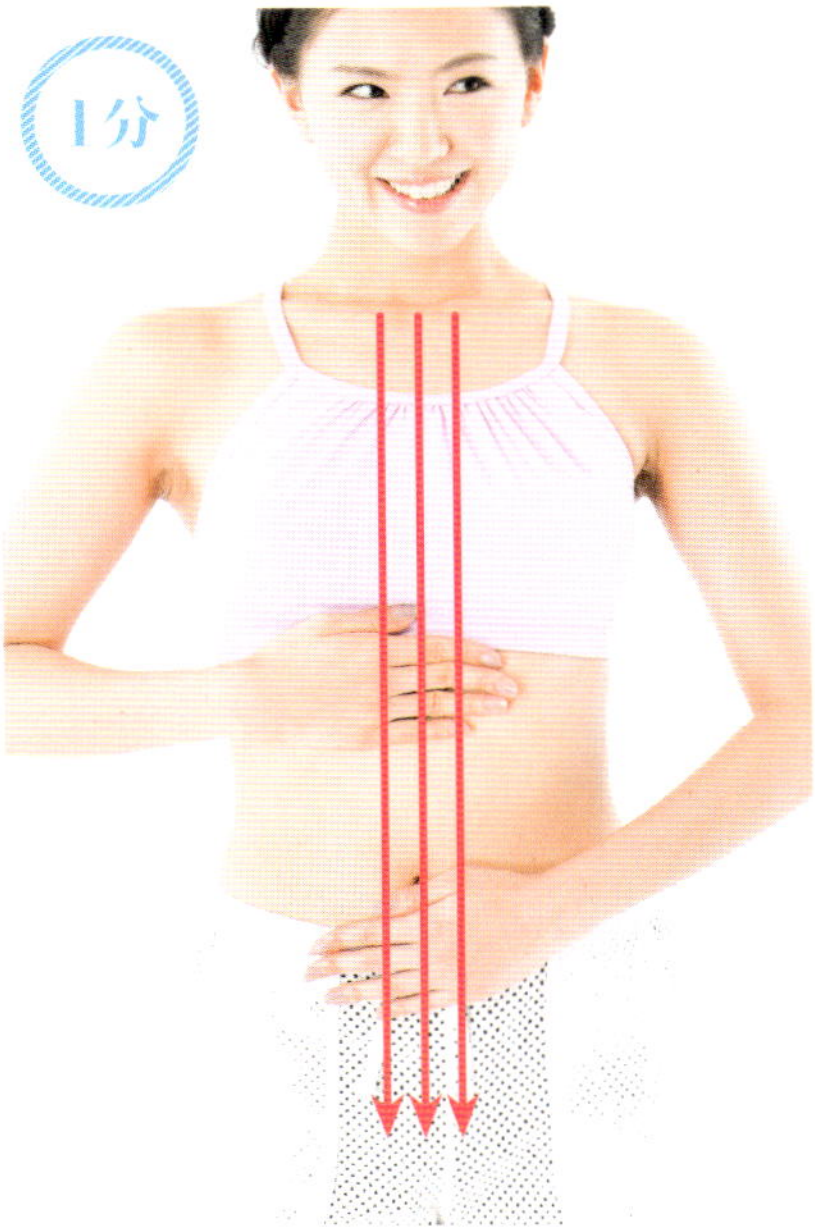

4

胸からお腹をさする

手のひらを胸の中心にあてる。左右の手を交互に動かし、胸からお腹、そけい部に向けて、お腹をさすり下ろす。

目の疲労を和らげたい

朝起きて目が腫れぼったいのは目の疲れのせい。毎日の眼精疲労をとるには、目の周囲のほか、わき腹や首、胸まわりのリンパにもアプローチします。上半身を中心に、顔まわりのむくみを改善することで、目の周囲の血流も良くなり、頭もスッキリ。目力&女子力もアップします。

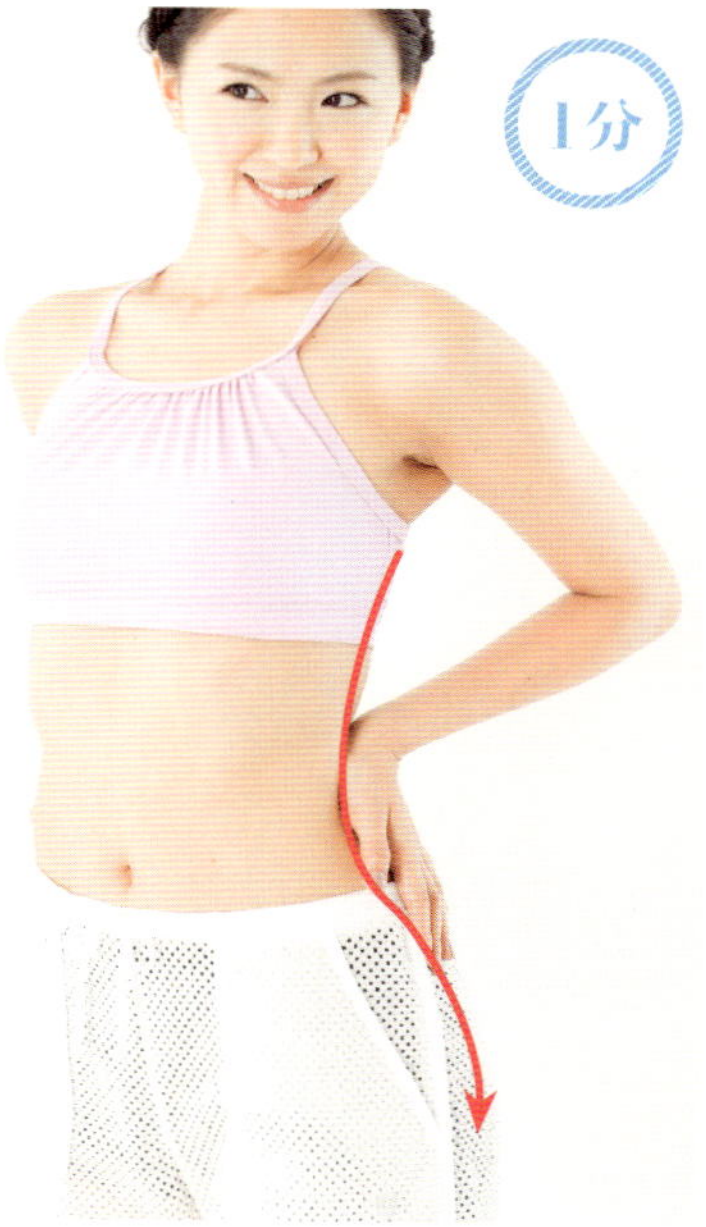

1

わき腹をさする

両手のひらをわきにあてる。左右の手を交互に動かし、お腹の側面をヒップの横までさすり下ろす。

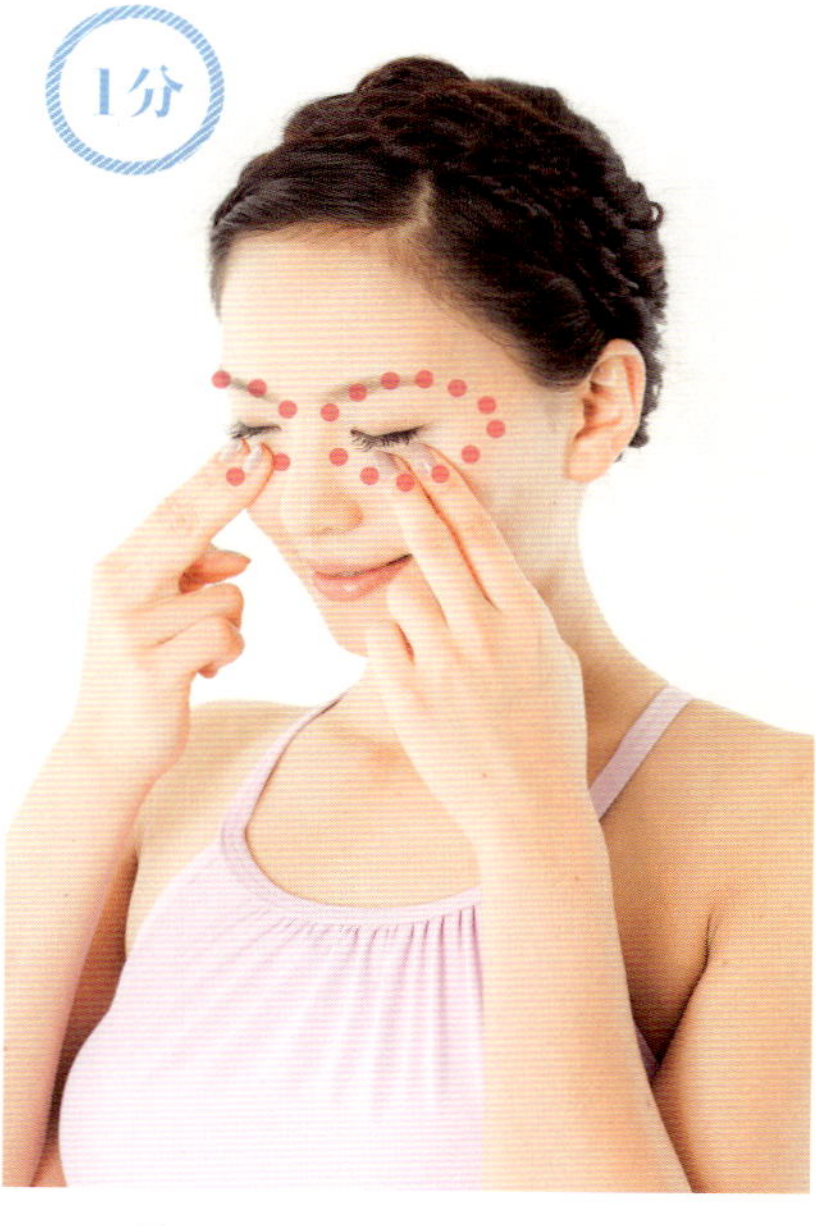

2

目の周囲を押す

人差し指と中指をそろえ、左右の目頭にあてる。目頭からこめかみまで目の下を細かく押す。次に、眉頭からこめかみまで、目の上を細かく押す。

Maintenance +1

目の疲労のツボ ▶ 眼龍【がんりゅう】

目の上、眉頭の生え際にあるくぼみにあるツボ。14の経絡に属さない「奇穴（きけつ）」と呼ばれるツボで、眼精疲労を改善し、肩のコリを和らげる。

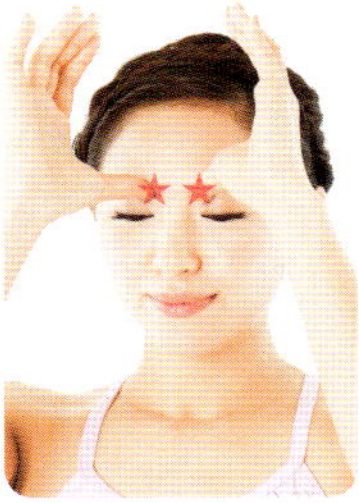

How to

両手の親指をツボにあて、息を吐きながらゆっくりと押し、ゆっくりと力をゆるめる。1分行なう。

関連リンパ節＆経絡

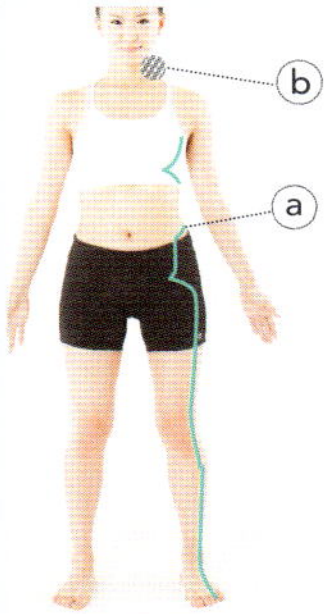

a 足の少陽胆経

b 頸部リンパ節

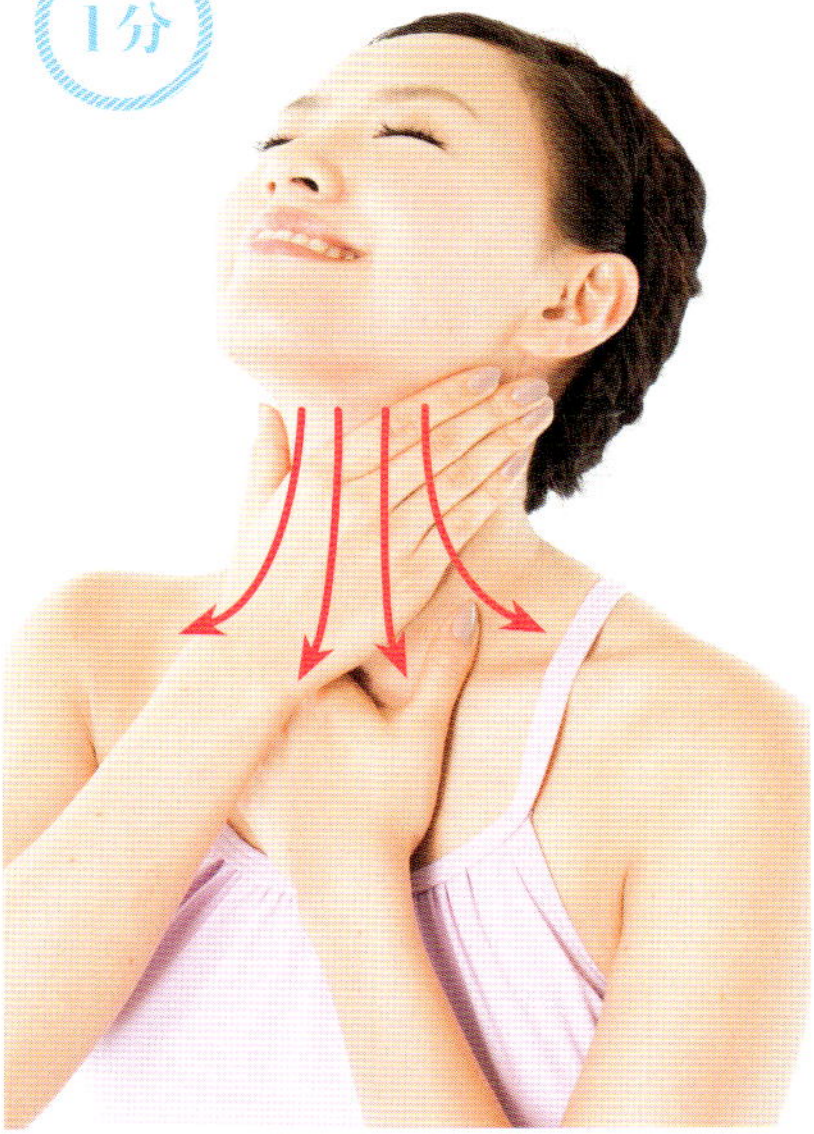

1分

3 首の前面をさする

手のひらを首にあてる。左右の手を交互に動かし、あごの下から鎖骨に向けて、首の前面をさすり下ろす。

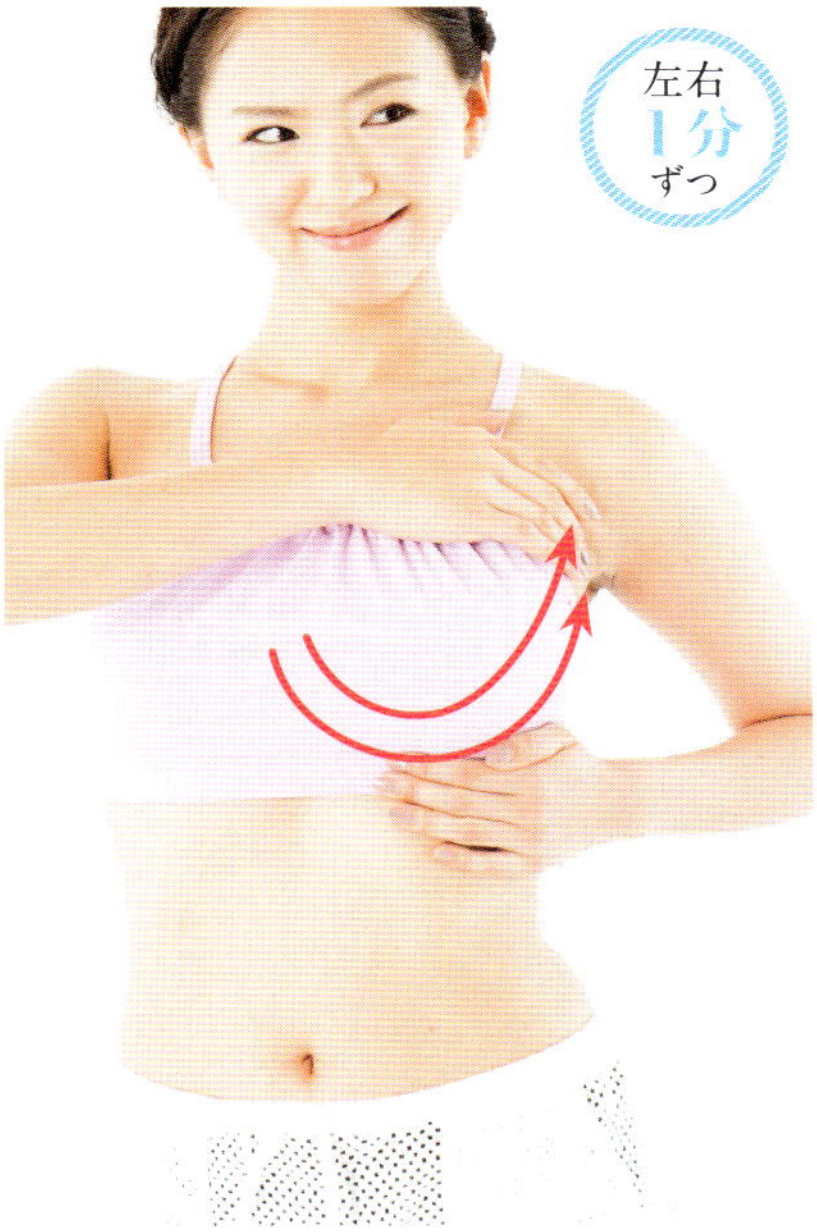

左右1分ずつ

4 バストまわりをさする

両手のひらをバストの下にあてる。左右の手を交互に動かし、バストの中央からわきへ、バストの丸みに合わせてさする。反対側も同様に。

胃の不調を改善したい

季節の変わり目、生活サイクルの変化、ストレスなど、胃の不調の原因は数多くあります。お腹まわり、バストまわりにも通じる経絡、足の陽明胃経を中心にマッサージしましょう。不調があらわれる前から予防的に行なって、季節の変化にも影響されないからだづくりを目指しましょう。

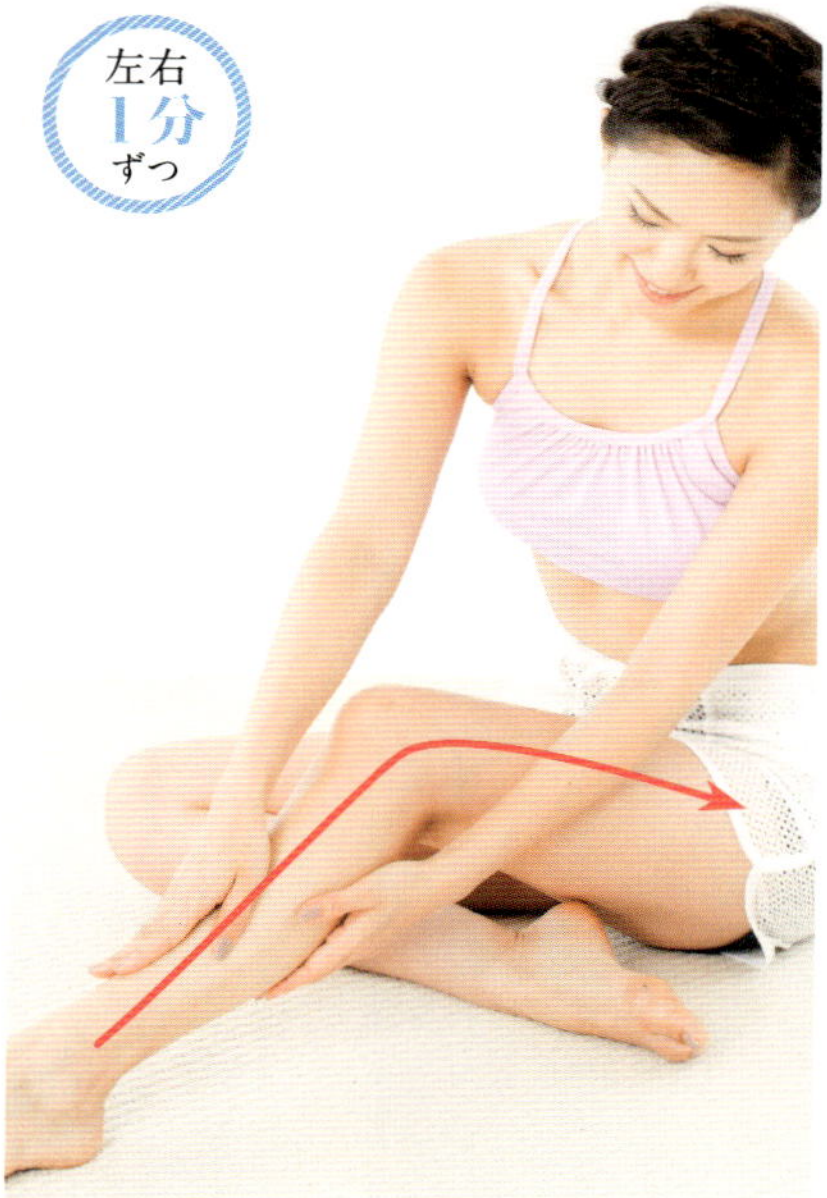

1

脚の両サイドをさする

両手のひらを足首にあて、両手のひらで脚を内側と外側からはさむように動かし、足首から脚の付け根までさすり上げる。反対側も同様に。

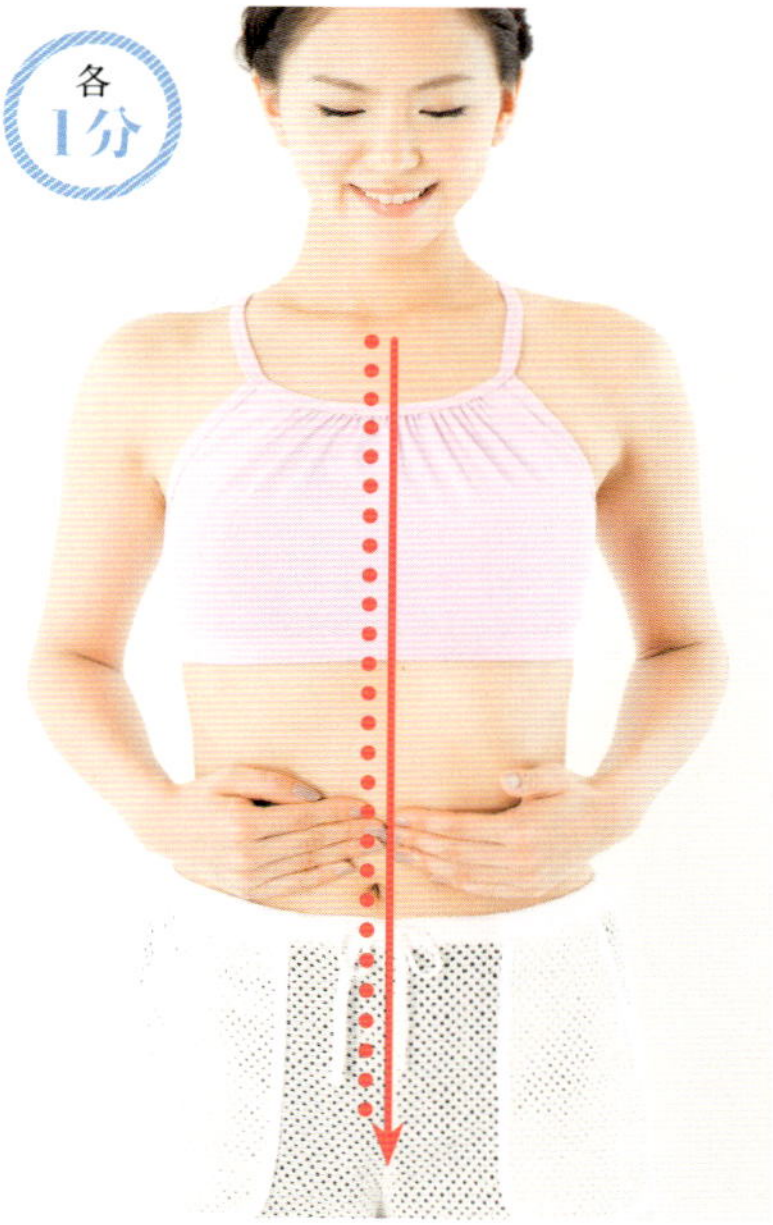

2

胸の中心を押す&さする

親指以外の４本の指を胸の中心にあて、両手で恥骨までのからだの中心を細かく押す。次に、左右の手のひらを交互に動かし、同じラインをさすり下ろす。

Maintenance +1

胃の不調のツボ ▶ 足三里【あしさんり】

むこうずねにあるツボ。栄養の消化をコントロールする経絡「胃経（いけい）」に属する、疲労回復の代表的なツボ。

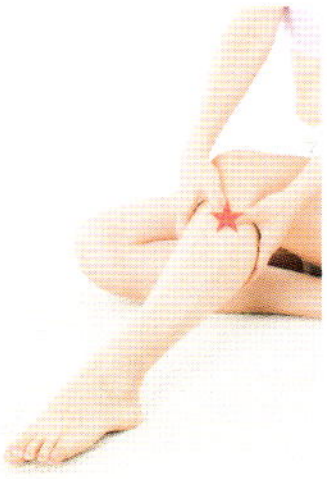

How to

両手の親指を重ねてツボにあてる。体重をかけるようにして、息を吐きながらゆっくりと押し、力をゆるめる。左右１分ずつ。

関連リンパ節＆経絡

a 足の陽明胃経

b 任脈経

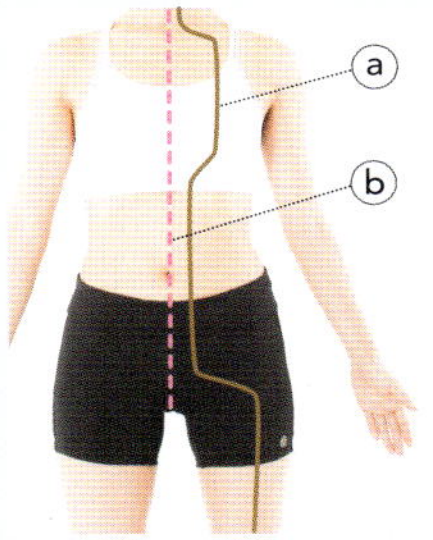

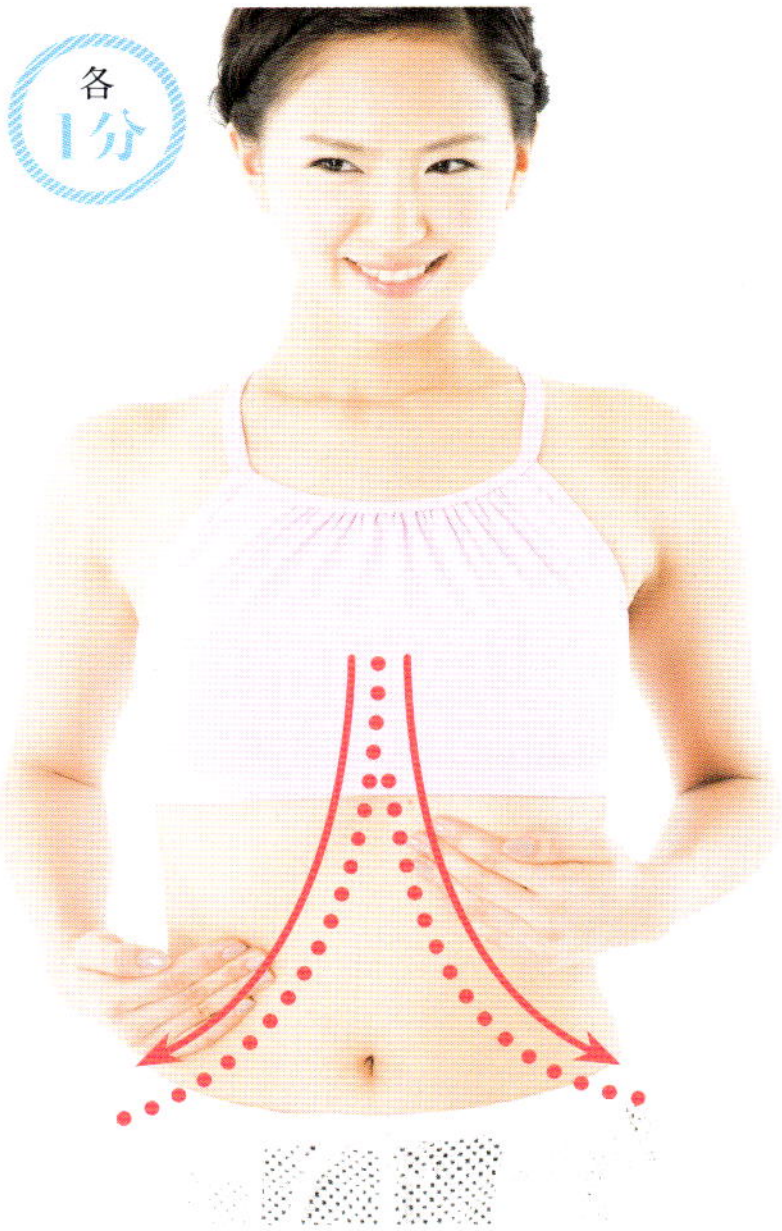

3

胸から腰を押す＆さする

親指以外の４本の指を胸の中心にあてる。左右のろっ骨のきわに沿ってわき腹から腰まで細かく押す。次に、左右の手のひらを交互に動かし、同様にさする。

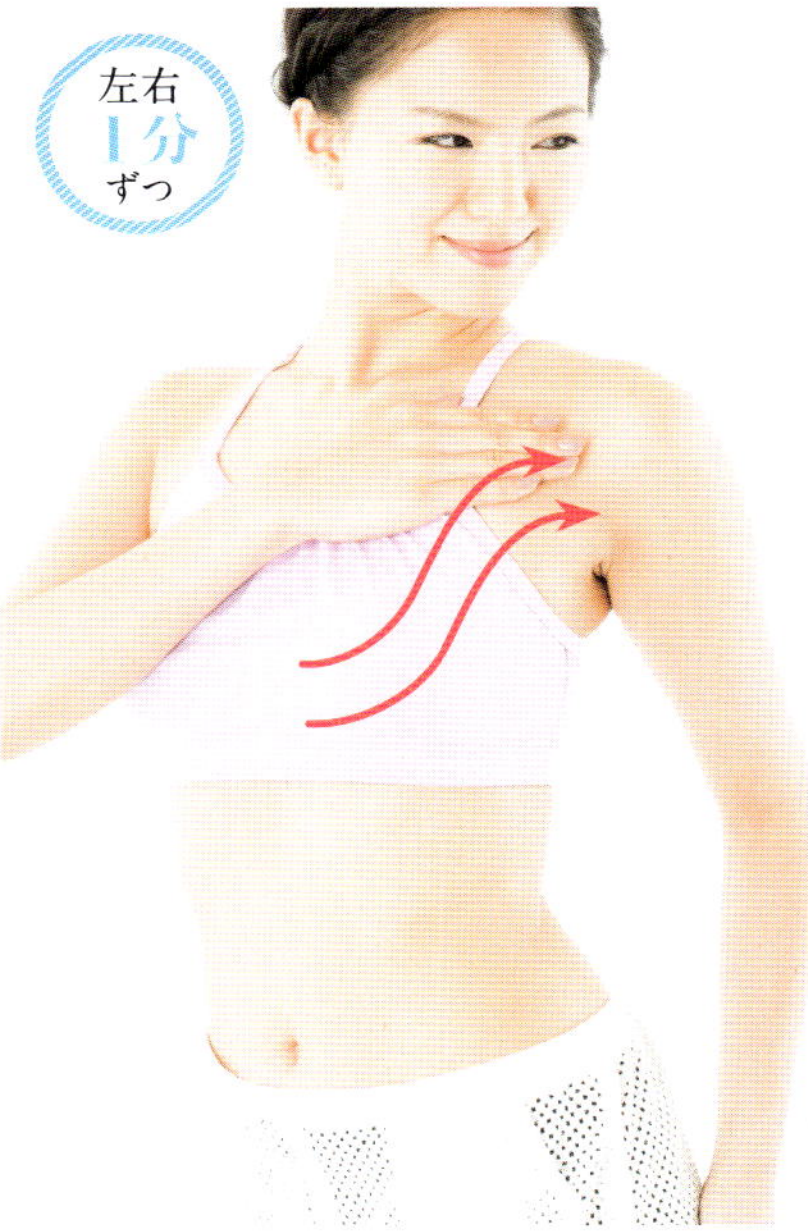

4

バストの周囲をさする

手のひらをバストの中心にあてる。バストの下から、持ち上げるように、わきまでさする。反対側も同様に。

目的別 不調編 08

便秘を改善したい

お腹がかたいと腸の動きも悪くなり、便秘の原因になります。お腹を触って圧迫感や痛みがある場合は、内臓の疲れや不調の可能性も。脚から始め、全身の緊張をほぐしていきましょう。ケアは食事の前が効果的。お腹をマッサージすると痛みのある人は早めに専門家に相談を。

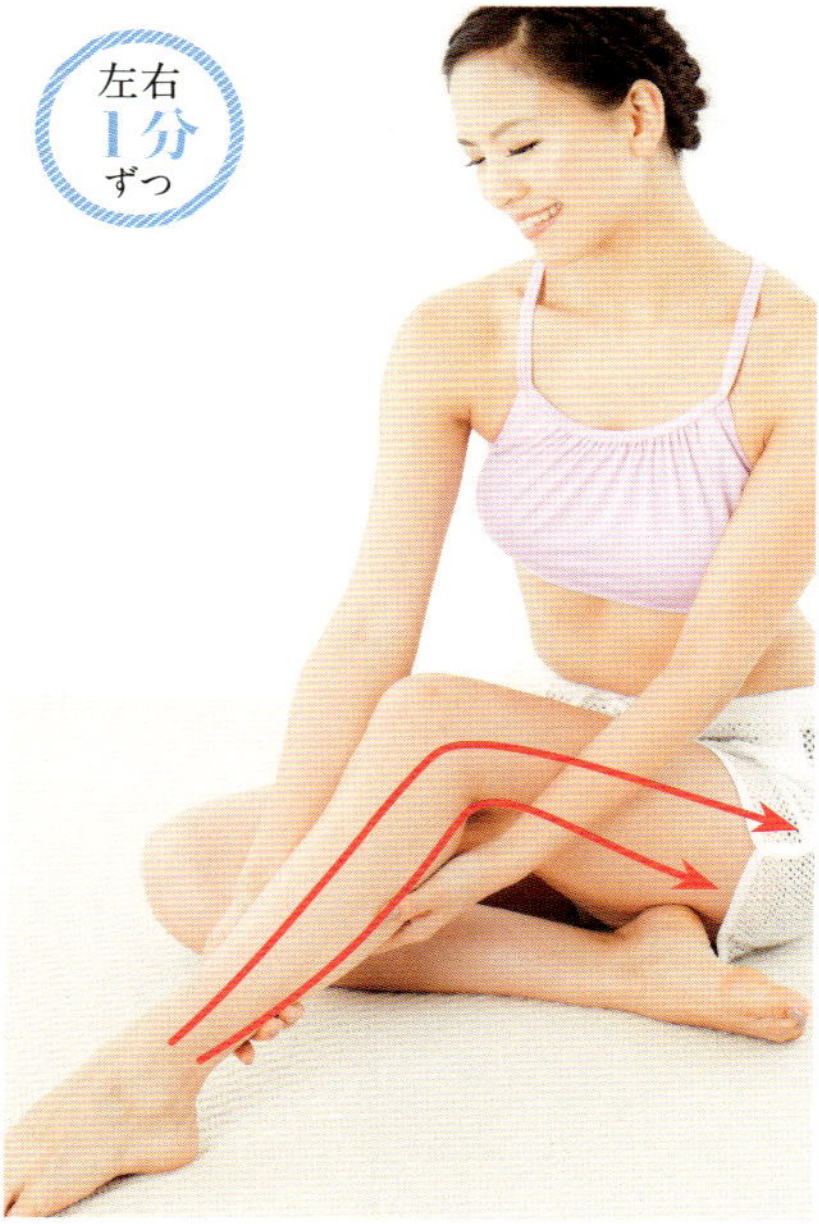

1

脚全体をさする

両手のひらを足首にあてる。脚の内側と外側から包むように、左右の手を交互に動かして、そけい部まで脚全体をさすり上げる。反対側も同様に。

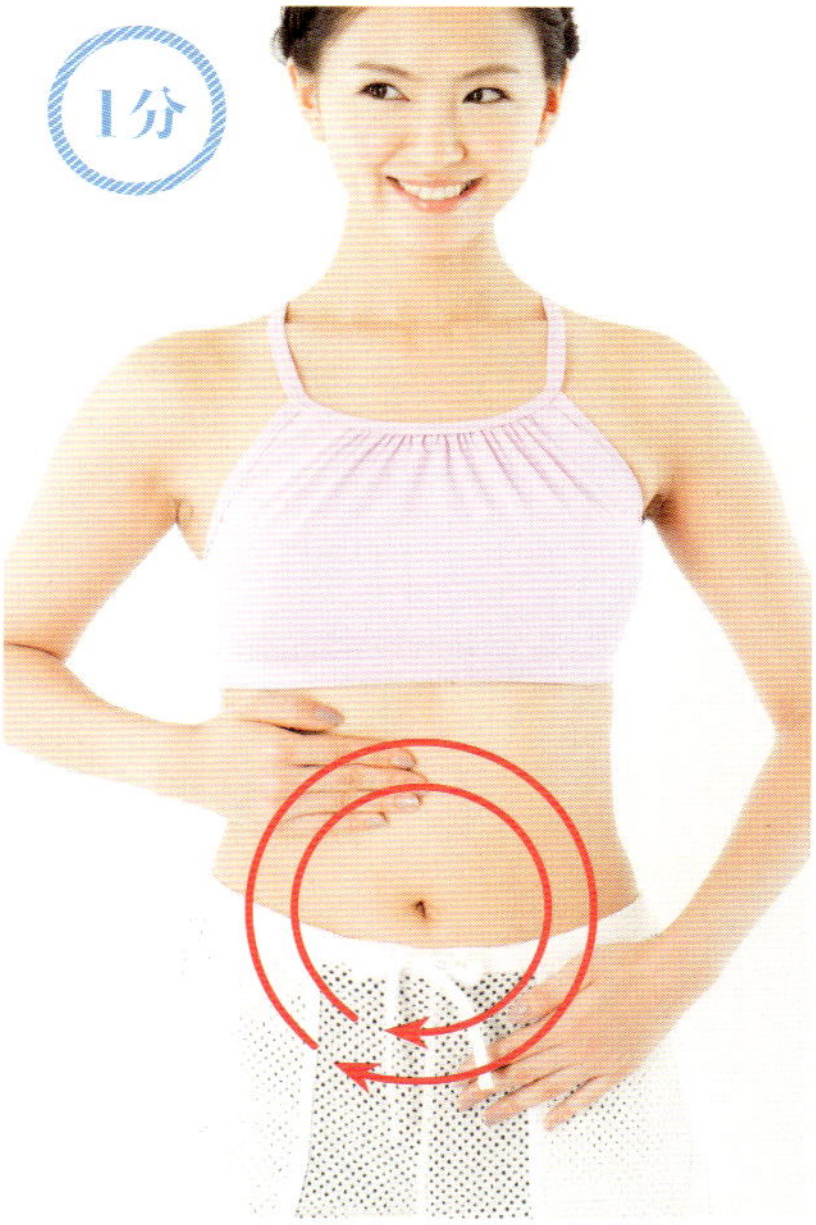

2

お腹を丸くさする

両手のひらを、右の下腹部にあてる。左右の手を交互に動かし、おへそを中心にして円を描くように、お腹を時計周りにさする。

Maintenance +1

便秘のツボ ▶ 天枢【てんすう】

おへその横にあるツボ。便秘など消化器系、泌尿器科系の症状、腰痛の改善などにも効果を発揮する。

How to

両手の中指をツボにあて、親指以外の４本の指で、息を吐きながらゆっくりと押し、力をゆるめる。１分行なう。

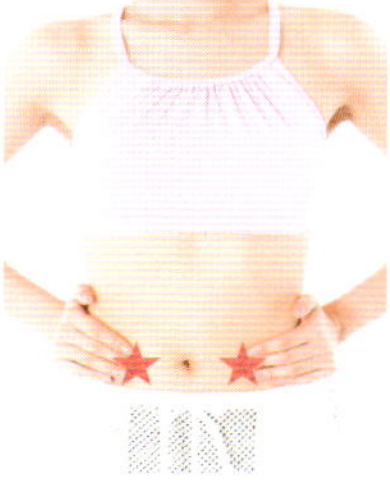

関連リンパ節＆経絡

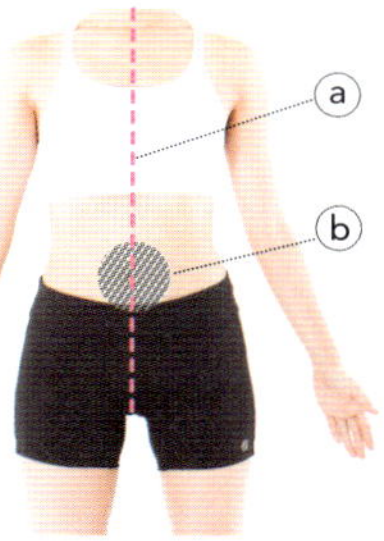

a 任脈経
b 腹部リンパ節

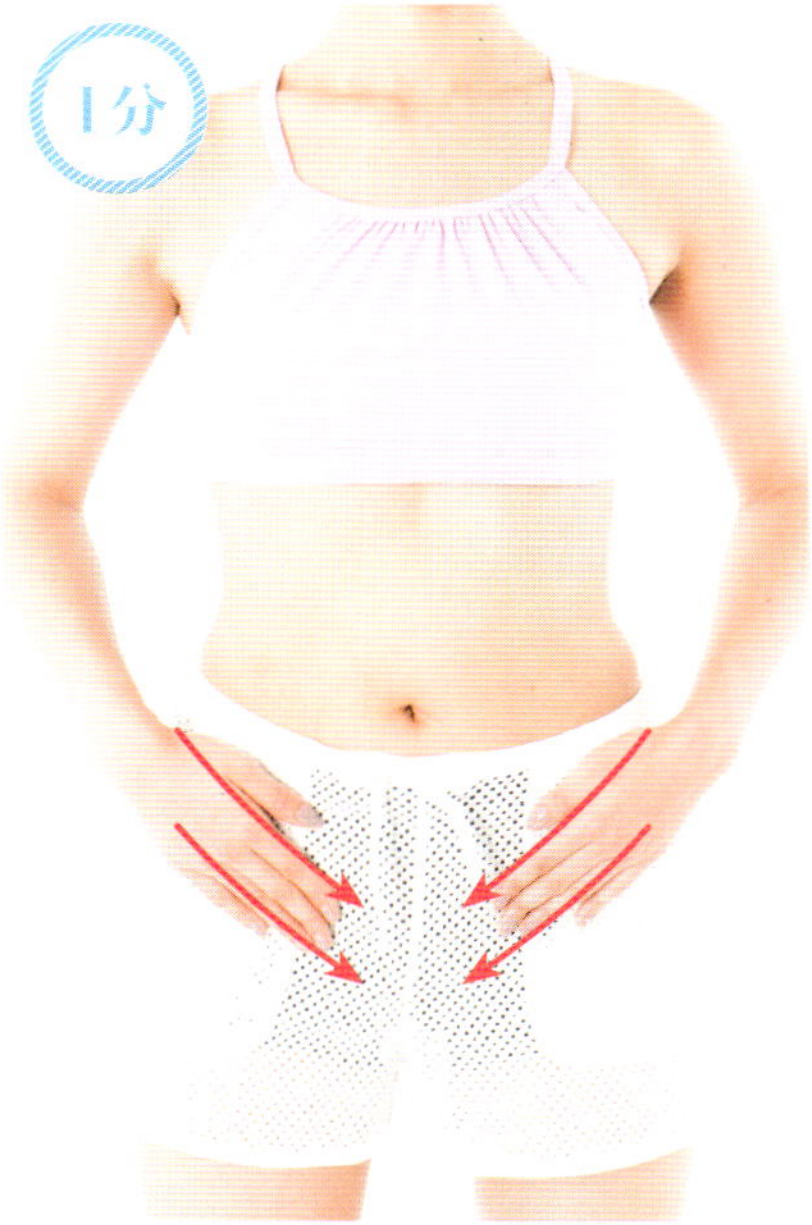

3

そけい部をさする

親指以外の４本の指を脚の付け根にあてる。左右のそけい部を外側から中心に向けてさする。

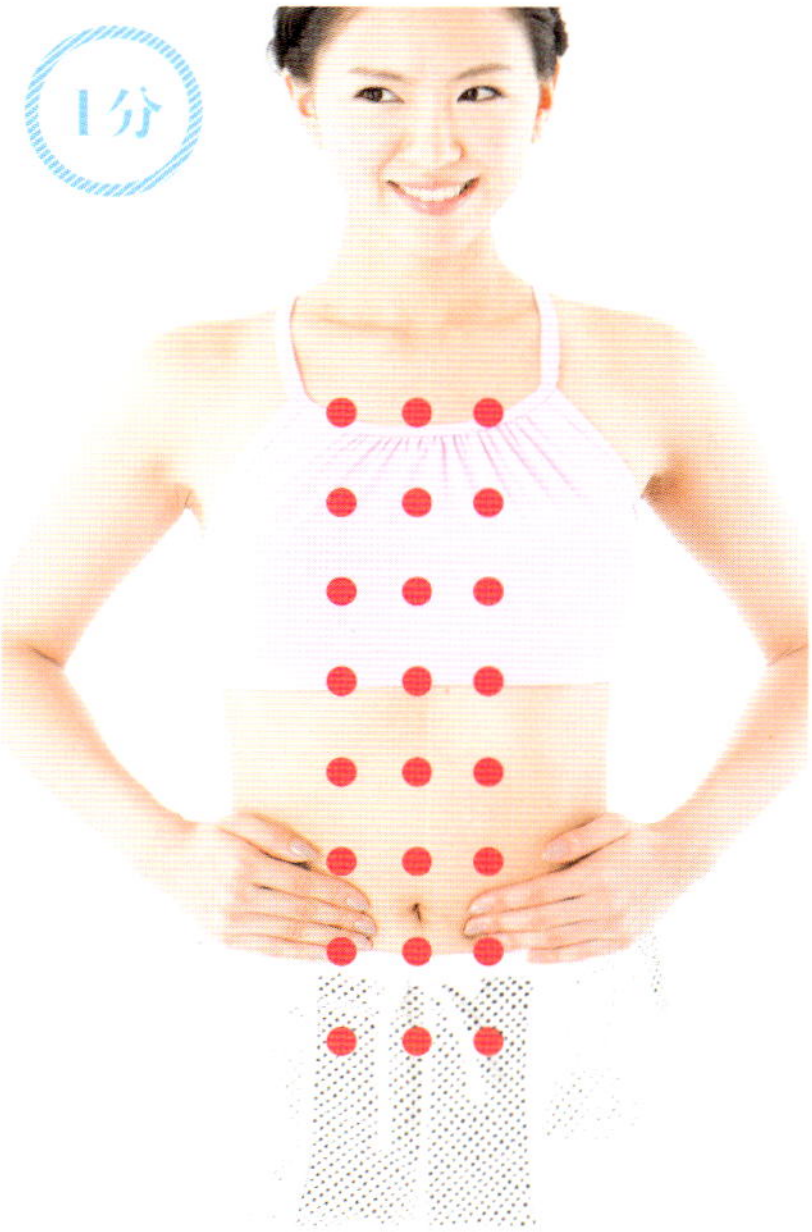

4

胸とお腹を押す

親指以外の４本の指を胸の中心にあて、両手で恥骨までのからだの中心を細かく押す。次に、からだの中心から外側にずらしながら、同様に押す。

生理痛を和らげたい

生理痛や生理不順は、女性ホルモンバランスの乱れが原因。からだを冷やさないことが一番の予防になります。婦人科の不調には足の太陰脾経のマッサージが特に効果的で、ぜひ「三陰交」のツボとセットでケアを。食事や生活のリズムも整え、女性らしいからだづくりを目指しましょう。

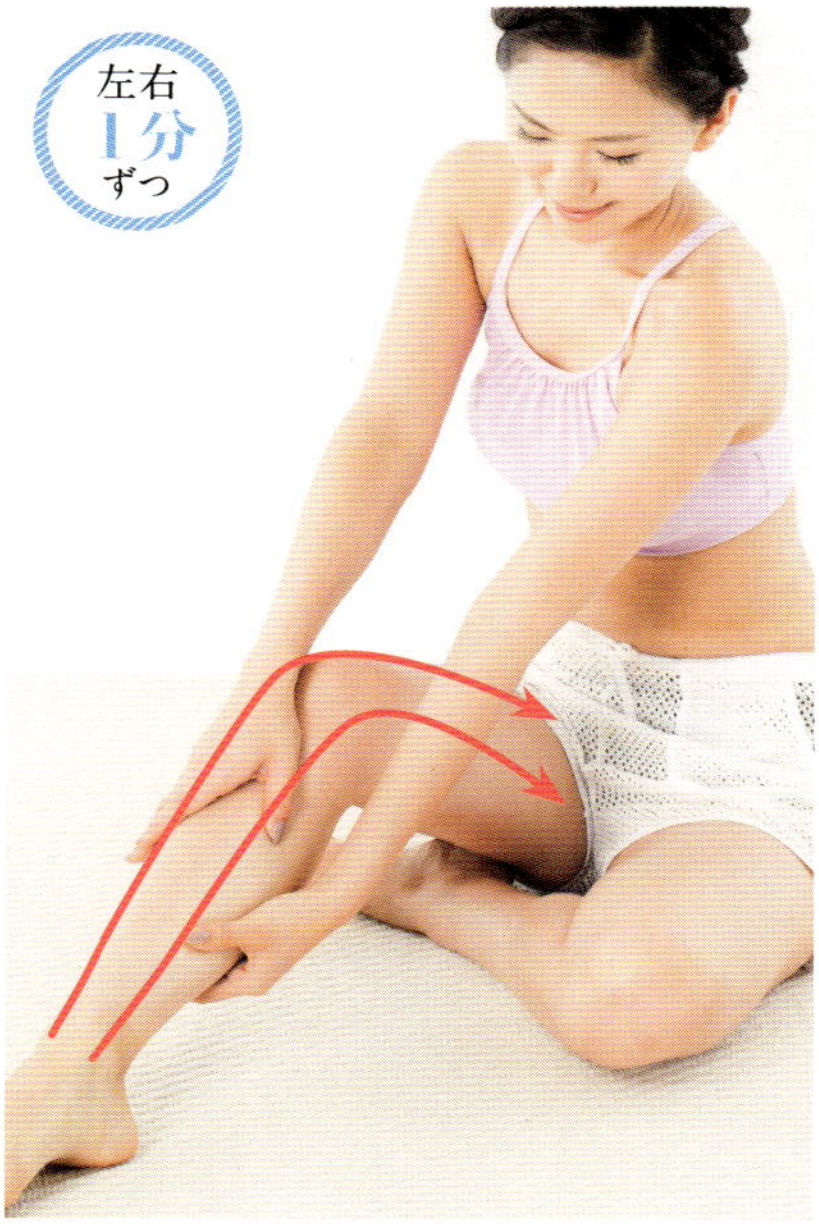

1 脚の両サイドをさする

両手のひらを足首にあて、両手のひらで脚を内側と外側からはさむように動かし、足首から脚の付け根までさすり上げる。反対側も同様に。

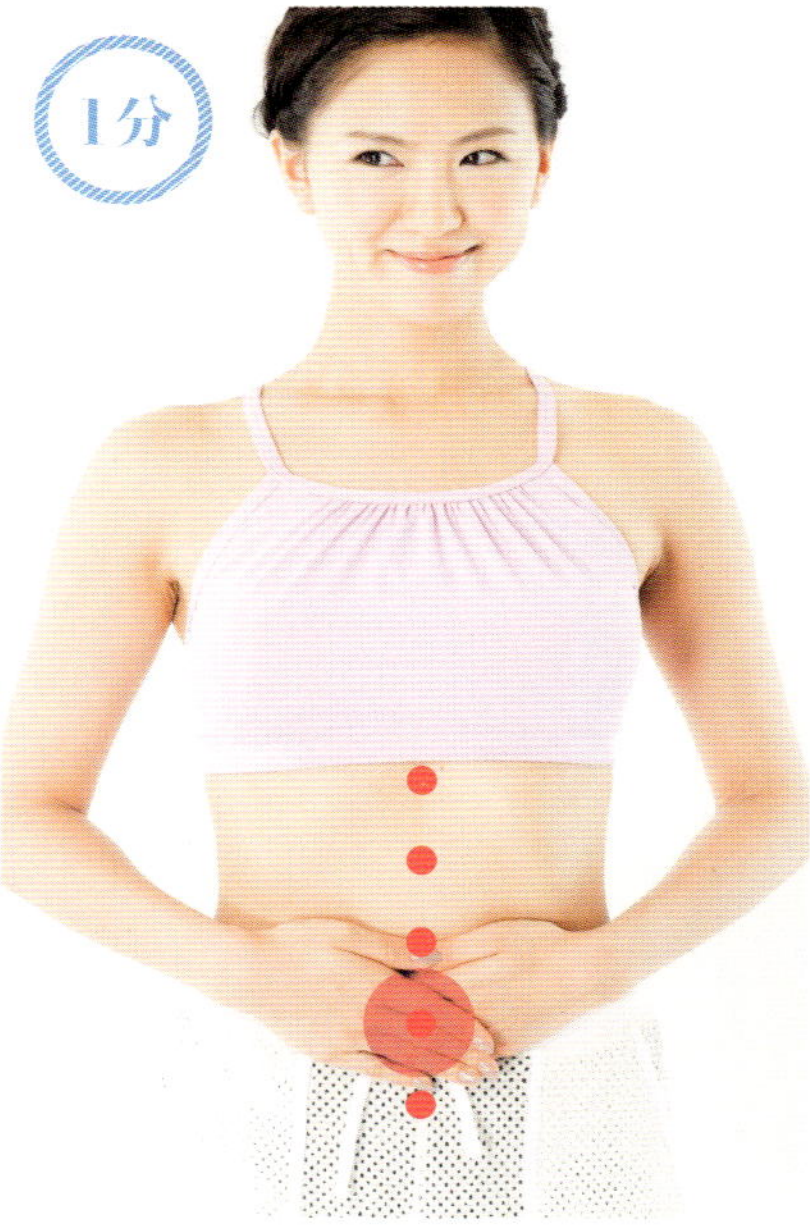

2 お腹の中心を押す

両手の親指以外の４本の指を重ねて、みぞおちから下腹部までゆっくりと押していく。５秒かけて押し、５秒かけて戻す。最後におへその下に手をあて、あたためる。

Maintenance +1

生理痛のツボ▶三陰交【さんいんこう】

内くるぶしにあるツボ。内くるぶしの中心から指幅4本分ひざ方向に上がったところで、すねの骨の後ろ側あたりにある。婦人科系の症状、冷えの改善にも。

How to

両手の親指を重ねてツボにあてる。体重をかけるようにして、息を吐きながらゆっくりと押し、力をゆるめる。左右1分ずつ。

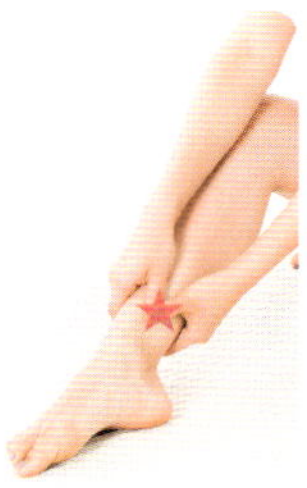

関連リンパ節&経絡

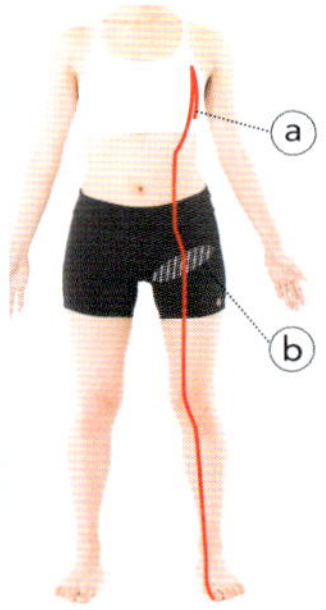

a 足の太陰脾経
b そけいリンパ節

1分

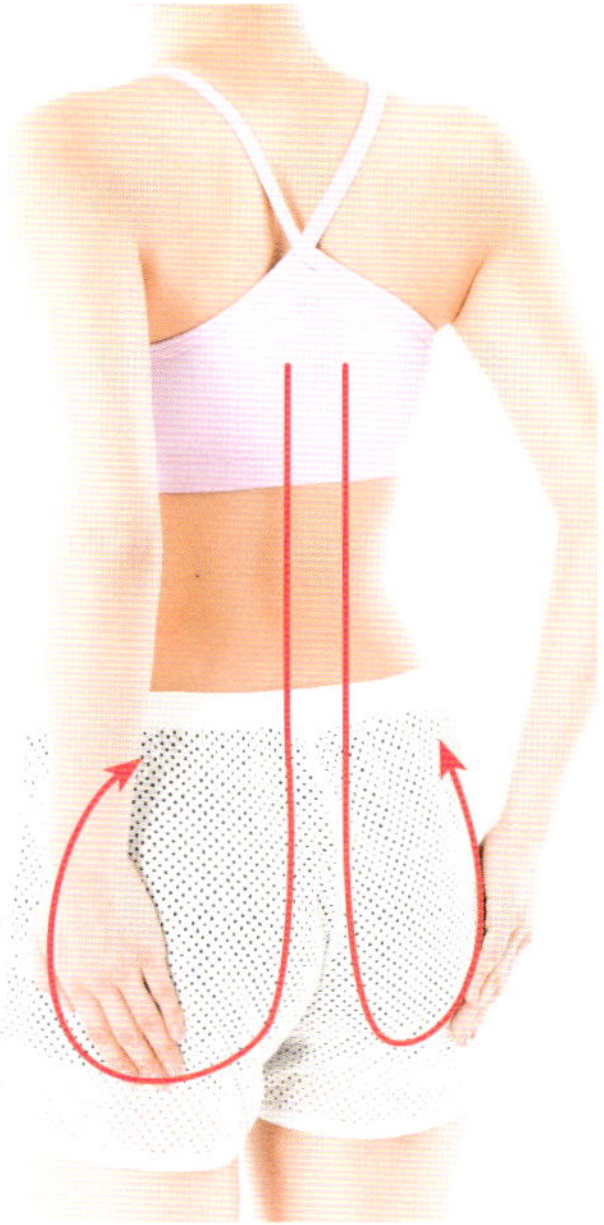

1分

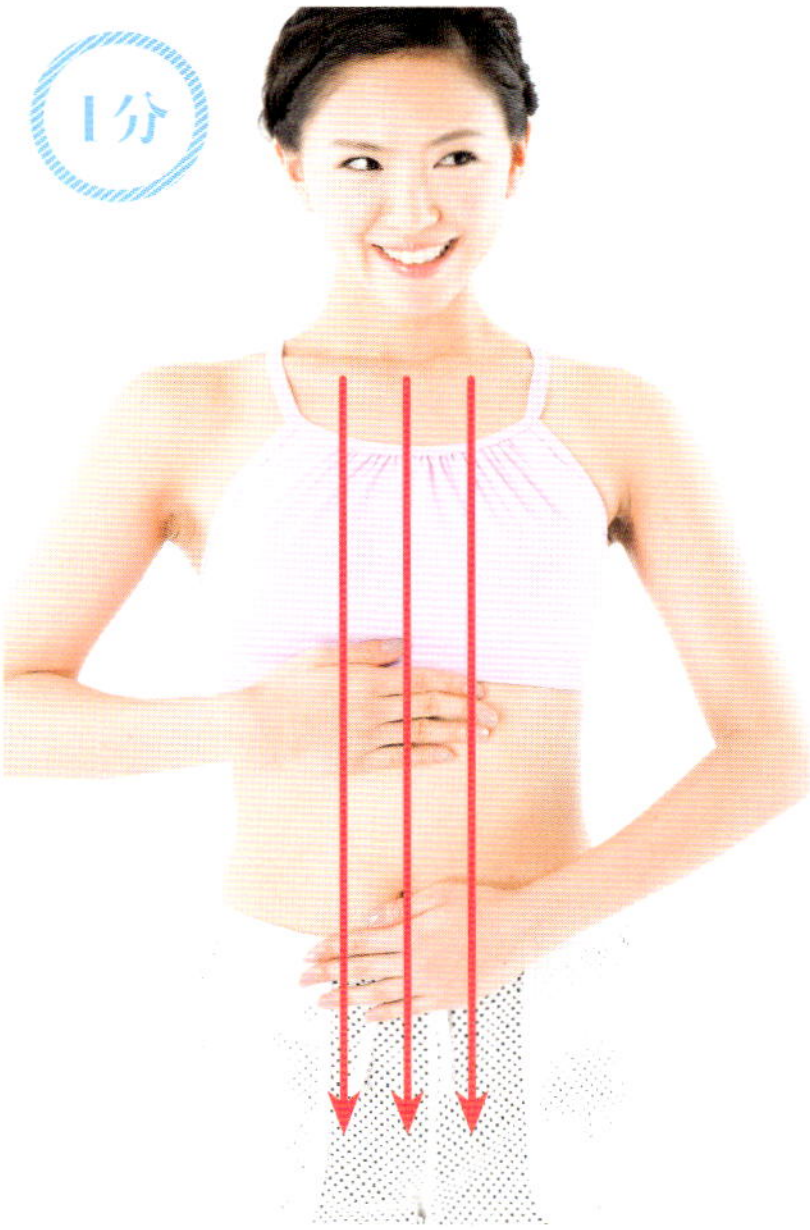

3

胸とお腹をさする

手のひらを胸の中心にあてる。左右の手を交互に動かし、胸からお腹、そけい部に向けて、お腹全体をさすり下ろす。

4

背中からヒップをさする

両手のひらを背中のできるだけ高い位置にあてる。手のひらを肌に密着させ、肩甲骨の下からお尻に向けてさすり下ろし、続けてヒップラインに沿ってさすり上げる。

目的別 不調編 10

冷えを緩和したい

冷え・コリ・むくみ、この3つの症状は多くの女性の悩みです。なかでも冷えは脚だけではなくお腹、内臓、そして全身まで影響を及ぼします。手足の末端部分は心臓から遠くて冷えやすい部分ですが、末梢循環を改善することで、からだの深部まで温まりやすい体質に変わります。

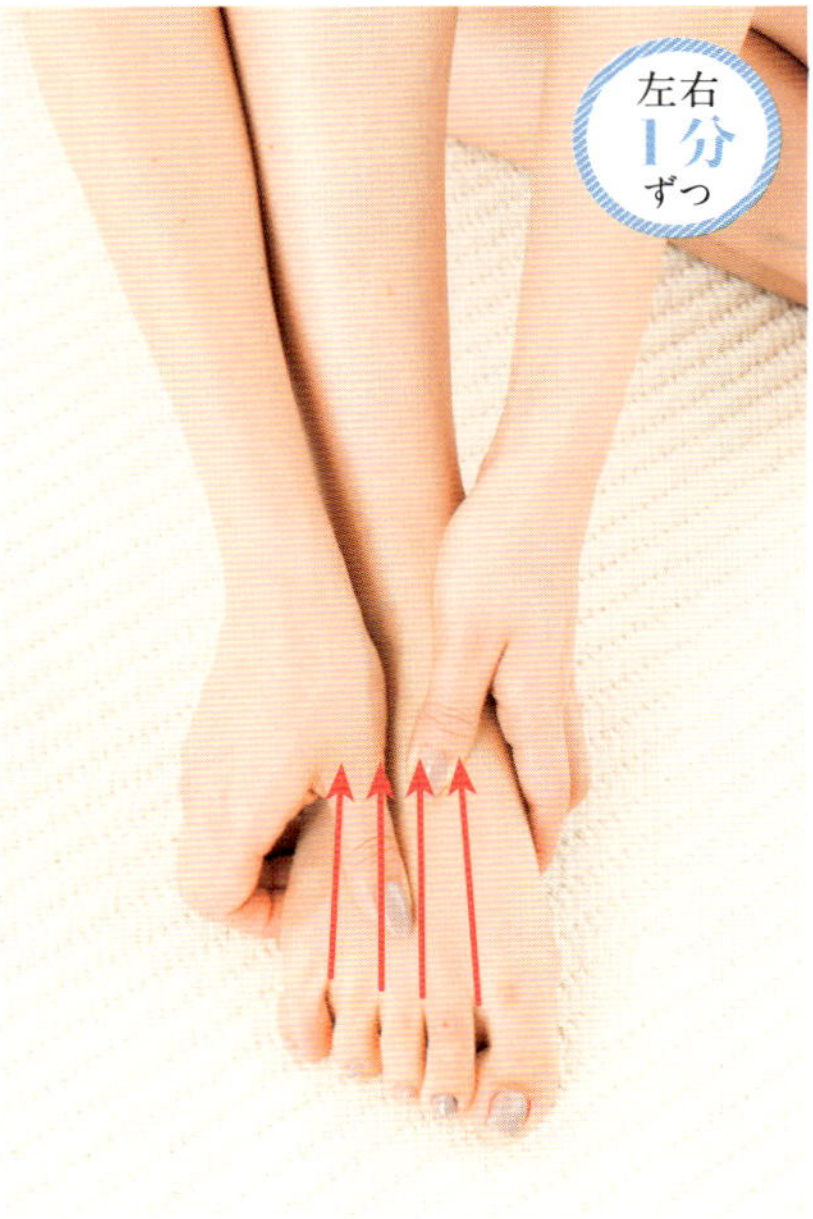

1 足の甲をさする

片ひざを立てて座り、両手で足をつかむ。両手の親指を、つま先から足首に向けて交互に動かし、指の間の甲をさする。反対側も同様に。

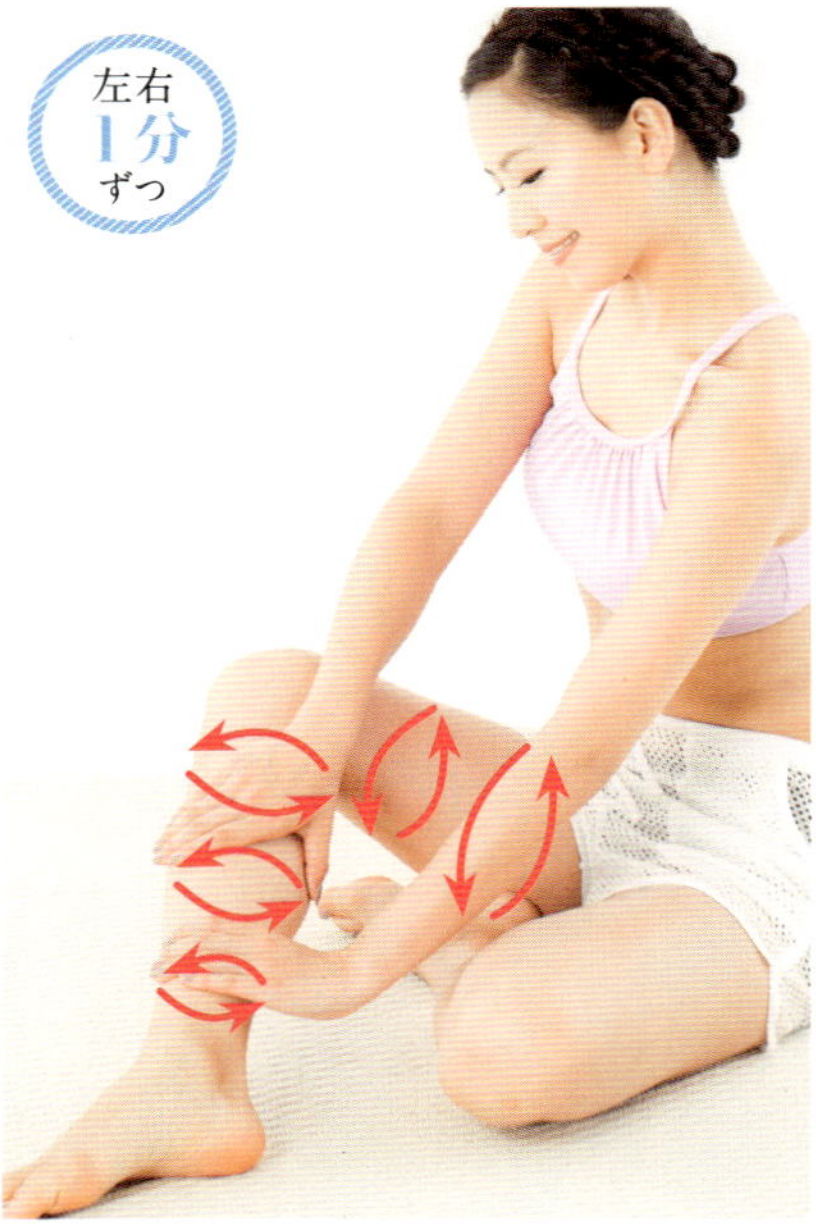

2 脚全体をもむ

両手のひらでふくらはぎの側面をつかむ。左右の手を互い違いに動かし、下から上へ、ふくらはぎから太ももまでまんべんなくもみほぐす。反対側も同様に。

Maintenance +1

冷えのツボ ▶ 太渓【たいけい】

足首にあるツボで、内くるぶしとアキレス腱の間にあるくぼみの中央に位置する。冷えの改善のほか、生理不順、不眠症などにも効果的。

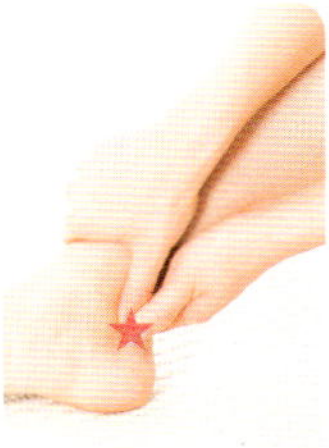

How to

両手の親指を重ねてツボにあてる。体重をかけるようにして、息を吐きながらゆっくりと押し、力をゆるめる。左右1分ずつ。

関連リンパ節&経絡

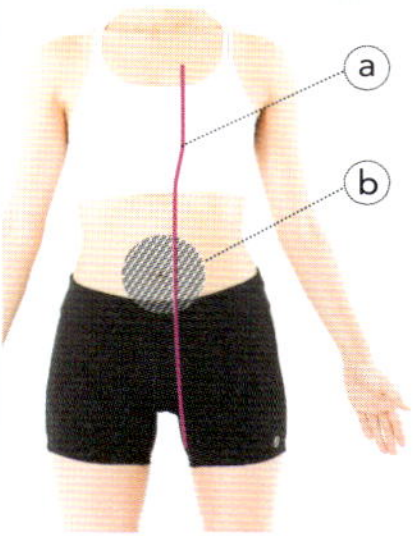

a 足の少陰腎経

b 腹部リンパ節

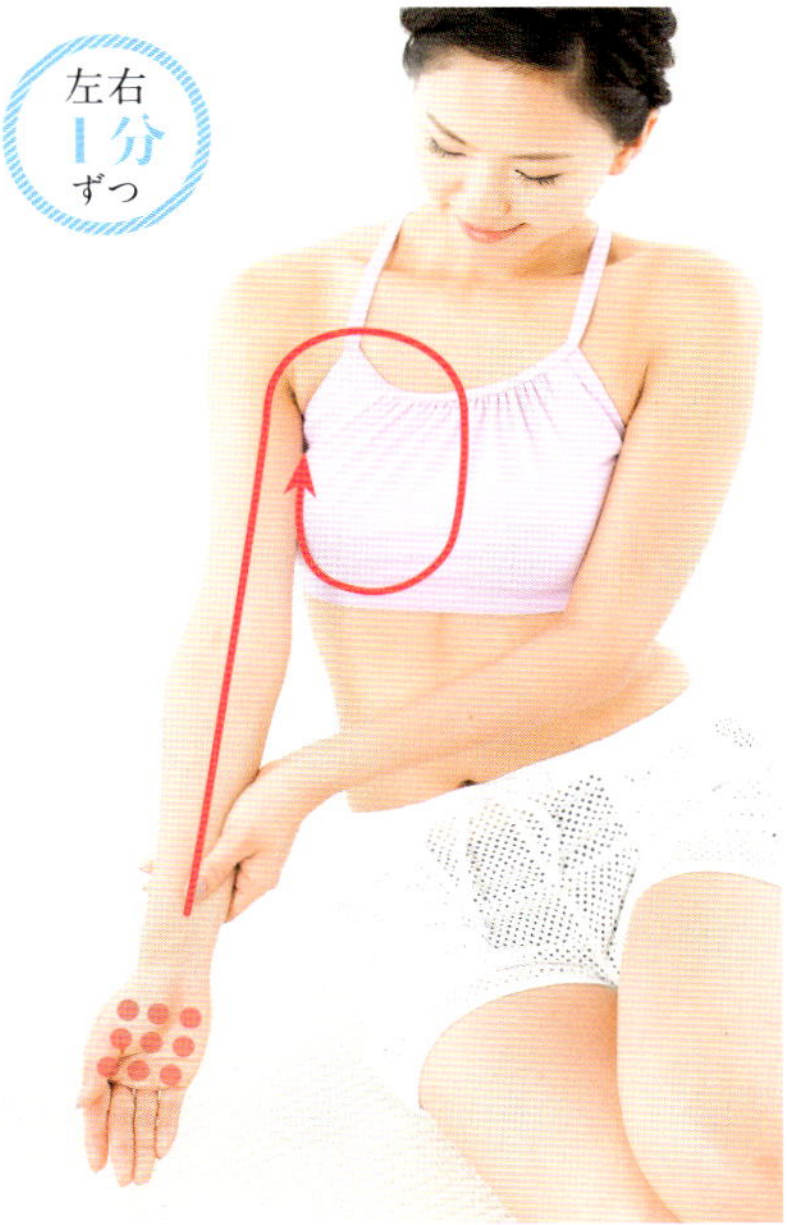

3

手を押す&胸までさする

片腕を伸ばし、反対側の親指の腹で手のひら全体を押す。次に、親指の腹を手首に密着させ、腕の内側をさすり上げ、わきからそのまま胸まわりまでさする。反対側も同様に。

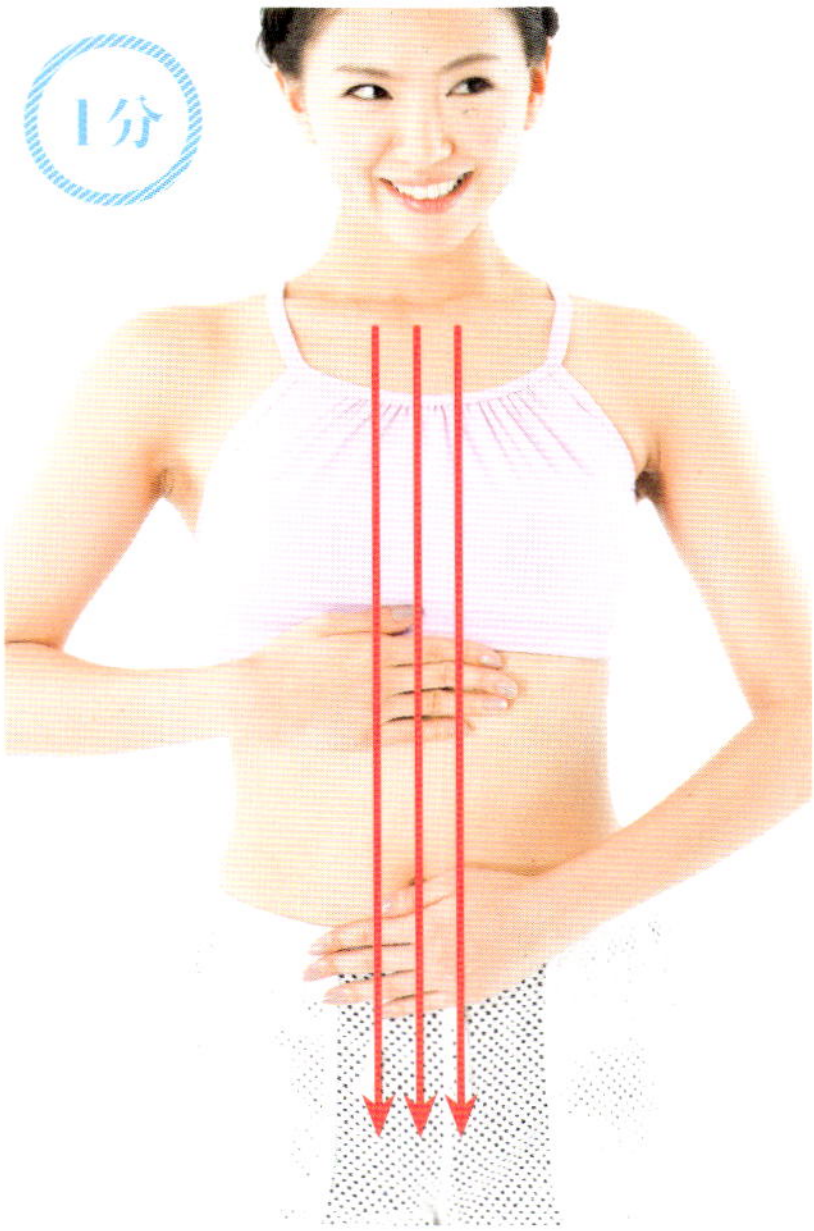

4

胸からお腹をさする

手のひらを胸の中心にあてる。左右の手を交互に動かし、胸からお腹、そけい部に向けて、お腹をさすり下ろす。

目的別
シェイプアップ編 11

ウエストのくびれをメイク

ウエストのくびれは女性のあこがれ。冷えている部分に無駄な脂肪がつきやすいのは、大切な臓器を守るために自然とお腹まわりに皮下脂肪がつきやすくなるから。マッサージとツボ押し、お腹まわりを温めるケアで、冷えの改善効果とダイエットの相乗効果が期待できます。

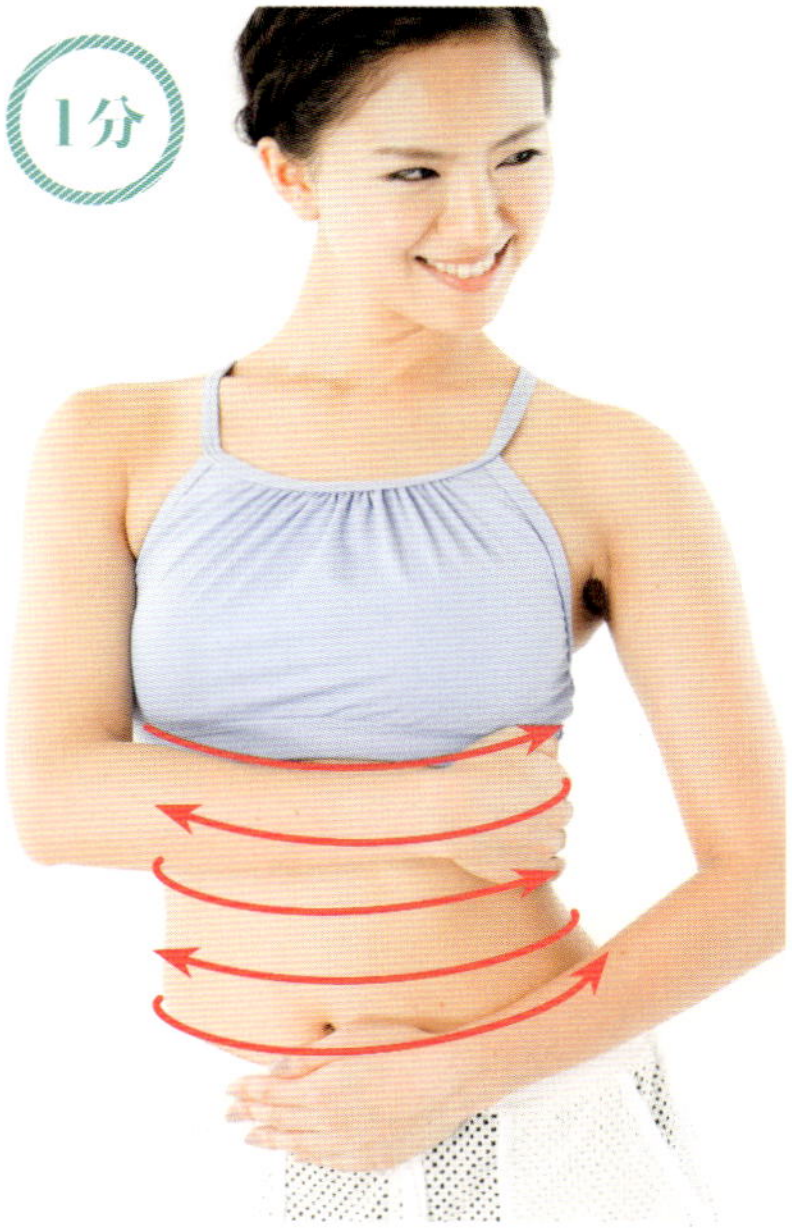

1

わき腹をさする

手のひらをバストの下にあてる。左右の手を交互に動かし、右から左へ、左から右へと手のひらを密着させてお腹をさする。バストの下から下腹部へ移動させて行なう。

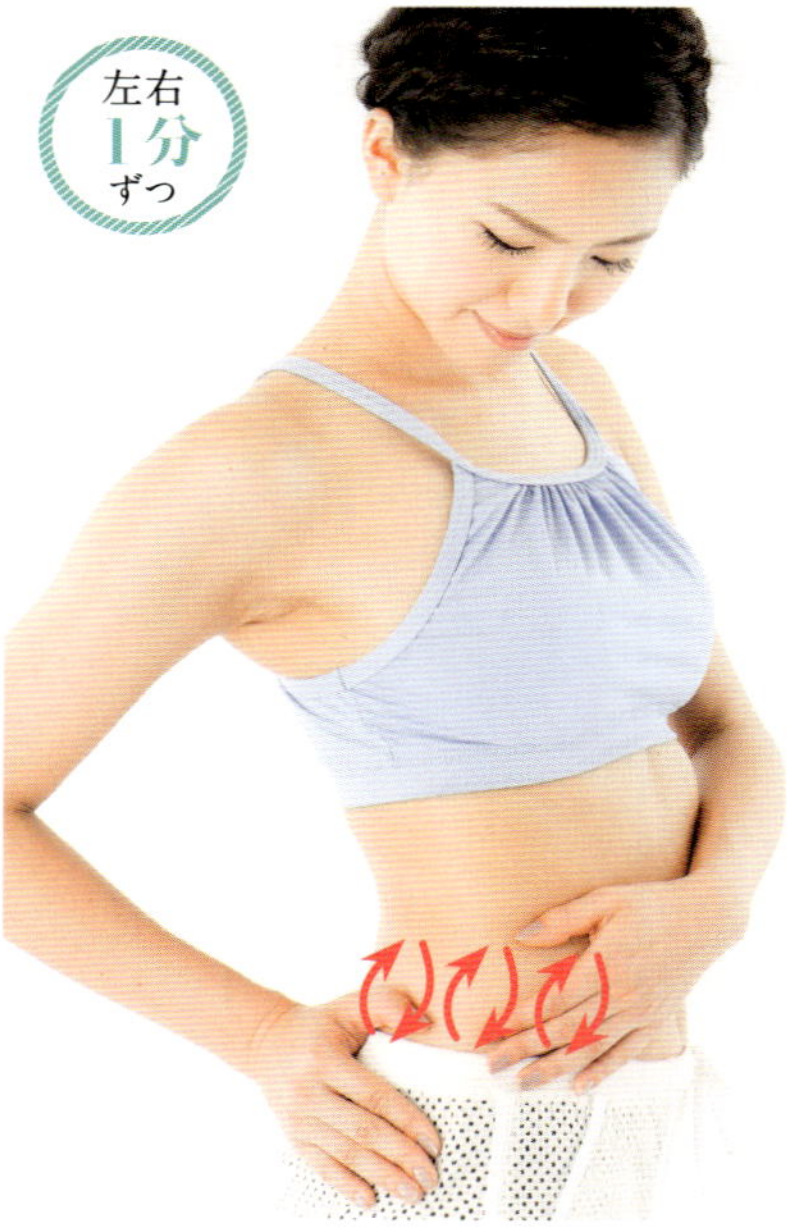

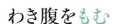

2

わき腹をもむ

両手のひらでわき腹をつかむ。左右の手を互い違いに動かし、少しずつずらしながらわき腹をまんべんなくもみほぐす。反対側も同様に。

関連リンパ節＆経絡

a 足の少陽胆経
b 「大横」のツボ

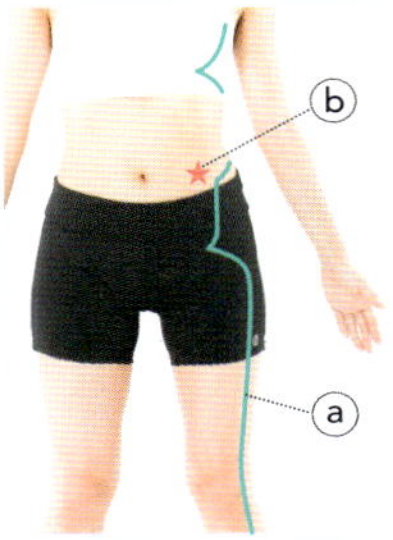

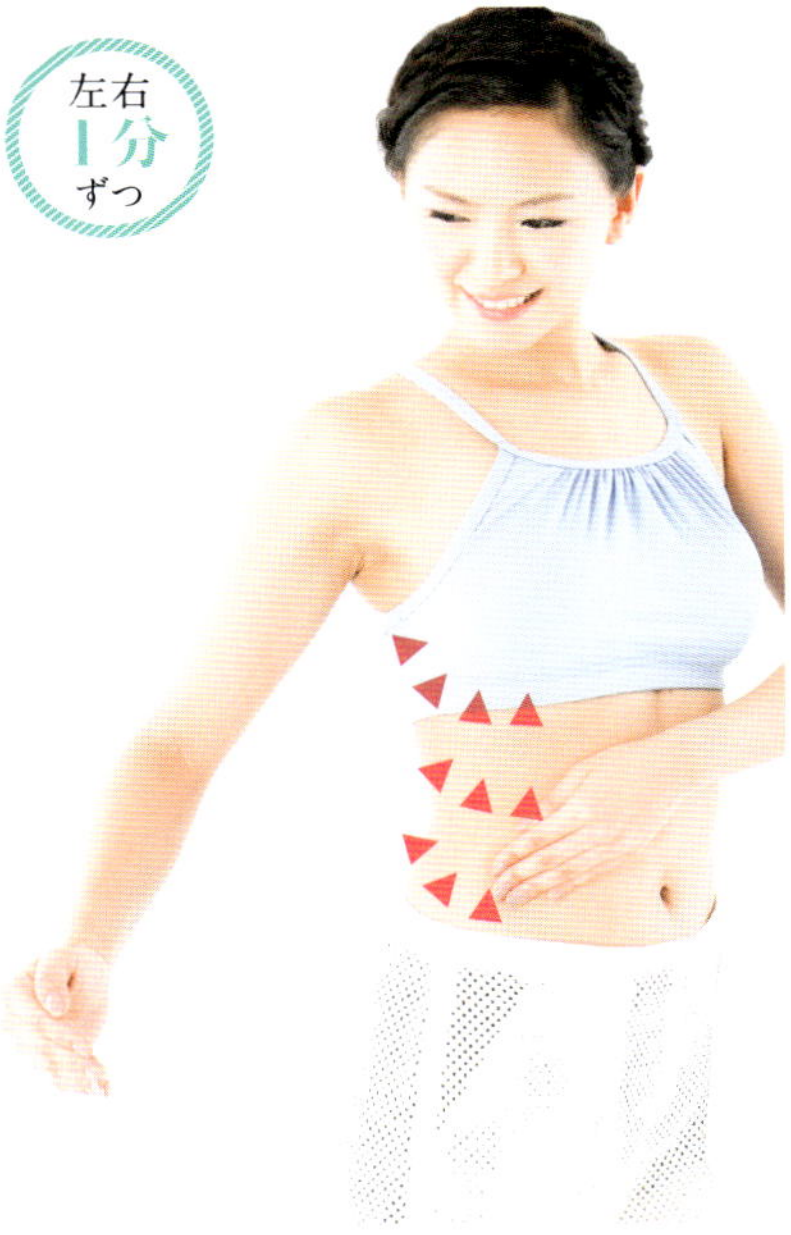

3

わき腹をたたく

手のひらの中央をくぼませ、左右の手を交互に動かし、バストの下からわき腹を持ち上げるように、パコパコとリズミカルにたたく。反対側も同様に。

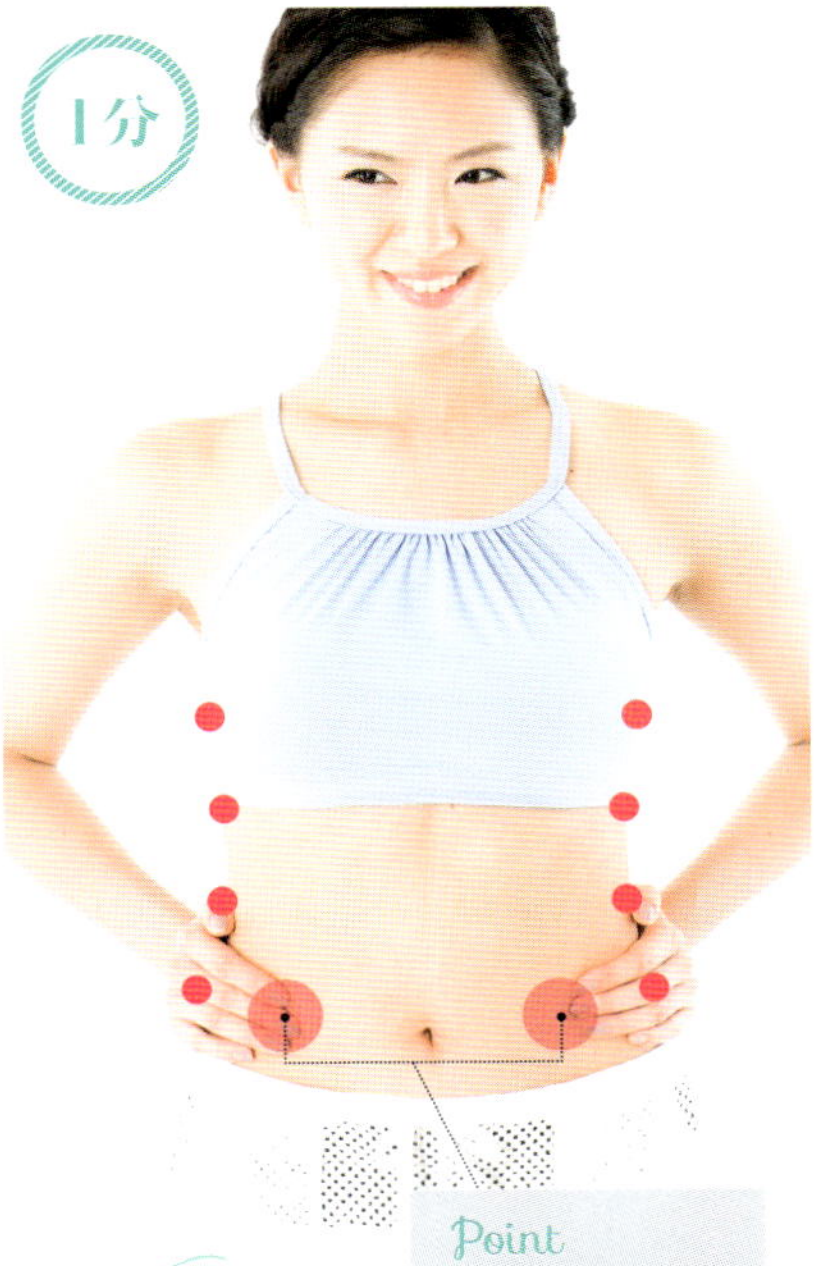

Point
「大横」のツボ

4

わき腹を押す

両手のひらを腰にあてる。親指以外の4本の指で、バストの横からわき腹を押し、さらにおへその真横でわき腹側へ指幅6本分離れたツボ「大横《だいおう》」も押す。5秒かけて押し、5秒かけて戻す。

Maintenance +1

美バスト＆ウエストストレッチ

ウエストにくびれをつくるストレッチ。大きな動きで左右のわき腹を伸ばす。

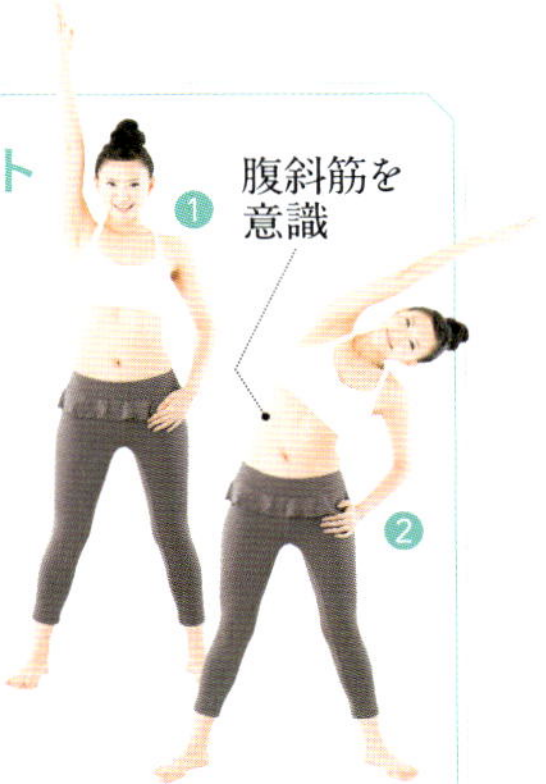

How to

❶足は肩幅の倍に開き、片手を真上に上げる。❷息を吐きながらゆっくりと上体を横に倒し10秒キープ。息を吸いながらゆっくりと戻す。左右交互に❶❷を5回繰り返す。

目的別
シェイプアップ編 12

ぽっこりお腹をへこませたい

ぽっこりお腹の原因は、外食やカロリーの高い食事などの影響はありますが、代謝が悪いことも原因のひとつ。また東洋医学ではお腹に力がなく気が不足していると捉えます。胸の中心を通る任脈経は気を補うツボがたくさんあるので、ていねいに押すと効果的です。

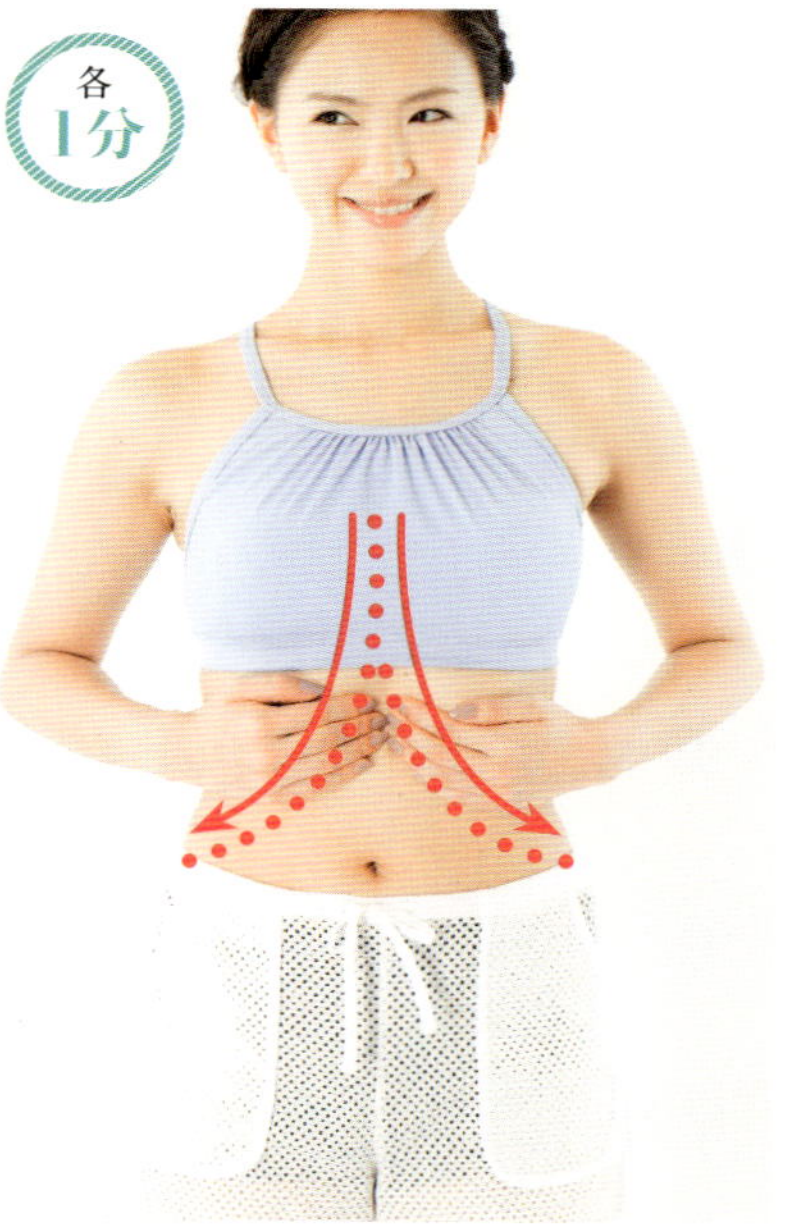

1 胸から腰を押す&さする

親指以外の４本の指を胸の中心にあてる。左右のろっ骨のきわに沿ってわき腹から腰まで細かく押す。次に、左右の手のひらを交互に動かし、同様にさする。

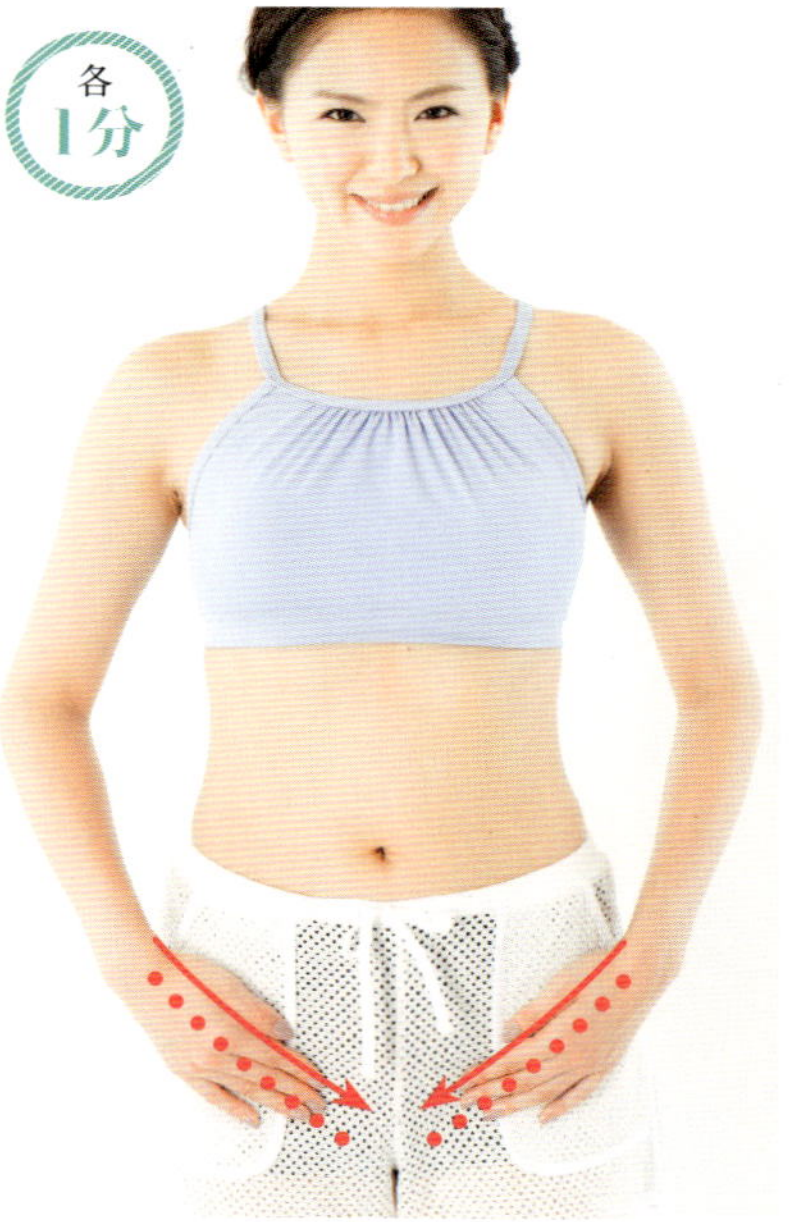

2 そけい部を押す&さする

親指以外の４本の指を左右の腰骨の下にあてる。そけい部を外側から中心に向けて細かく押す。次に、左右の手のひらを交互に動かし、同様にさする。

Maintenance +1

美バスト&胸こり改善ストレッチ

胸のコリをほぐし、バストアップ効果、さらにお腹まわりをすっきりさせるストレッチ。

How to

両手のひじを合わせて胸の高さに上げる。ひじを水平に保ちながら、ゆっくりと左右に腕を開く。そのまま10秒キープし、ゆっくりと腕をもとに戻す。5回繰り返す。

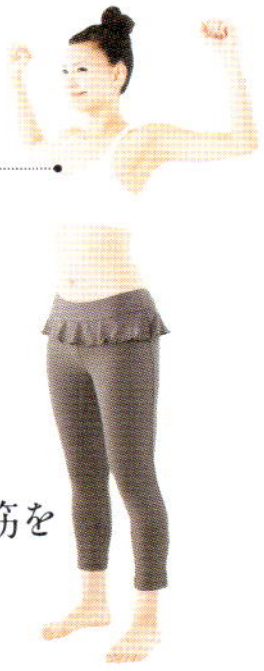

関連リンパ節&経絡

a 任脈経

b そけいリンパ節

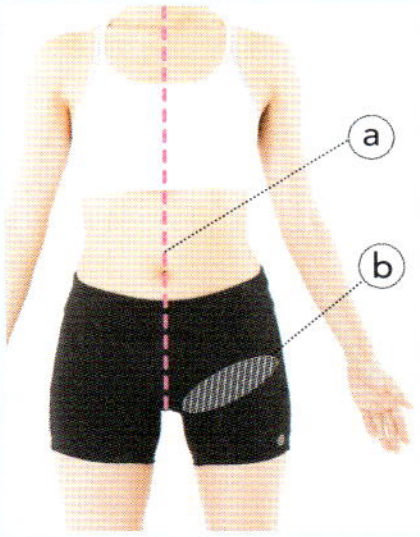

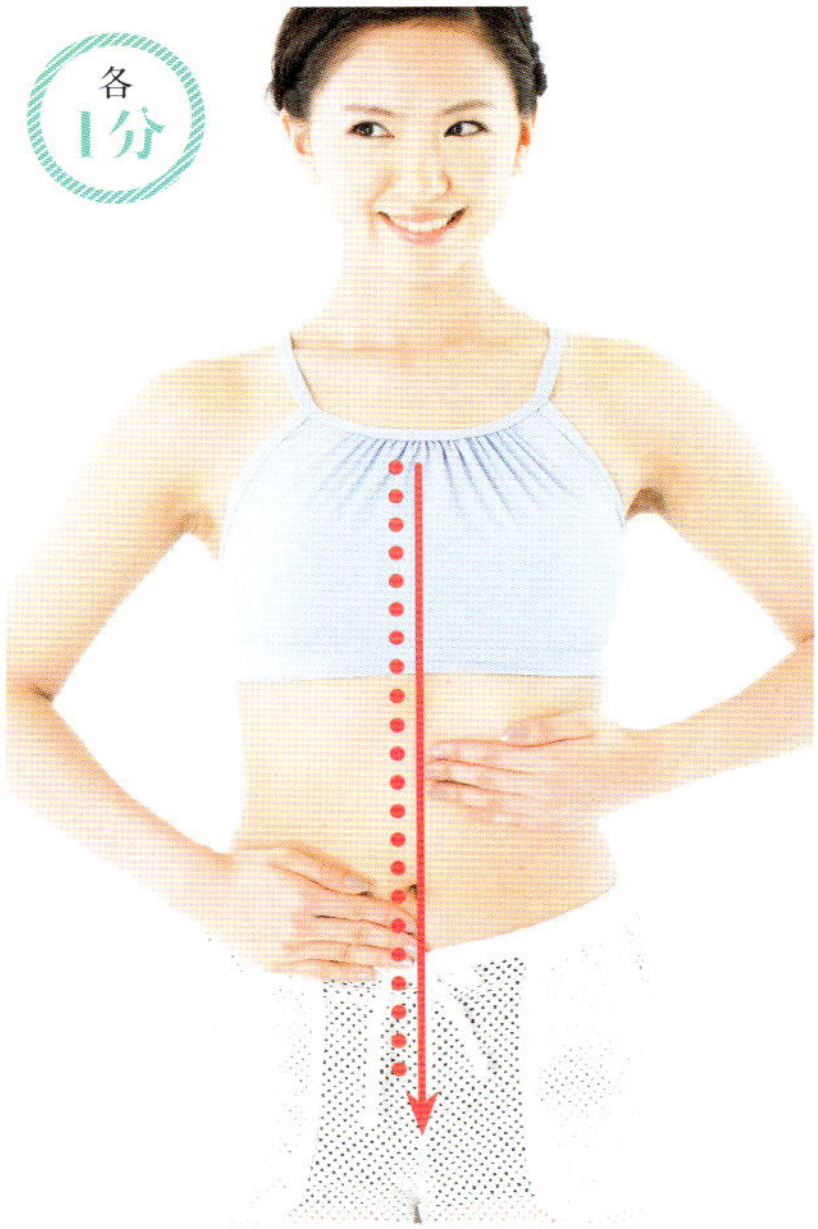

3 胸の中心を押す&さする

親指以外の4本の指を胸の中心にあて、両手で恥骨までのからだの中心を細かく押す。次に、左右の手のひらを交互に動かし、同じラインをさすり下ろす。

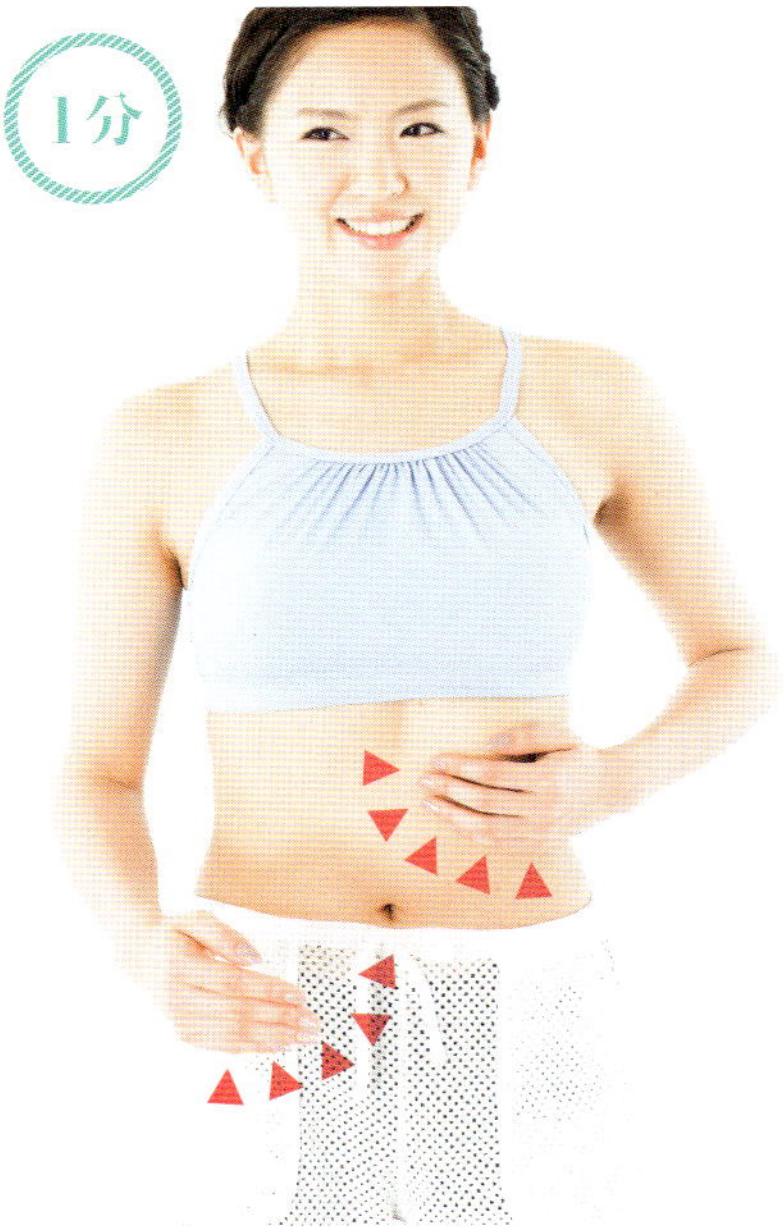

4 お腹全体をたたく

手のひらの中央をくぼませ、左右の手を交互に動かし、お腹全体を持ち上げるように、パコパコとリズミカルにたたく。

目的別
シェイプアップ編 13

背中をすっきりさせたい

猫背の姿勢は背中の疲労とコリの原因。背中を通る膀胱経は内臓と関係するツボが多いので、ツボ刺激を兼ねたマッサージで内臓の動きや背中の流れを良くしながら、水分代謝も促していきます。姿勢が良くなるとむくみもスッキリして、バストもきれいに見えます。

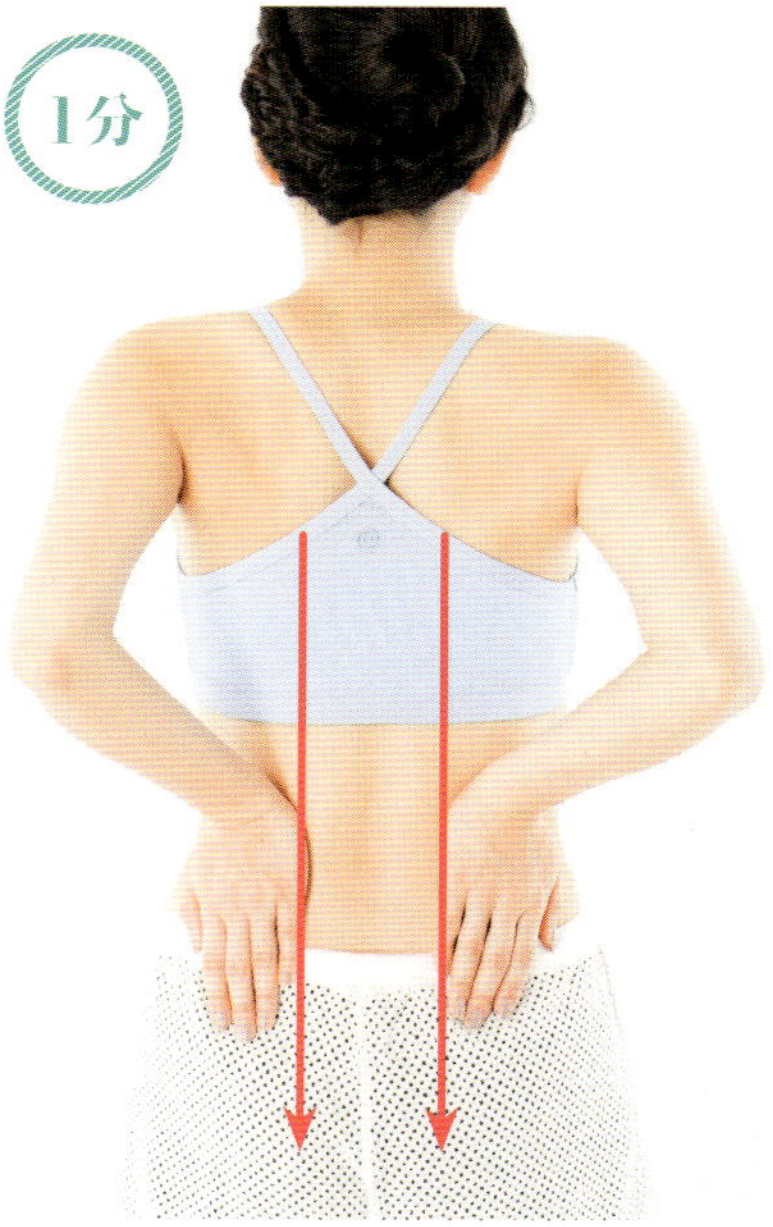

1

腰をさする

両手のひらを背中のできるだけ高い位置にあてる。手のひらを肌に密着させ、肩甲骨の下からお尻に向けてさすり下ろす。

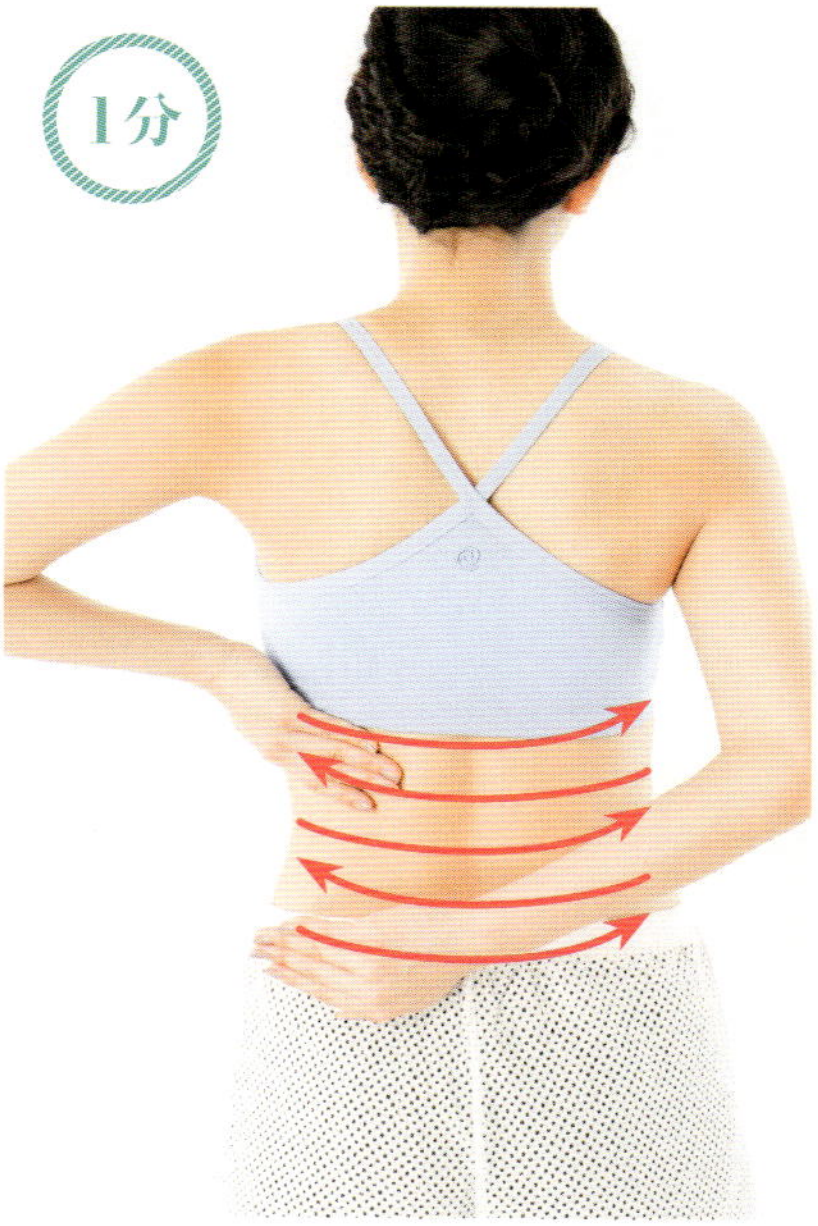

2

背中をさする

手のひらを背中の肩甲骨の下にあてる。左右の手を交互に動かし、右から左へ、左から右へと手のひらを密着させて背中をさする。背中の高い位置から下へ移動させて行なう。

Maintenance +1

美バスト&背中やせストレッチ

背中側からバストを引っ張っている背中の筋肉にアプローチ。背中のハミ肉もすっきり。

How to

ひじを伸ばして手を後ろで組む。両肩の力は抜いたまま、腕を後方に引っ張るように上げて、胸を開く。息を吐きながら10秒キープし、息を吸いながら力をゆるめる。5回繰り返す。

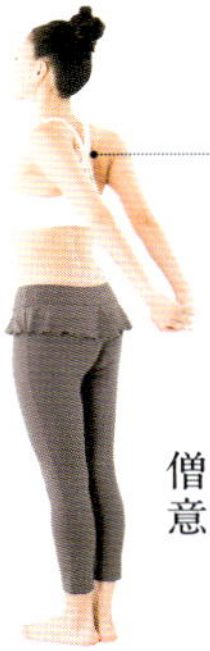

関連リンパ節&経絡

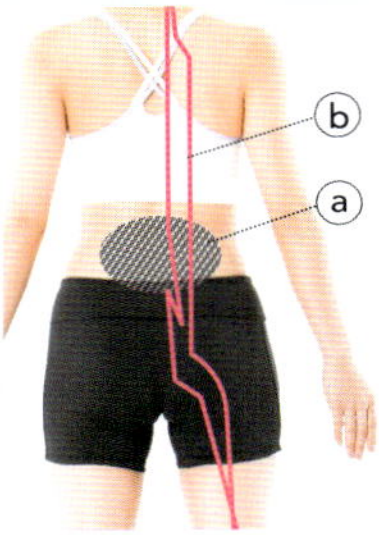

a 腰部リンパ節
b 足の太陽膀胱経

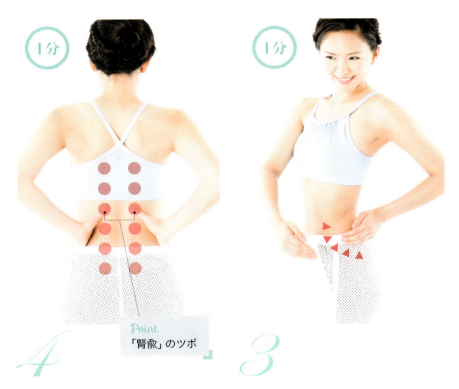

3

腰まわりをたたく

手のひらの中央をくぼませ、左右の手を交互に動かし、腰まわりを持ち上げるように、パコパコとリズミカルにたたく。反対側も同様に。

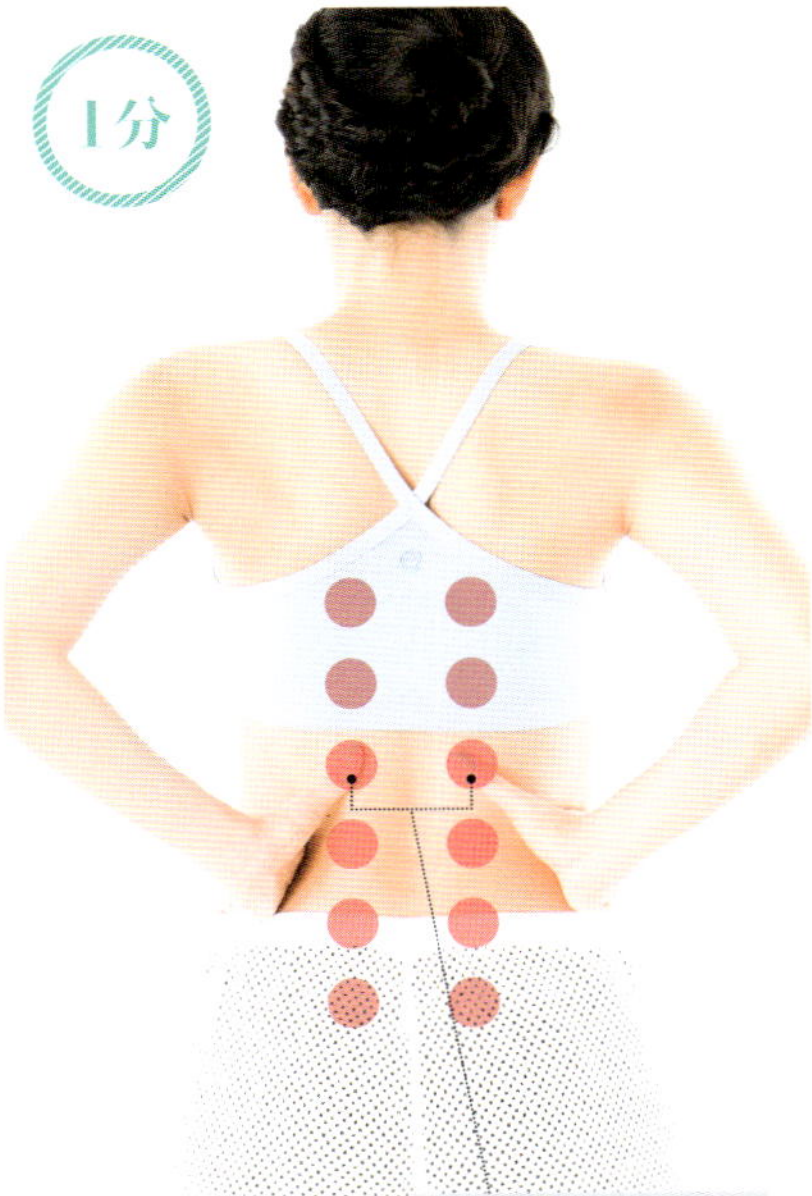

Point
「腎兪」のツボ

4

背中を押す

両手の親指を背中にあてる。背骨の中心から指幅2本分離れたラインを押し、さらにウエストラインの少し下にあるツボ「腎《じん》兪《ゆ》」も押す。5秒かけて押し、5秒かけて戻す。

目的別
シェイプアップ編 14

ぷよぷよ二の腕を引き締めたい

ノースリーブの似合うスッキリした二の腕は女性が見てもうっとりするもの。長期間鍛えていない二の腕は振り袖のようにぷよぷよして筋肉も落ちてきます。日常生活で腕や手は多く使いますが、二の腕のケアをしている人は少ないもの。毎日のストレッチとケアでむくみのない二の腕に。

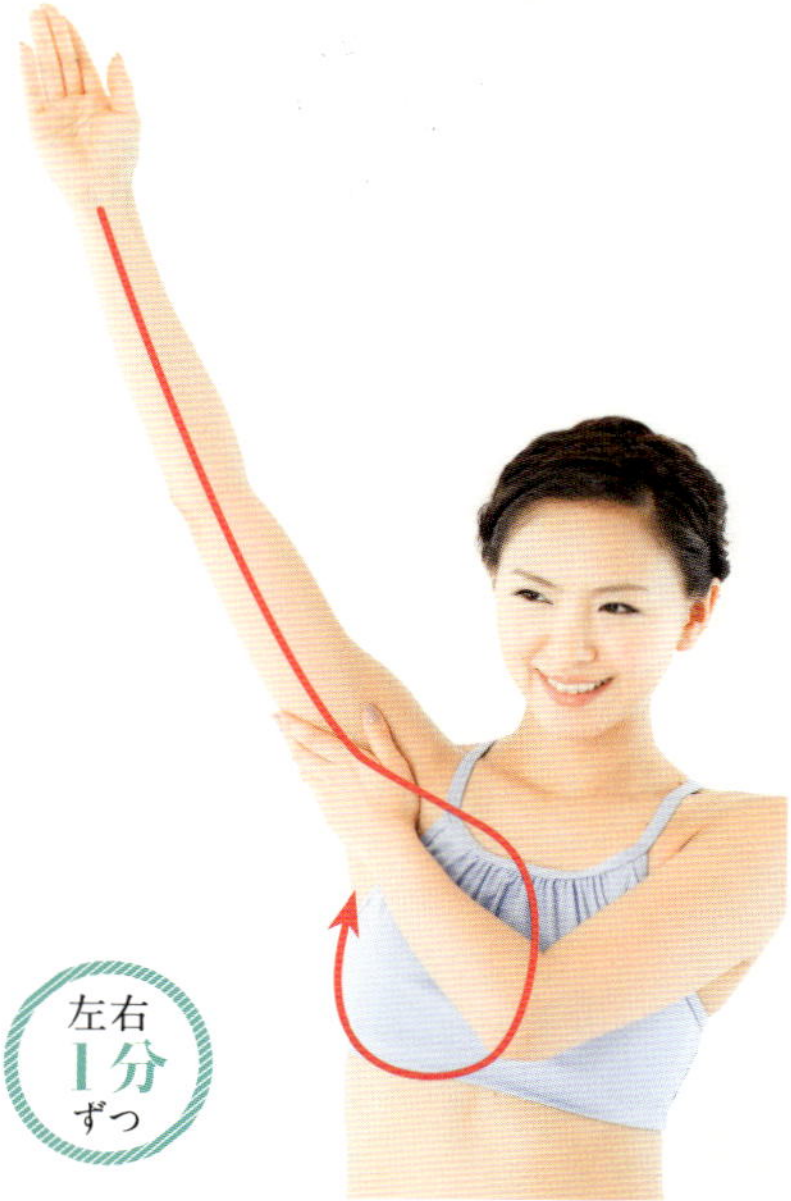

1 腕を上げて胸までさする

腕を高く上げて伸ばし、手首を反対側の手でつかむ。手のひらを肌に密着させ、腕の内側をさすり下ろし、わきからそのまま胸まわりまでさする。反対側も同様に。

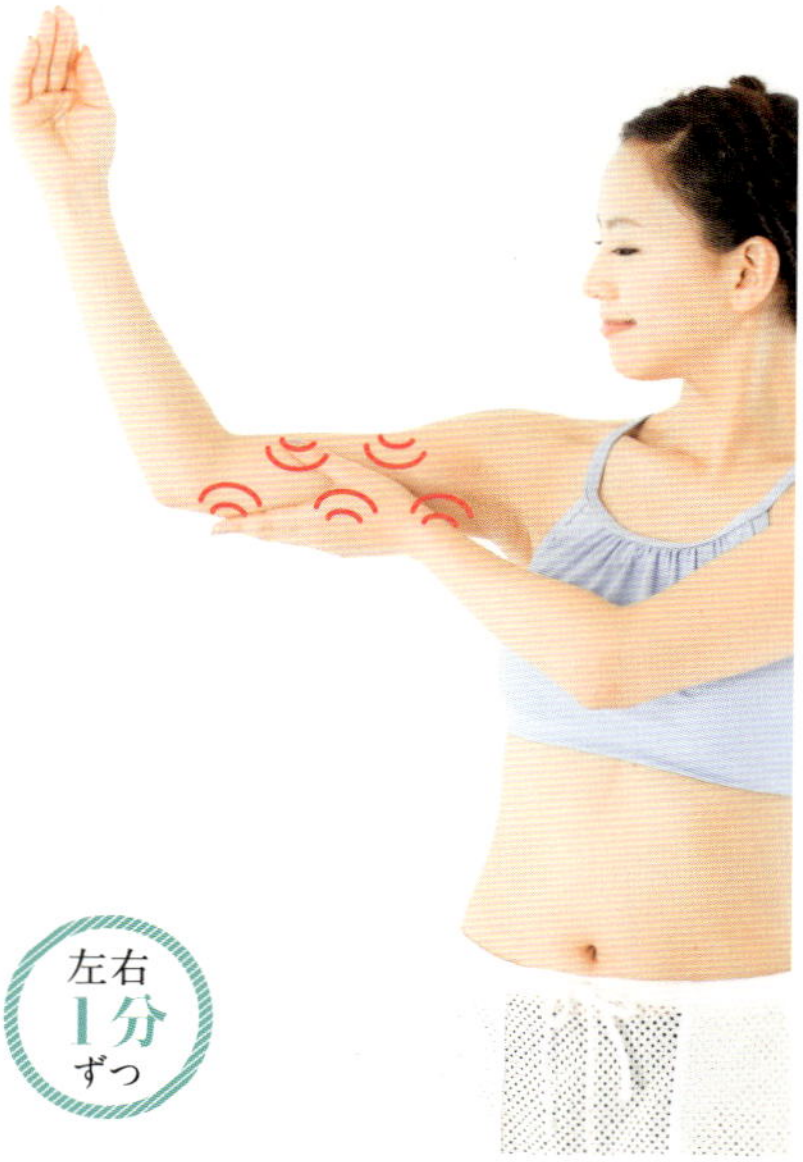

2 二の腕の下側をもむ

ひじを曲げ、ひじの下に反対側の手のひらをあてる。二の腕の下側を、ひじ下からわきの下まで少しずつずらしながらもむ。反対側も同様に。

関連リンパ節&経絡

a　腋窩リンパ節

b　手の太陰肺経

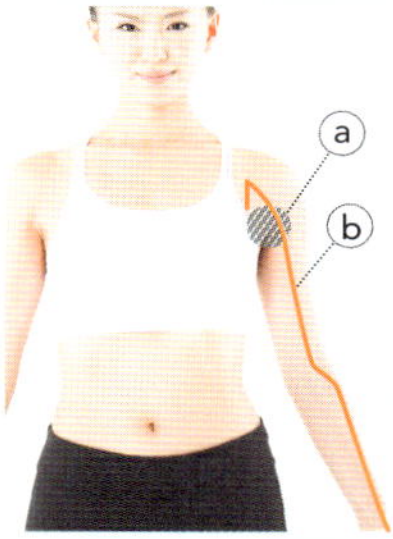

左右1分ずつ

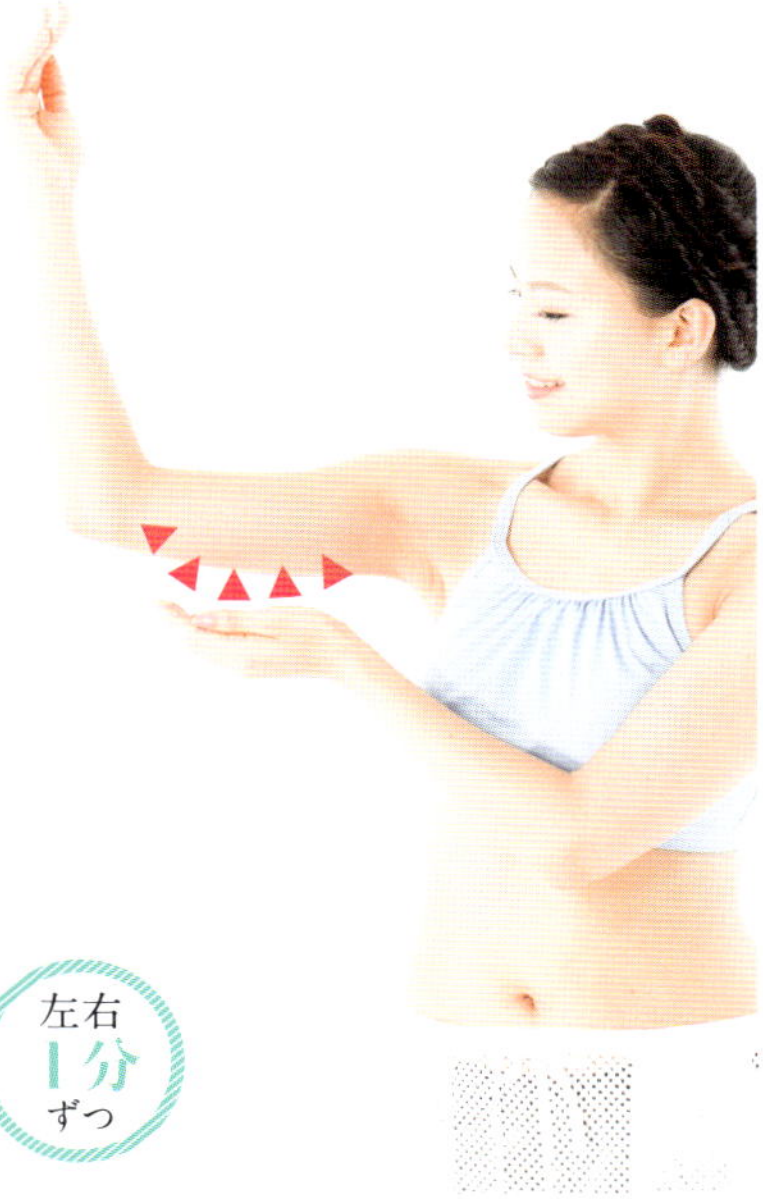

3

二の腕の下側をたたく

手のひらの中央をくぼませ、二の腕の下側を、パコパコとリズミカルにたたく。反対側も同様に。

左右1分ずつ

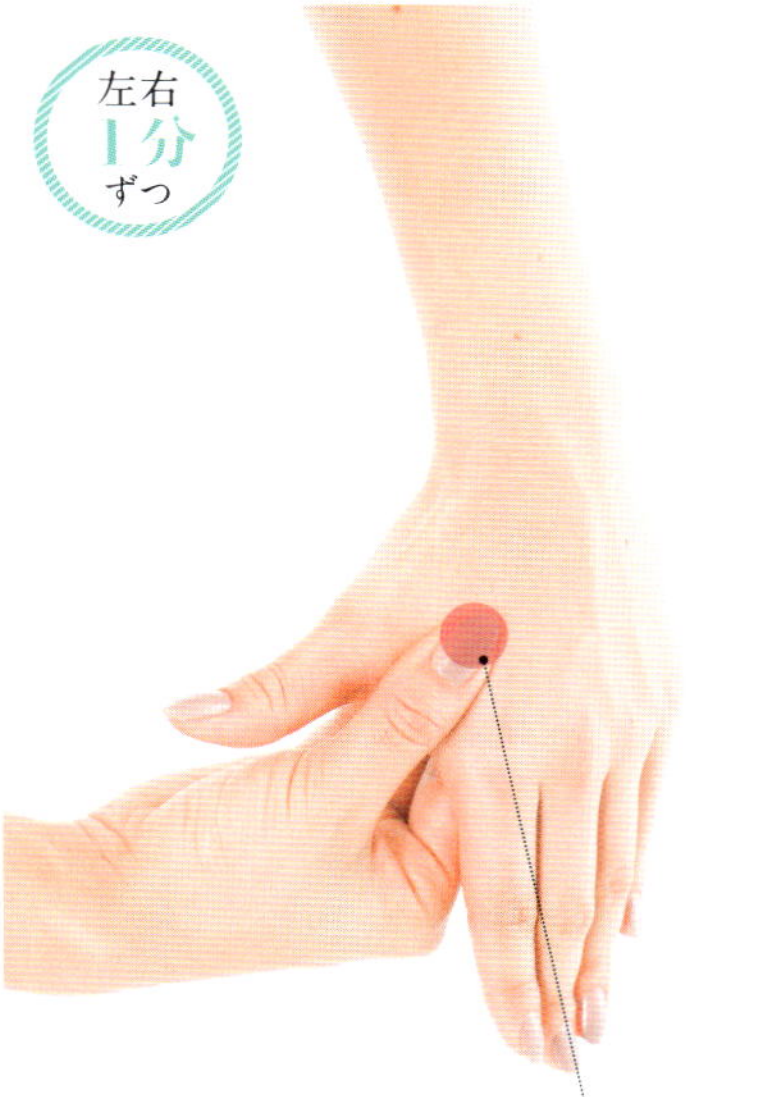

Point

「合谷」のツボ

4

手の甲を押す

親指で、手の甲にあるツボ「合谷《ごうごく》」を押す。ツボは、親指の骨と人差し指の骨の間のくぼみにある。5秒かけて押し、5秒かけて戻す。反対側も同様に。

Maintenance +1

美バスト&二の腕やせストレッチ

「振り袖」状のぷよぷよ肉を刺激するストレッチ。だらしない腕をすっきりさせましょう。

How to

片手のひらを上から背中にまわし、反対側の手でひじを支えて、二の腕を伸ばす。息を吐きながら10秒キープし、息を吸いながら力をゆるめる。左右交互に、5回繰り返す。

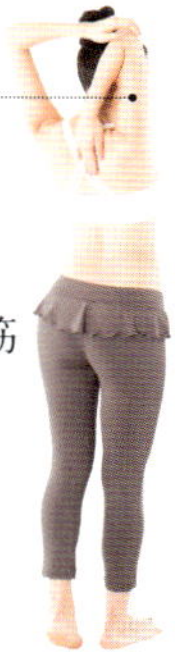

上腕三頭筋を意識

目的別
シェイプアップ編 15

ヒップアップしたい

お尻の筋肉がこってかたくなり、ハリがなくなると全体的に垂れ下がってしまいます。脚からお尻の膀胱経のマッサージでヒップラインのハリと柔軟性を取り戻しましょう。ツボ押しもプラスして引き締め効果をはかります。骨盤まわりの血流も活性化して女子力もアップしますよ。

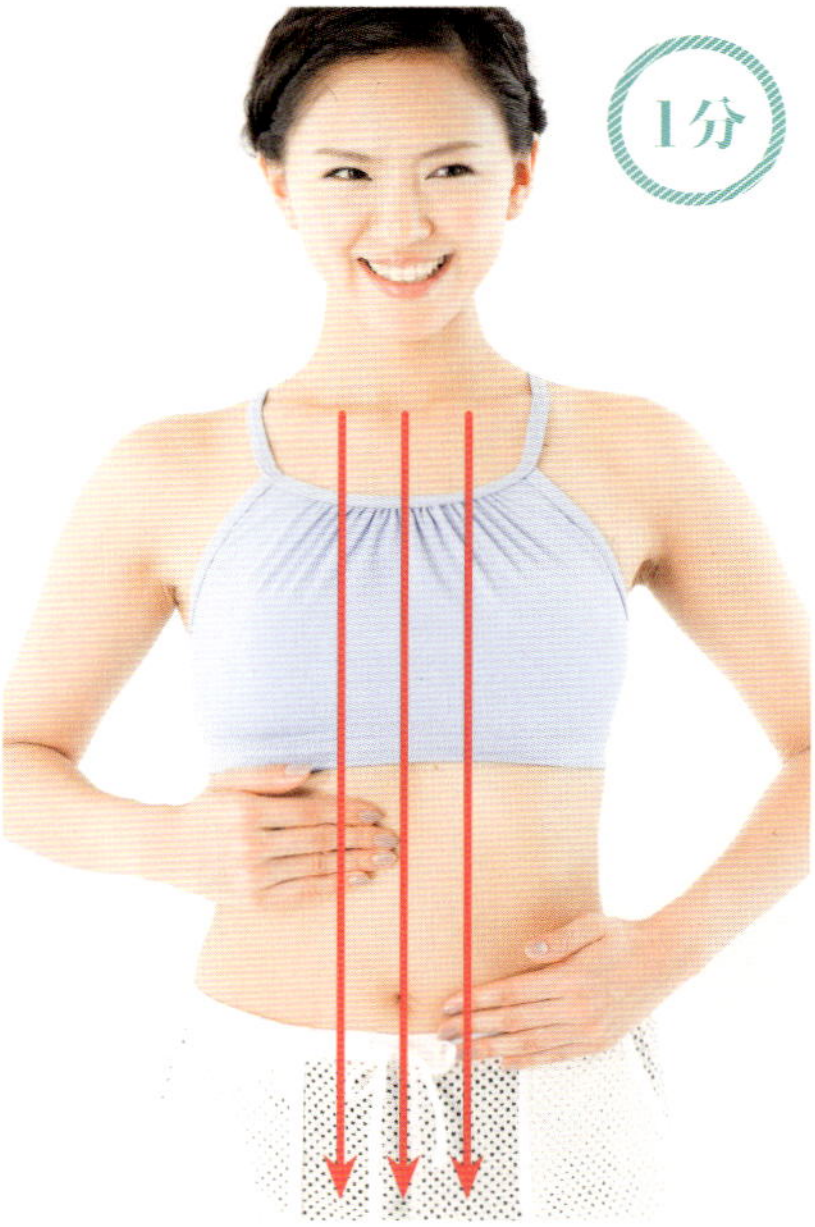

1

胸とお腹をさする

手のひらを胸の中心にあてる。左右の手を交互に動かし、胸からお腹、そけい部に向けて、お腹全体をさすり下ろす。

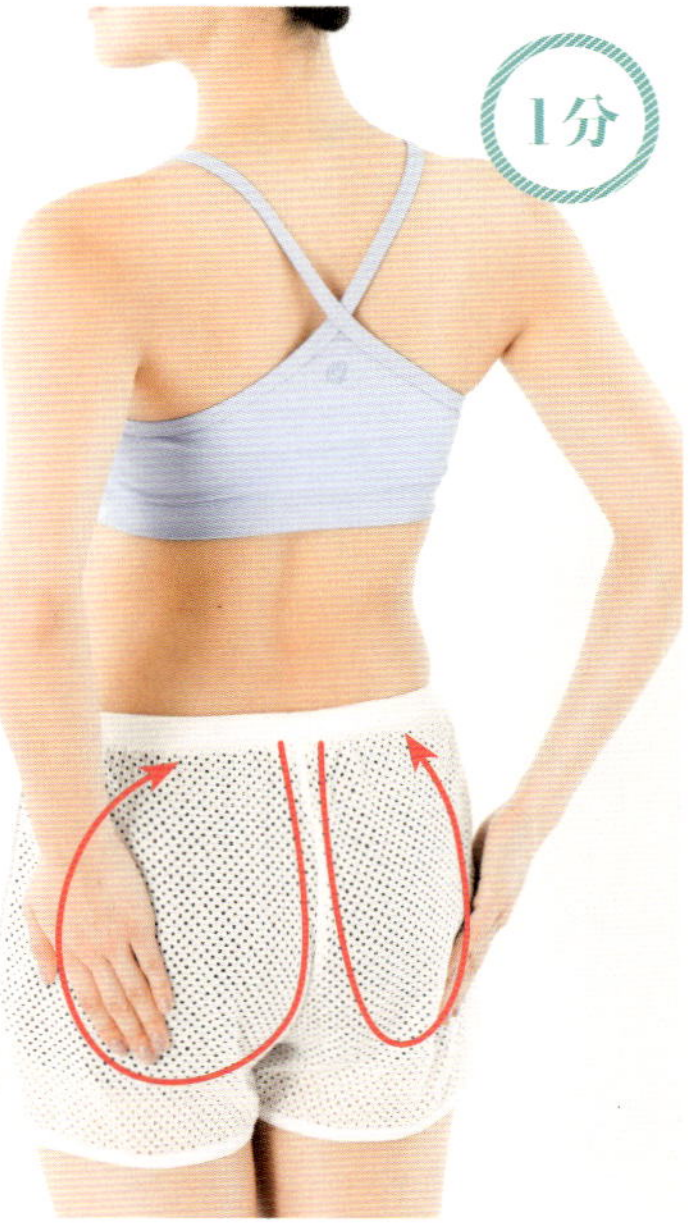

2

腰からヒップをさする

両手のひらを腰にあてる。背骨の下にある仙骨をさすり下ろし、ヒップラインに沿ってお尻を持ち上げるようにさすり上げて、もとの位置に戻す。

Maintenance +1

美バスト&お尻上げストレッチ

骨盤まわりの筋肉がよく伸びて、ヒップアップ効果大。ひねる動きでウエストもすっきり。

How to

足は肩幅に開き、頭の後ろで手を組む。骨盤は動かさずに、わき腹をひねるように上半身をまわして10秒キープし、ゆっくりと力をゆるめる。左右交互に、5回繰り返す。

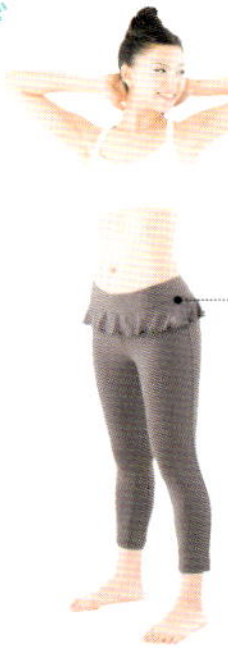

関連リンパ節&経絡

a 足の太陽膀胱経
b 「承扶」のツボ

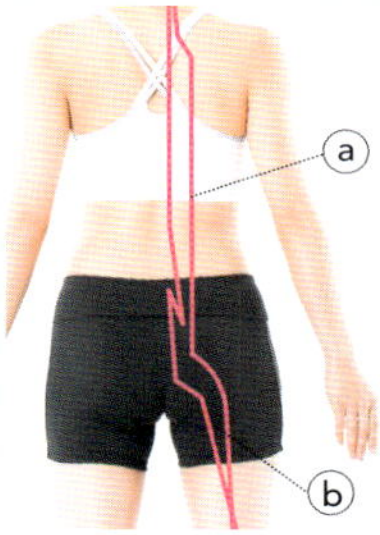

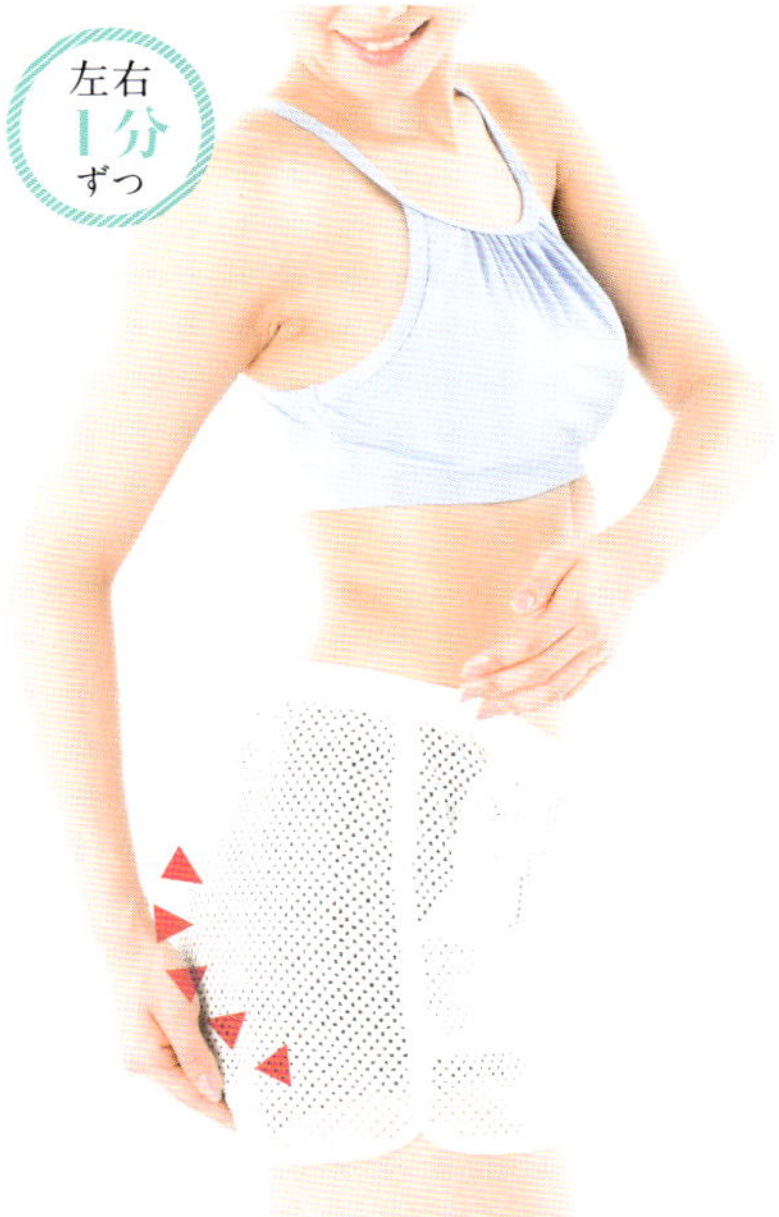

3

ヒップ全体をたたく

手のひらの中央をくぼませ、左右の手を交互に動かし、ヒップ全体を持ち上げるように、パコパコとリズミカルにたたく。反対側も同様に。

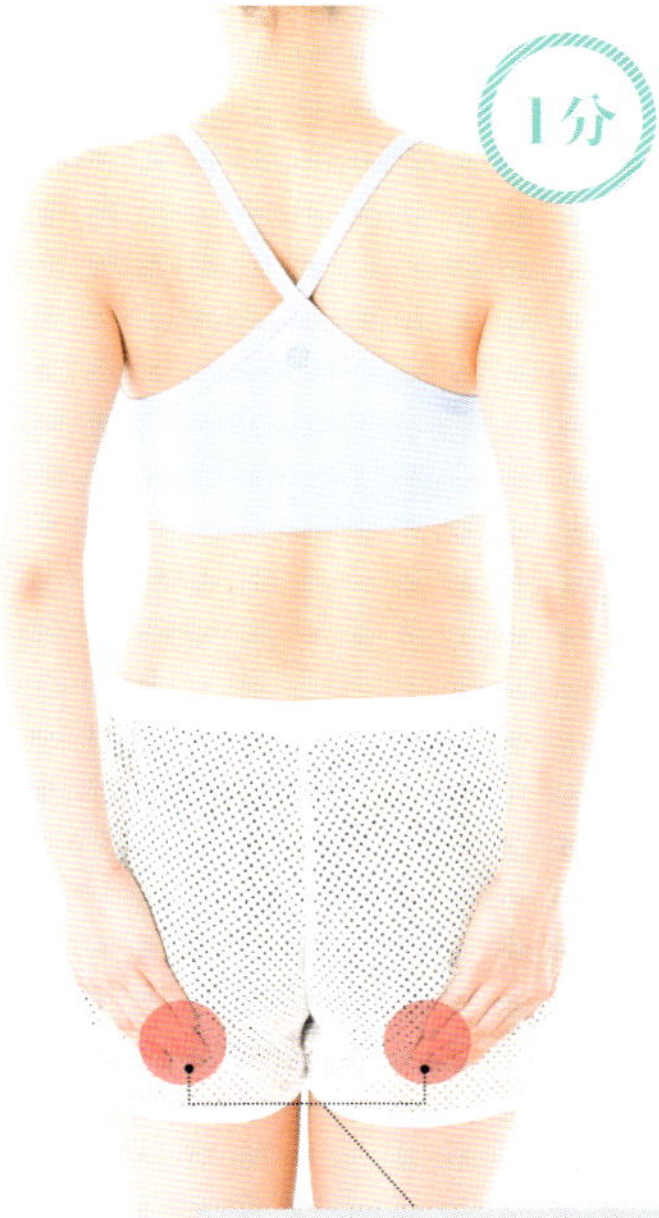

Point
ヒップアップに
効果的な「承扶」のツボ

4

お尻の下を押す

両手のひらをヒップにあてる。親指以外の4本の指で、左右のお尻の下、横じわの真ん中あたりにあるツボ（承《しょう》扶《ふ》）を押す。ツボを押し上げるようにして、5秒かけて押し、5秒かけて戻す。

目的別
シェイプアップ編 16

脚のむくみをとって美しく

脚のむくみはセルフケアで効果が出やすい部分。改善のポイントは、ひざ裏にあるツボ「委中」と膝窩リンパ節、足の付け根にあるそけいリンパ節です。むくみやすい部分は膝から下ですが、部分的ではなく脚全体をマッサージすることが大切です。脚のケアで、全身の引き締め効果も。

左右 1分 ずつ

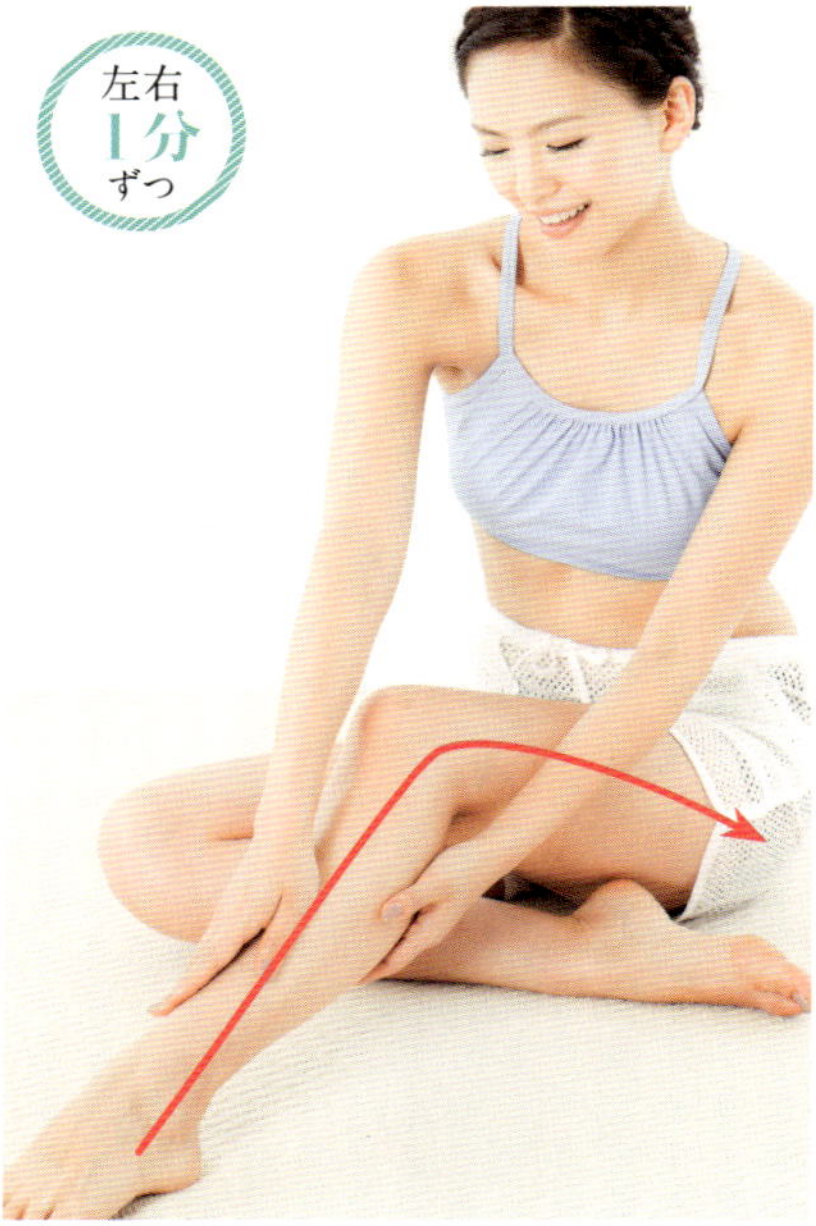

1

脚全体をさする

両手のひらを足首にあてる。脚のすね側とふくらはぎ側から包むように、左右の手を交互に動かして、そけい部まで脚全体をさすり上げる。反対側も同様に。

左右 1分 ずつ

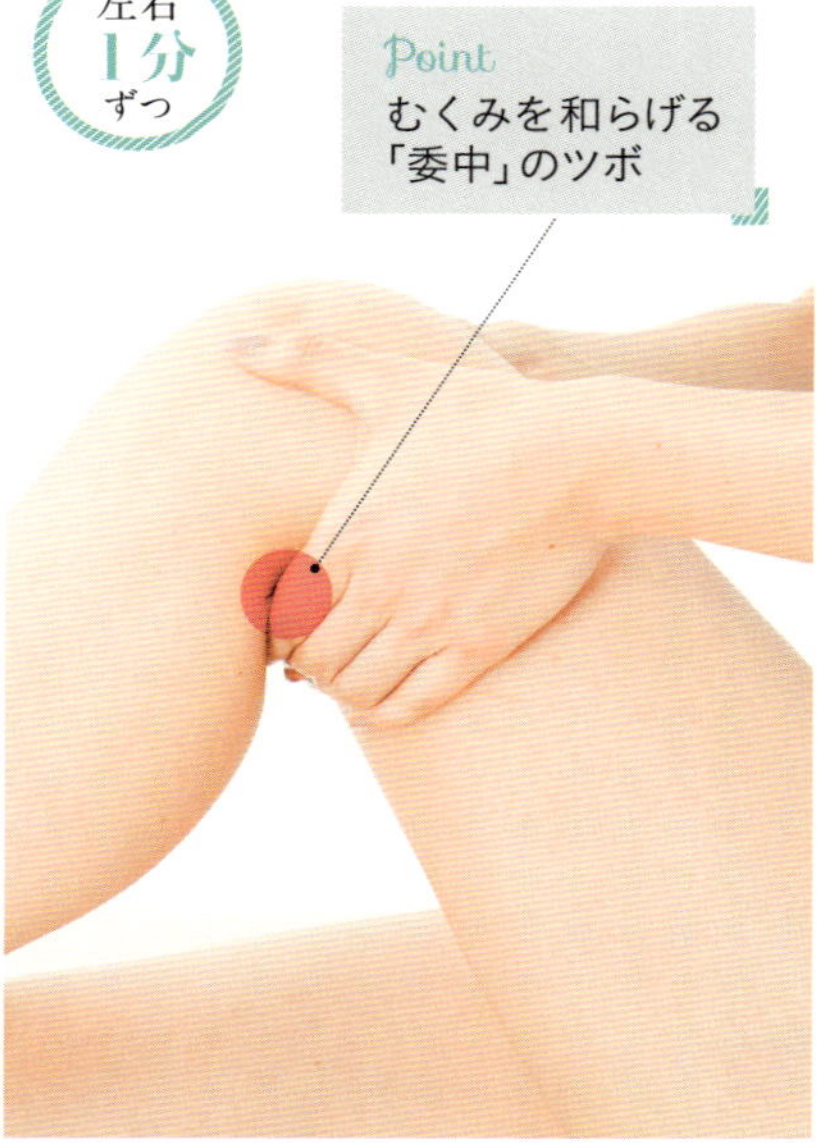

2

ひざの裏を押す

親指以外の４本の指で、ひざ裏のまん中あたりにあるツボ（委中《いちゅう》）を押す。５秒かけて押し、５秒かけて戻す。反対側も同様に。

Maintenance +1

美バスト＆全身ストレッチ

美しいボディをつくるストレッチ。❶で全身で陽の経絡を伸ばし、❷で陰の経絡を伸ばす。

How to

❶足は肩幅に開き、手を頭の後ろで組む。息を吐きながらゆっくりと上体を前に倒し10秒キープ。息を吸いながらゆっくりと戻す。❷両手を上げ、息を吐きながらゆっくりと状態を後ろにそらし10秒キープ。息を吸いながらゆっくりと戻す。❶❷を5回繰り返す。

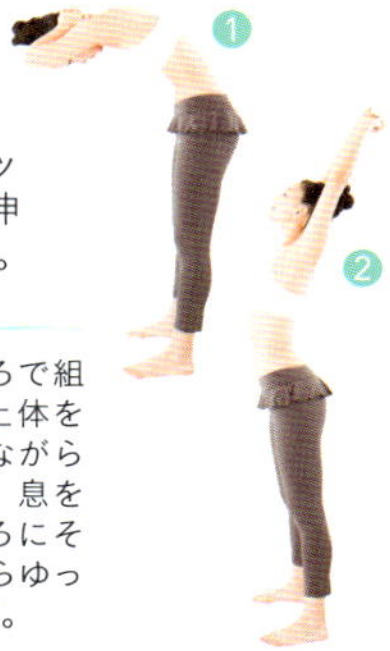

関連リンパ節＆経絡

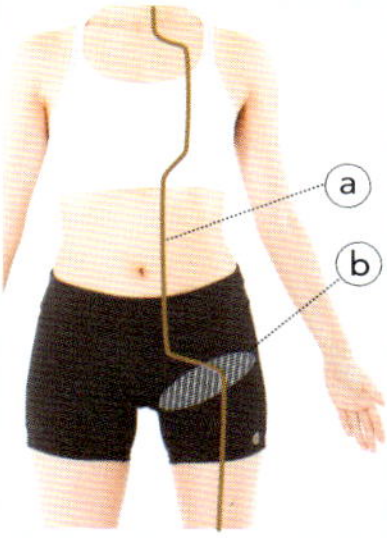

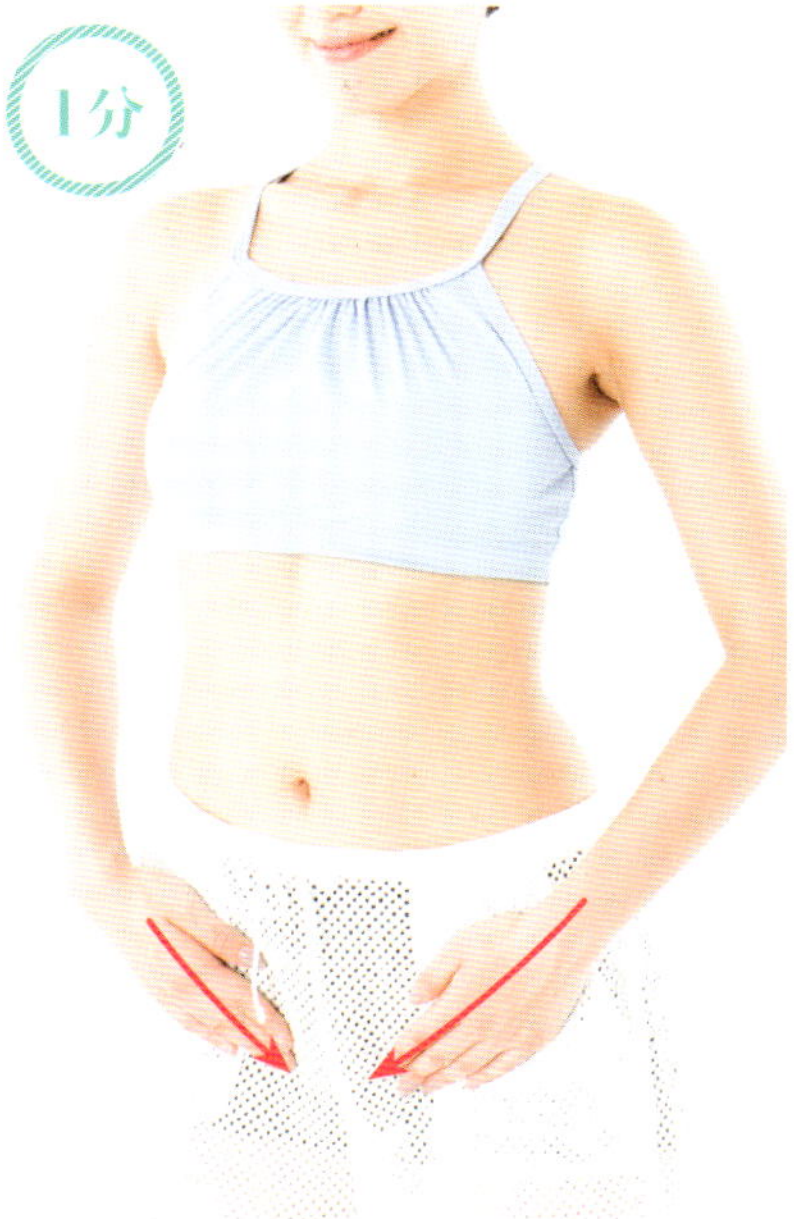

3

そけい部をさする

親指以外の４本の指を左右の腰骨下にあてる。左右のそけい部を外側から中心に向けてさする。

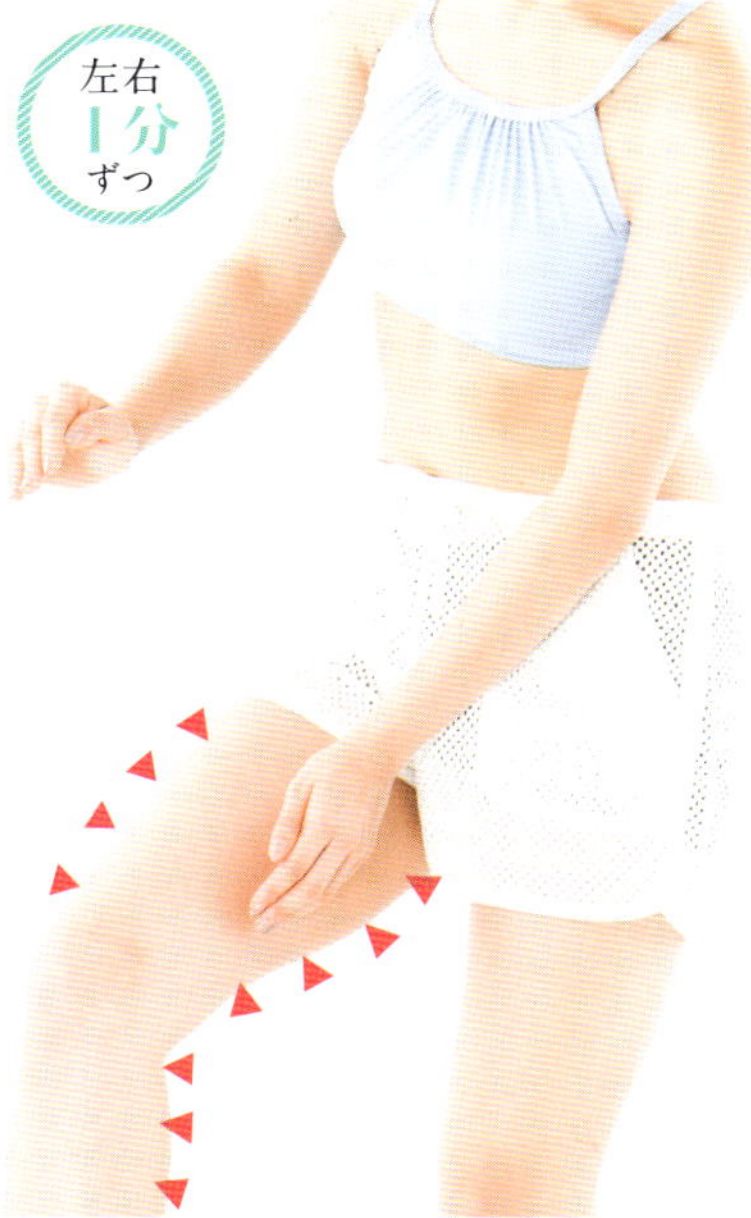

4

脚全体をたたく

両手のひらの中央をくぼませ、左右の手を交互に動かし、脚全体をパコパコとリズミカルにたたく。反対側も同様に。

目的別 美容編 17

小顔になりたい

いつからか顔が大きくなってきたという人も多いはず。小顔のカギは、頸部リンパ節と鎖骨リンパ節周辺のケアで、まずは老廃物や余分な水分を流します。鎖骨・首のマッサージで顔がすっきりするはず。さらにコリとむくみの改善で表情筋が柔軟になり、引き締め効果も高まります。

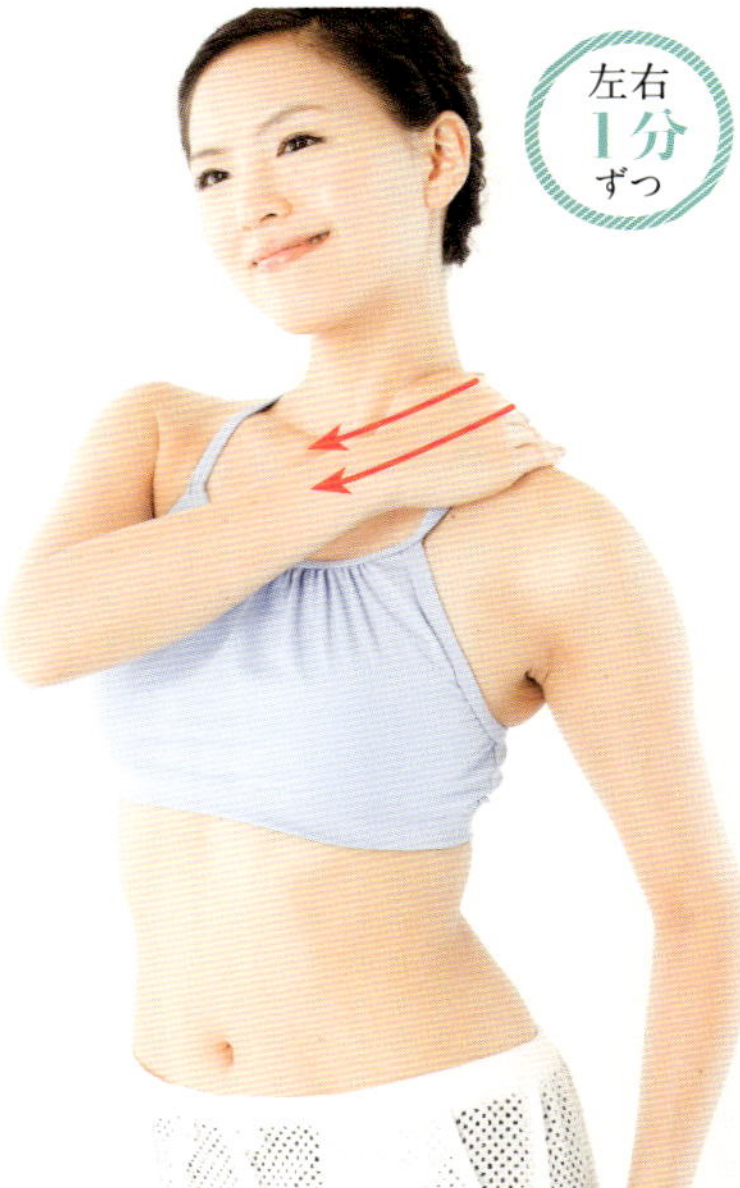

1

鎖骨の上下をさする

親指以外の4本の指で、鎖骨の上下のくぼみを、肩先から胸の中心に向けてさする。くぼみの上と下、交互に行なう。反対側も同様に。

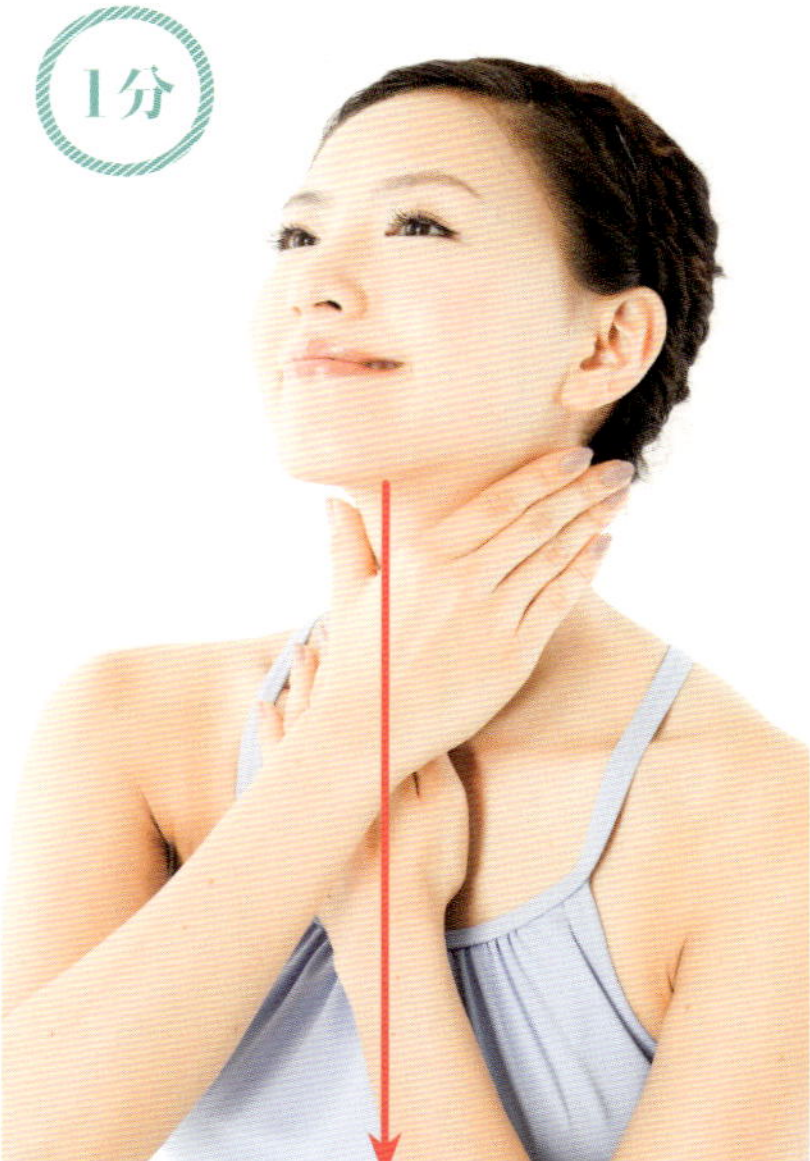

2

首から胸の中心をさする

手のひらを首にあてる。左右の手を交互に動かし、あごの下から首、胸の中心をさすり下ろす。

Maintenance +1

小顔のツボ▶巨髎【こりょう】

小鼻の両脇の、指幅１本分外側にあるツボ。リフトアップやほうれい線のケアに欠かせないツボで、歯痛や鼻づまりなどにも。

How to

人差し指と中指をツボにあて、顔の重みを手にのせるような気持ちで、息を吐きながらゆっくりと押し、力をゆるめる。１分行なう。

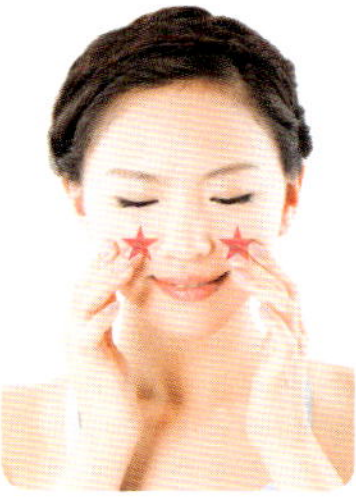

関連リンパ節＆経絡

a 頸部リンパ節
b 鎖骨リンパ節

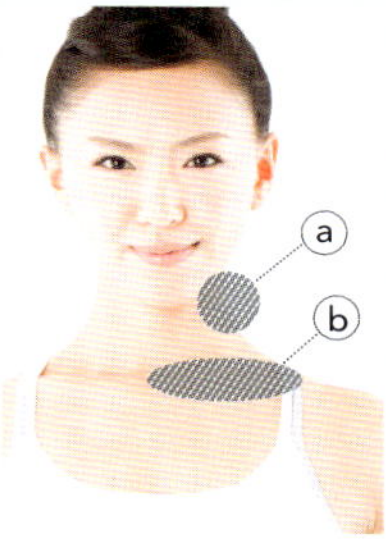

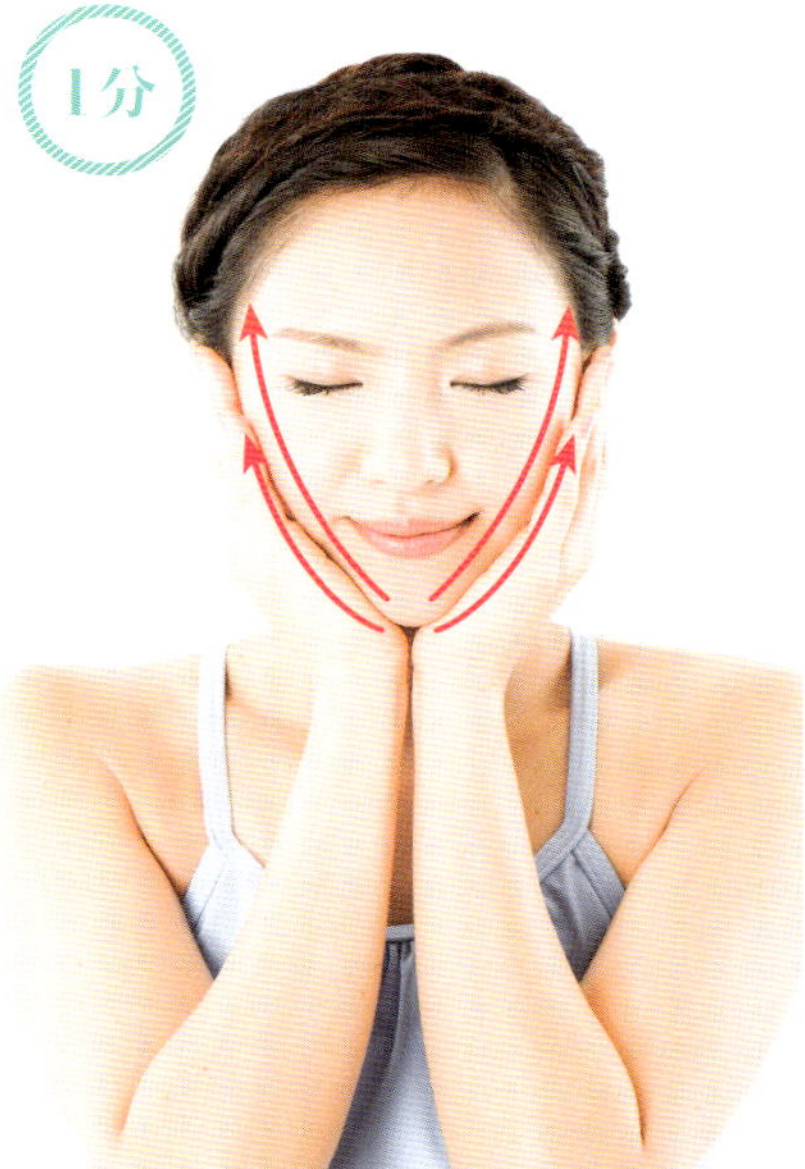

3

フェイスラインをさする

両手のひらをあごにあてる。あごから耳の下まで、またこめかみまで、フェイスラインに沿って、手のひらで包みこむようにさする。

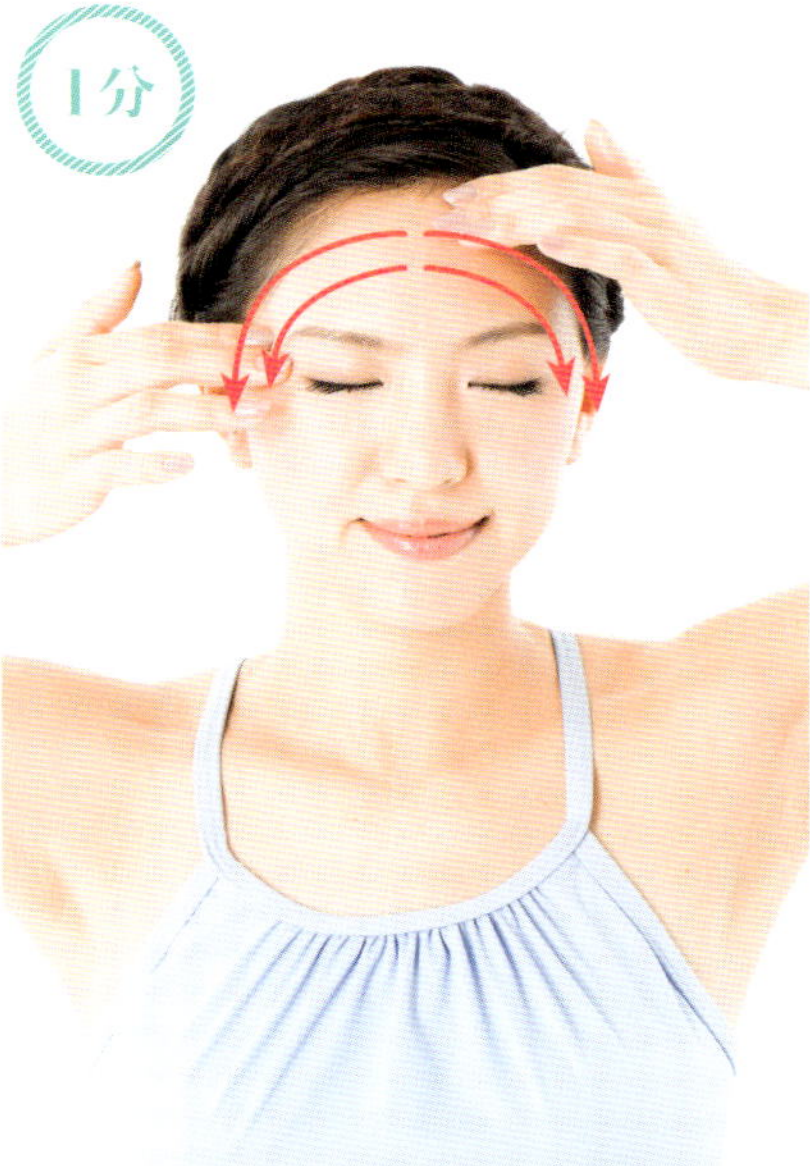

4

おでこを横にさする

人差し指と中指をそろえておでこにあてる。左右の手を交互に動かし、おでこの中心からこめかみに向けて、おでこ全体をさする。

目的別 美容編 18

乾燥による小じわを改善したい

冬になると目尻の小じわが気になる人も増えます。小じわができるのは乾燥と代謝の悪さが原因で、内臓の働きを改善することが大切です。また、シワは老化現象のひとつ。治癒力を引き出す腎経のマッサージとツボのケアで内臓を活性化させ、元気ときれいを取り戻していきましょう。

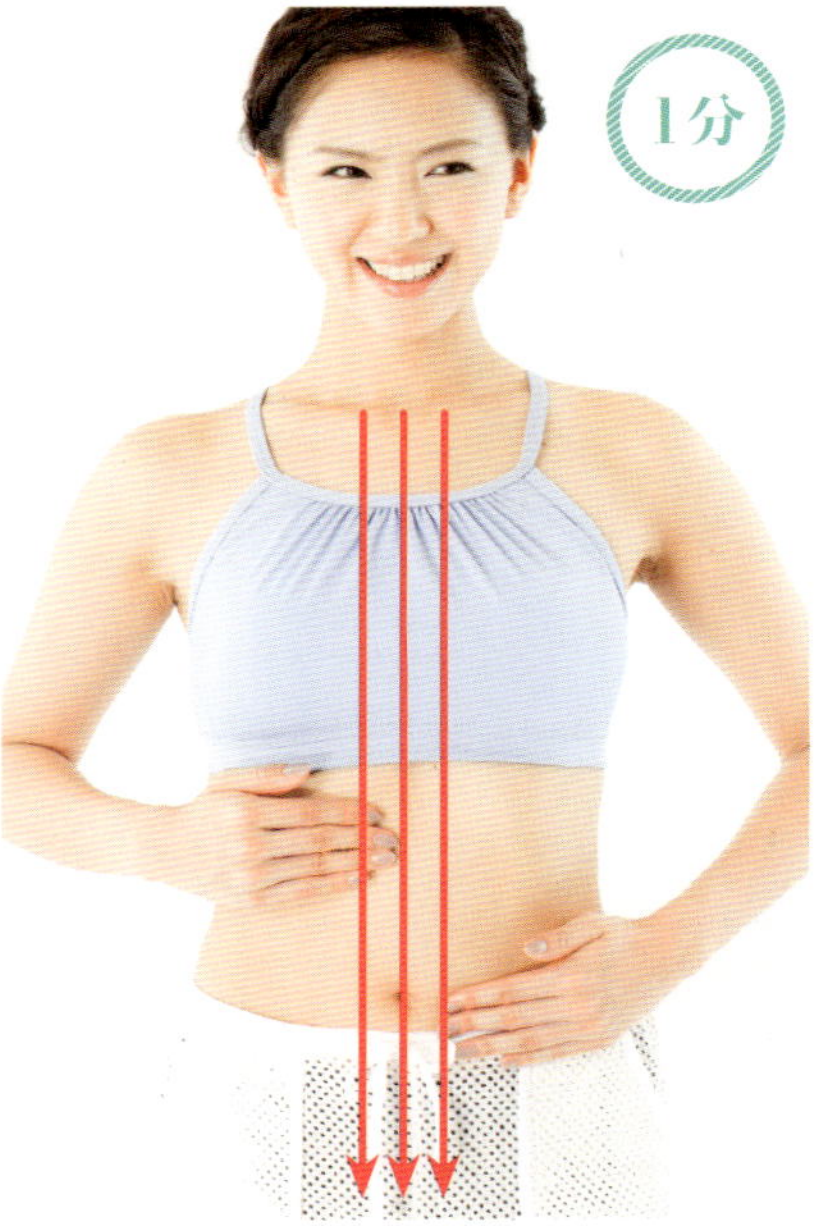

1

胸とお腹をさする

手のひらを胸の中心にあてる。左右の手を交互に動かし、胸からお腹、そけい部に向けて、お腹全体をさすり下ろす。

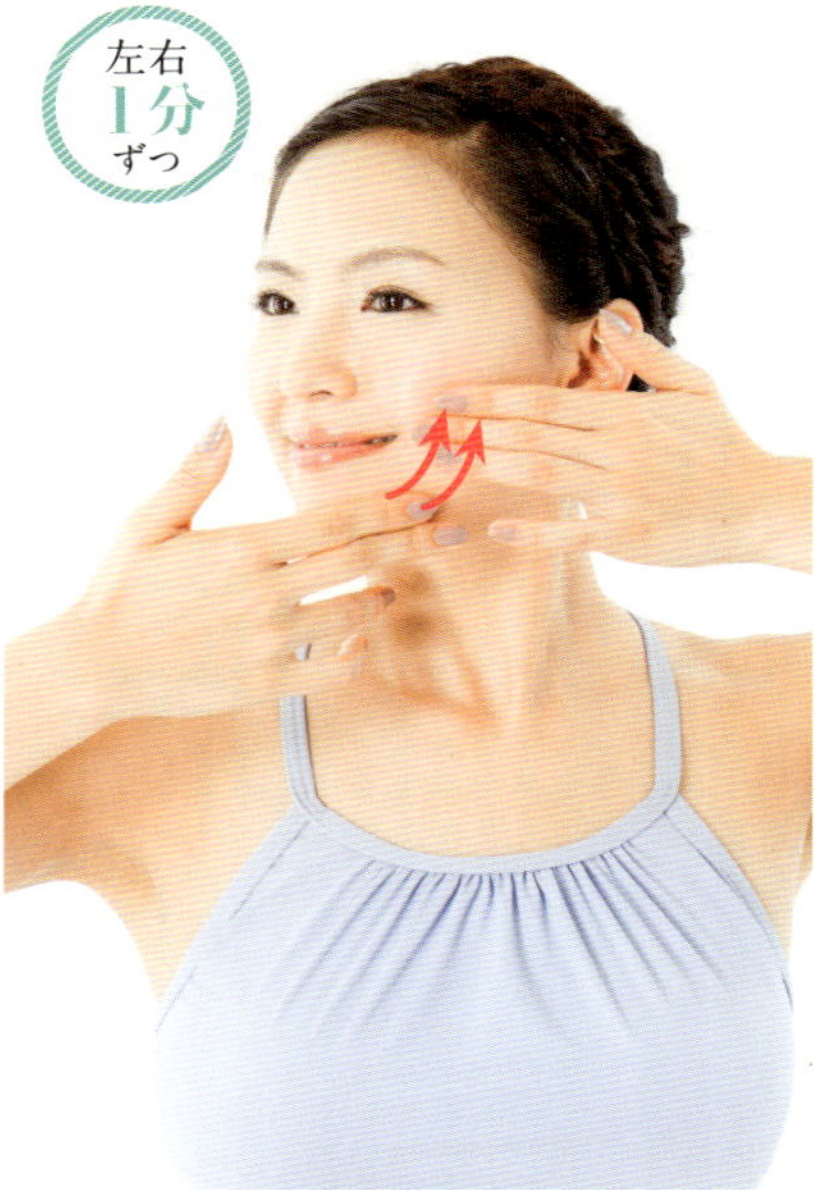

2

口のまわりをさする

人差し指と中指をそろえて口の下にあてる。左右の手を交互に動かし、口元のたるみを持ち上げるように、さする。反対側も同様に。

Maintenance +1

小じわのツボ▶四白【しはく】

黒目から指幅１本分真下、目の下の骨の真ん中あたりにあるツボ。気血の流れをよくし、たるみ、しわ、しみ、くすみを防ぐツボ。

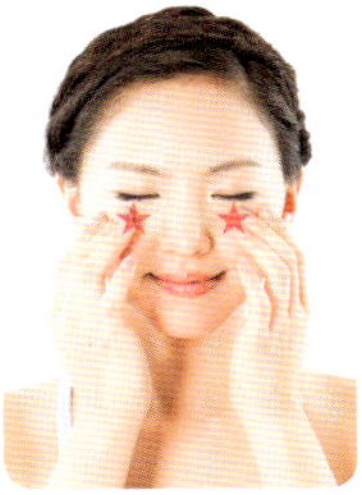

How to

中指をツボにあて、人差し指を添えて、息を吐きながらゆっくりと押し、力をゆるめる。１分行なう。

関連リンパ節&経絡

a 腋窩リンパ節
b 耳下腺リンパ節

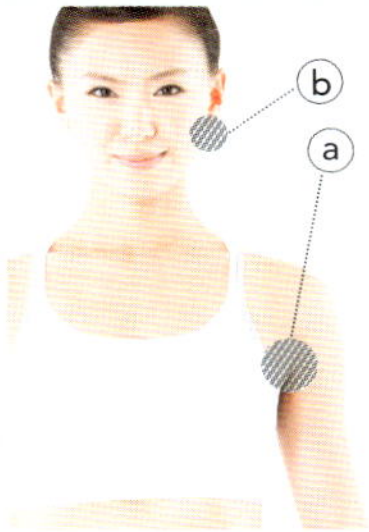

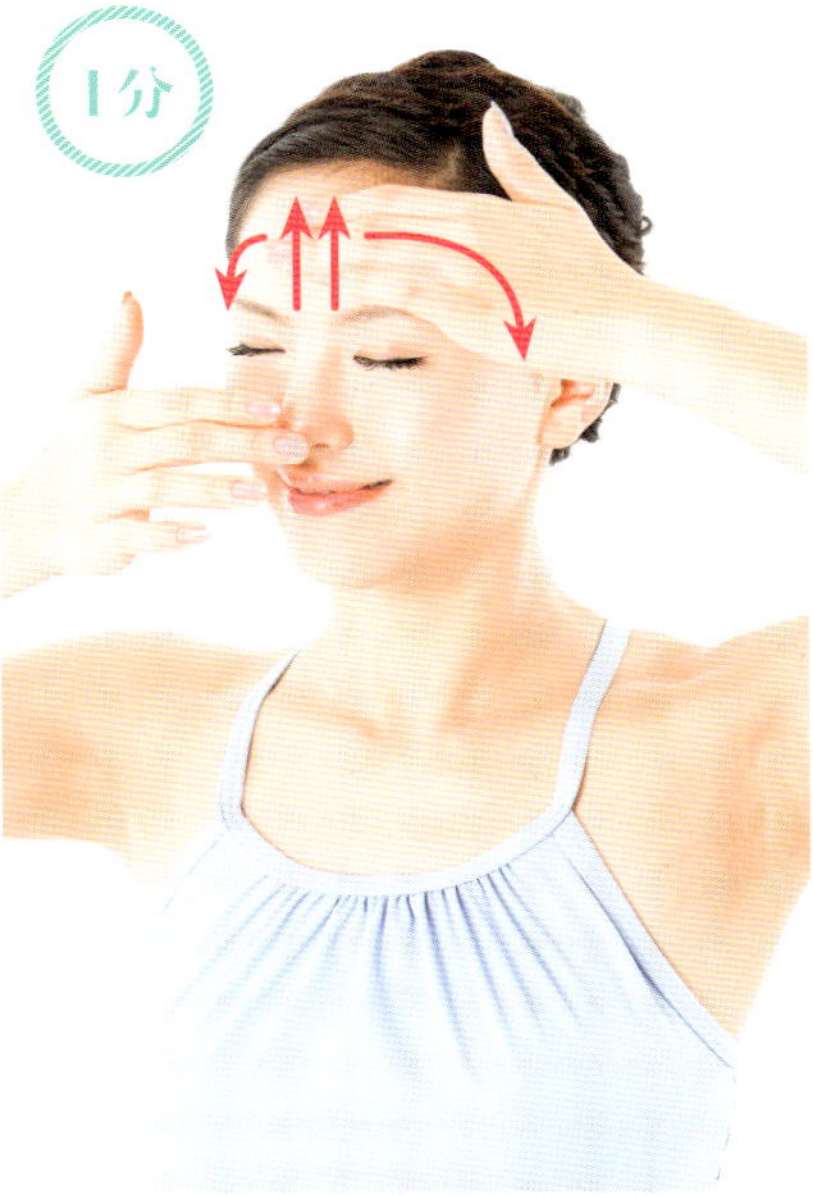

3

眉間をさする

人差し指と中指をそろえて眉間にあてる。左右の手を交互に動かし、下から上に向けておでこをさすり上げ、おでこからこめかみに向けてさする。

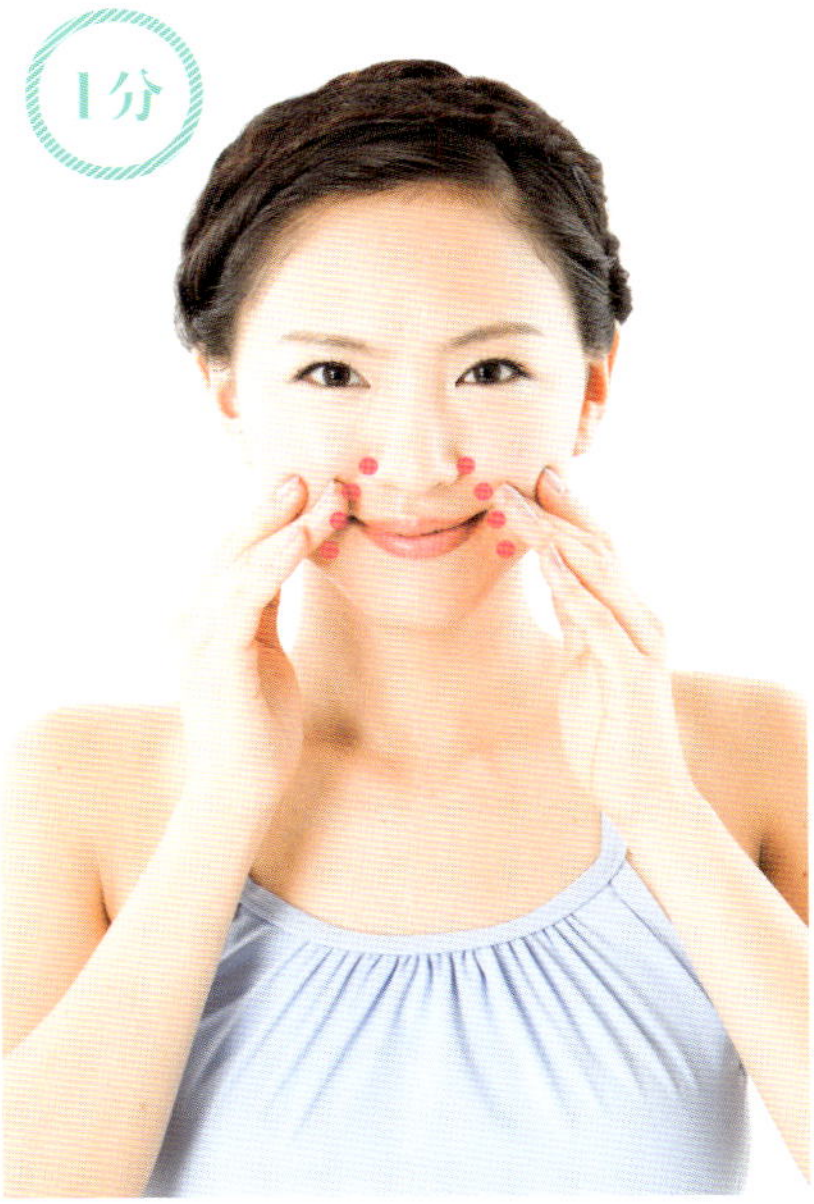

4

ほうれい線を押す

人差し指と中指をそろえて、口の下の左右にあてる。ほうれい線に沿って、線を下から上へなぞるように、細かく押していく。

頬のたるみをリフトアップ

頬のたるみは10歳老けて見える可能性も。表情筋の衰えや筋の緊張、婦人科系の不調、気の不足でも起こります。まずからだの前面を通る任脈経をさすり、気を補いからだを整えます。次に頬全体をマッサージして耳下腺リンパ節に流していきます。顔はデリケートなのでやさしく行なって。

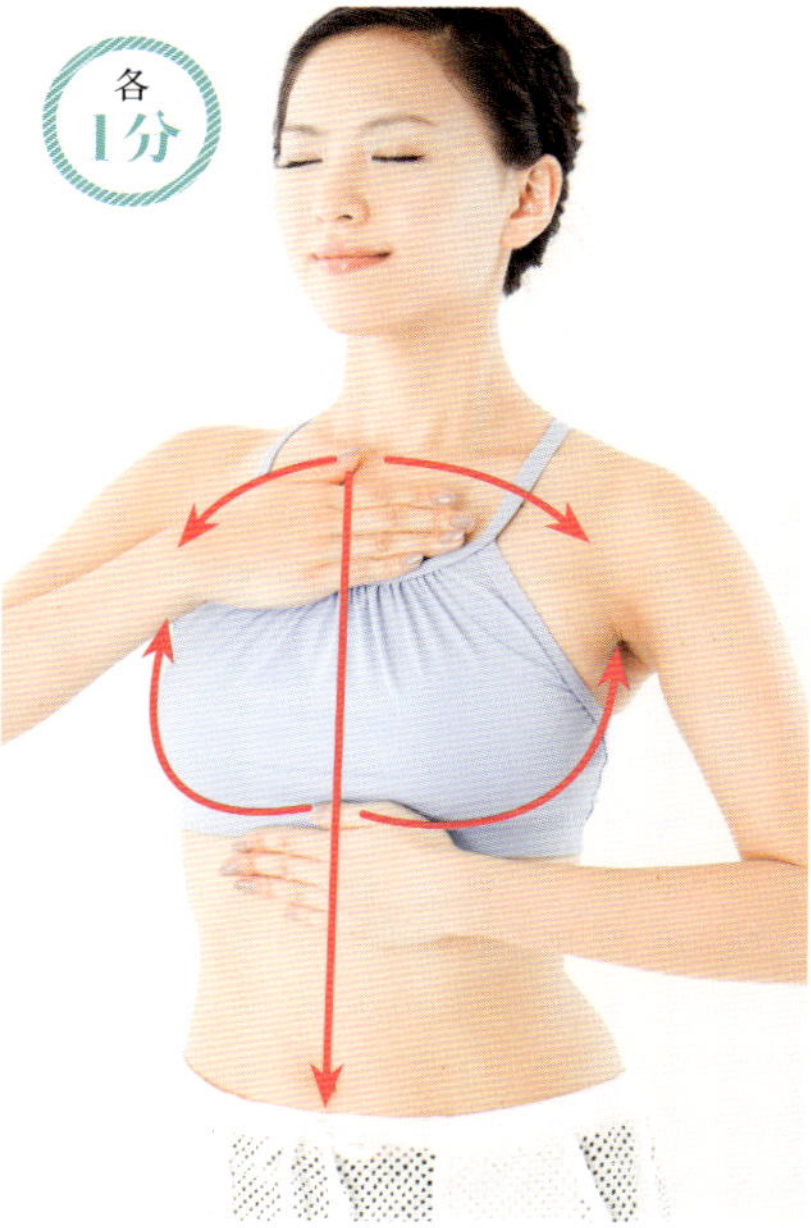

1

バストまわりをさする

親指以外の４本の指を鎖骨下中央にあてる。左右の手を交互に動かし、胸の中心をお腹までさすり下ろす。次に、左右の手のひらで鎖骨の下を中央から両わきに向けてと、バストからわきへさする。

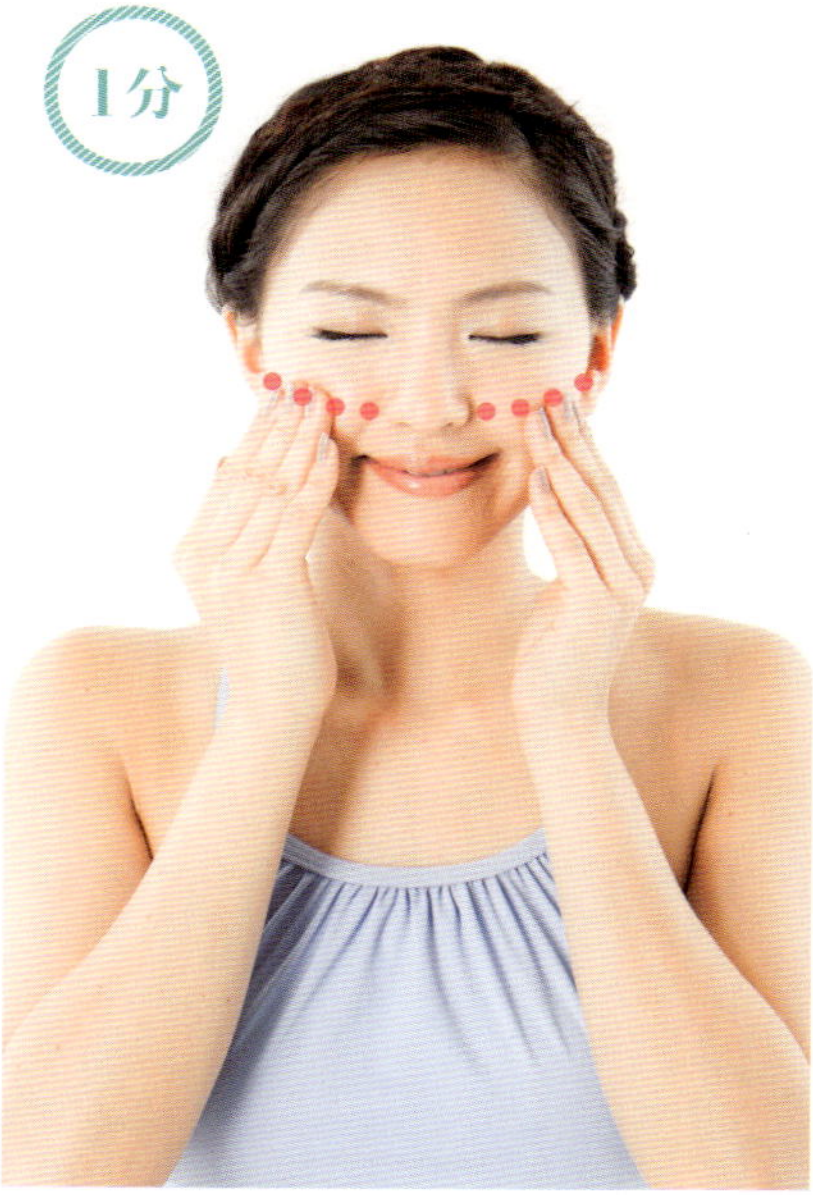

2

頬を押す

親指以外の４本の指を左右の頬にあてる。中央から外側に向けて頬を細かく押していく。指でぎゅっと押すのではなく、指を顔で押すイメージで行なう。

Maintenance +1

たるみのツボ ▶ 下関【げかん】

指をあてて口を開けると、骨が持ち上がり、口を閉じるとくぼみができる場所。顔の下半分にとくに影響を与え、肌にハリを与えるツボ。

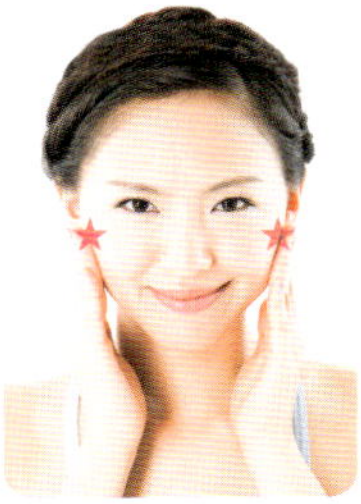

How to

中指をツボにあて、人差し指を添えて、息を吐きながらゆっくりと押し、力をゆるめる。1分行なう。

関連リンパ節&経絡

a 任脈経
b 耳下腺リンパ節

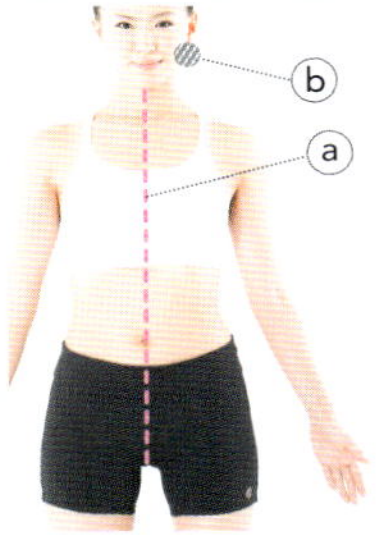

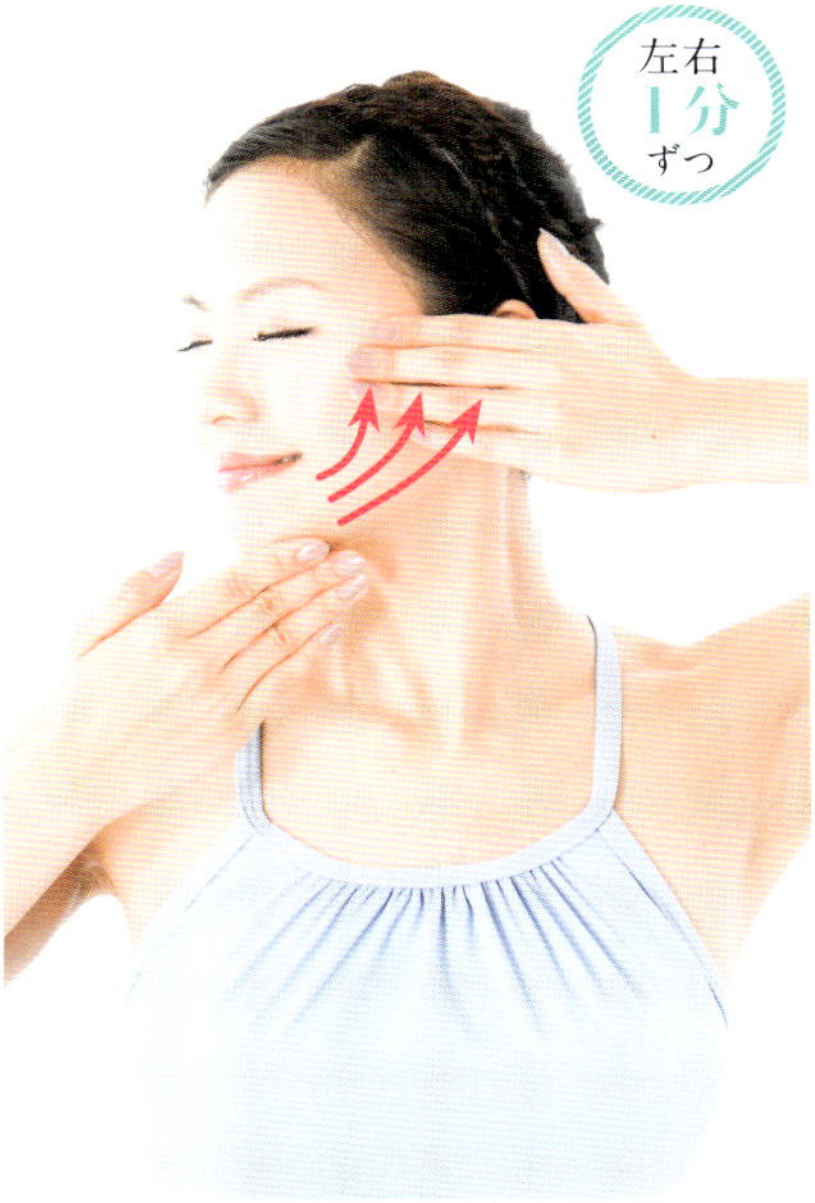

3 頬をさする

親指以外の4本の指を口の下にあてる。左右の手を交互に動かし、頬全体を持ち上げるように、さすり上げる。反対側も同様に。

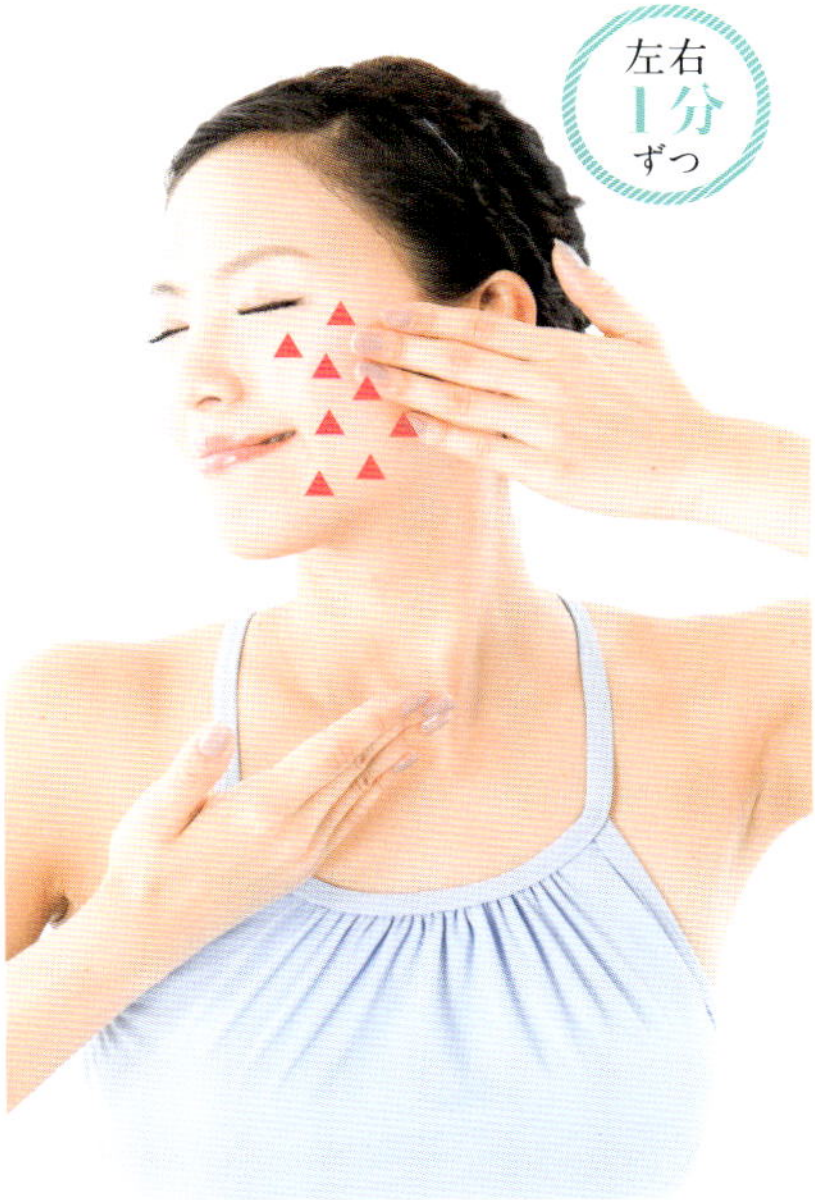

4 頬全体をたたく

親指以外の4本の指をそろえ、頬を下から上に向けて、たたいていく。左右の手を交互に、回転させるように動かして行なう。反対側も同様に。

目的別 美容編 20

もっと透明感のある肌に

キラキラと透明感のある肌は素敵に見えます。顔はからだに比べて、紫外線を浴びたり、外気にあたったりと外的環境の影響を受けやすい部分。日頃のケアの積み重ねが大切です。バストの流れを良くすることで、気血が顔全体に行き渡り、目の下のクマやくすみの予防にもなります。

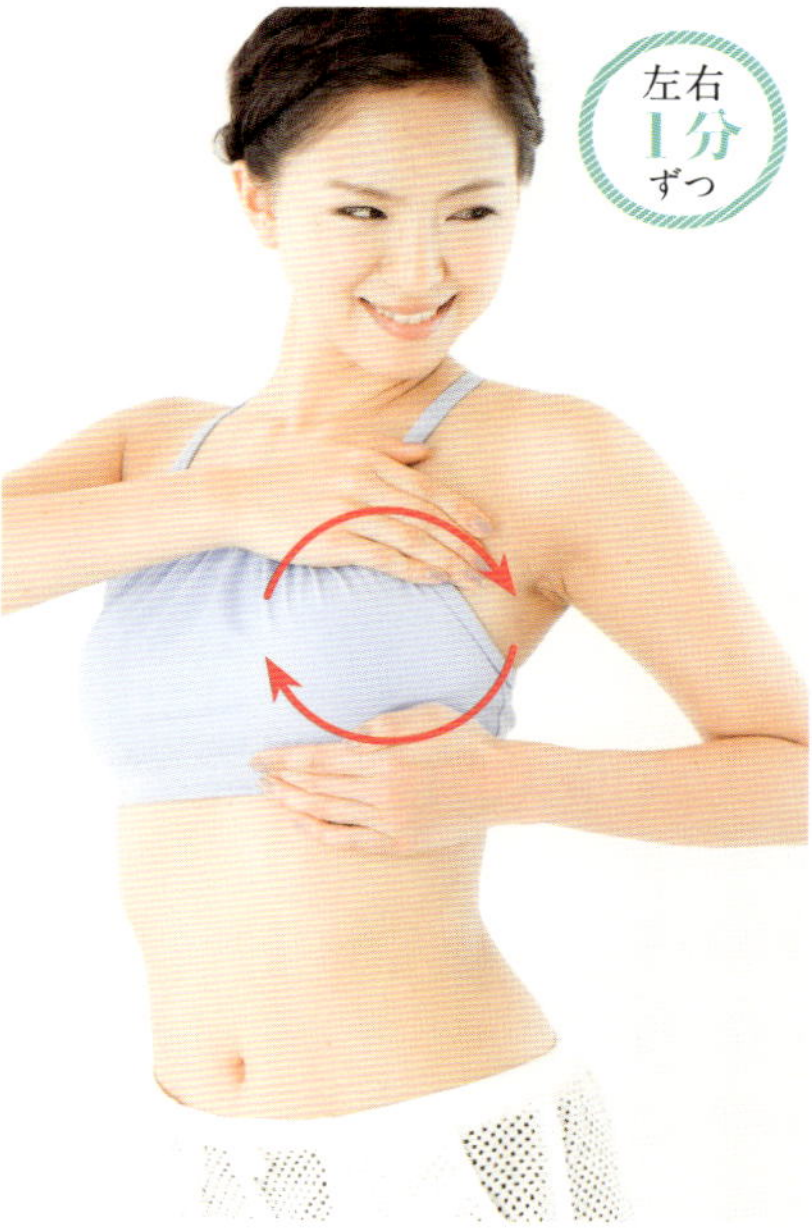

1

バストの上下をさする

両手のひらをバストの上と下にあてる。上の手は中央からわきへ、下の手はわきから中央へ、バストの丸みに合わせてさする。反対側も同様に。

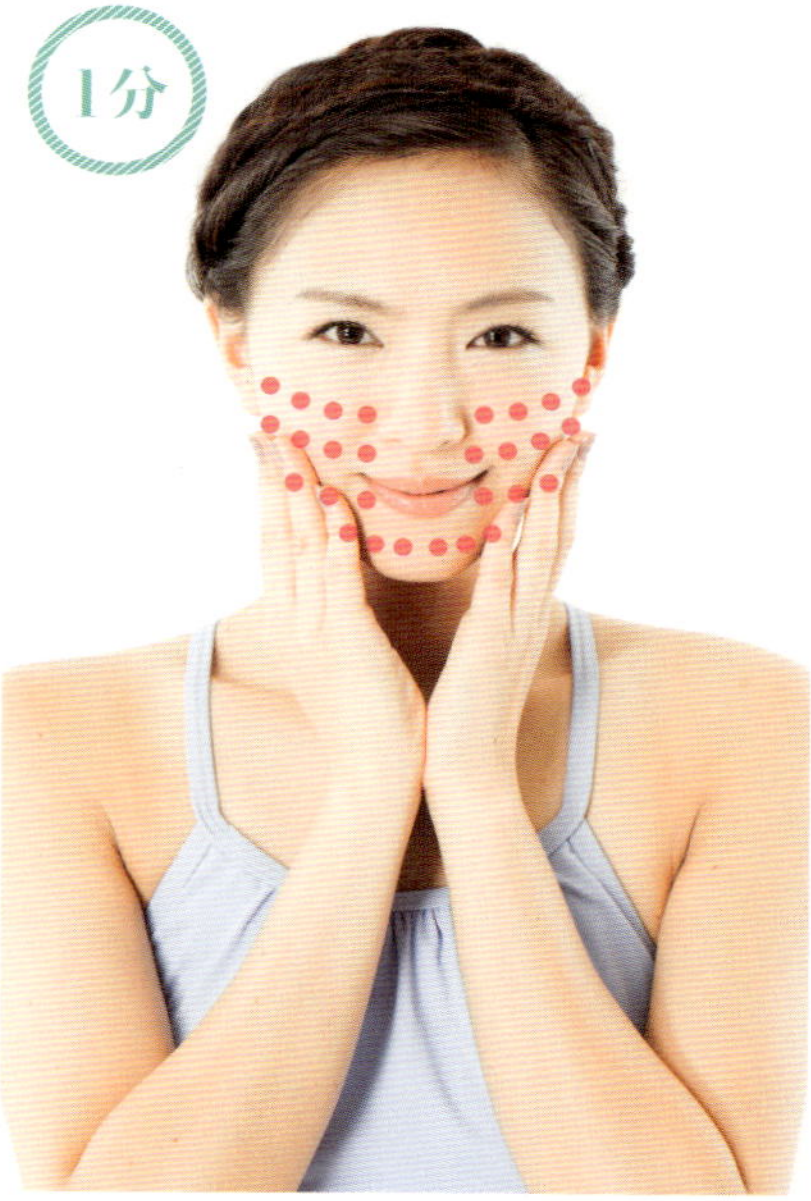

2

頬全体を押す

親指以外の４本の指をそろえ、口の下の左右にあてる。頬全体を、あご、口角、小鼻の横から耳の前に向けて、頬を持ち上げるように、細かく押していく。

Maintenance +1

透明感のツボ▶太陽【たいよう】

眉の外側と目尻を結ぶラインから親指1本分外側、少しくぼんだ部分にあるツボ。気血の流れをよくし、目の疲れ、リフレッシュに効果的。

How to

中指をツボにあて、4本の指で気持ちいいくらいの強さで、息を吐きながらゆっくりと押し、力をゆるめる。1分行なう。

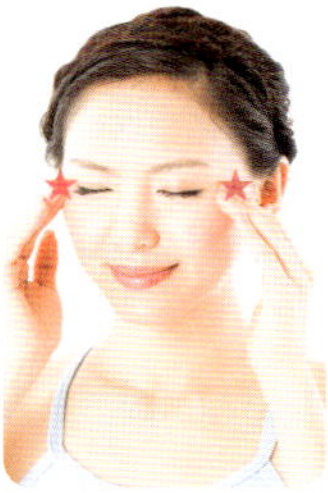

関連リンパ節&経絡

a　耳下腺リンパ節
b　腋窩リンパ節

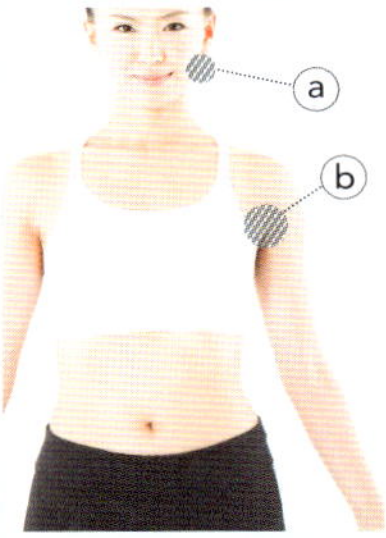

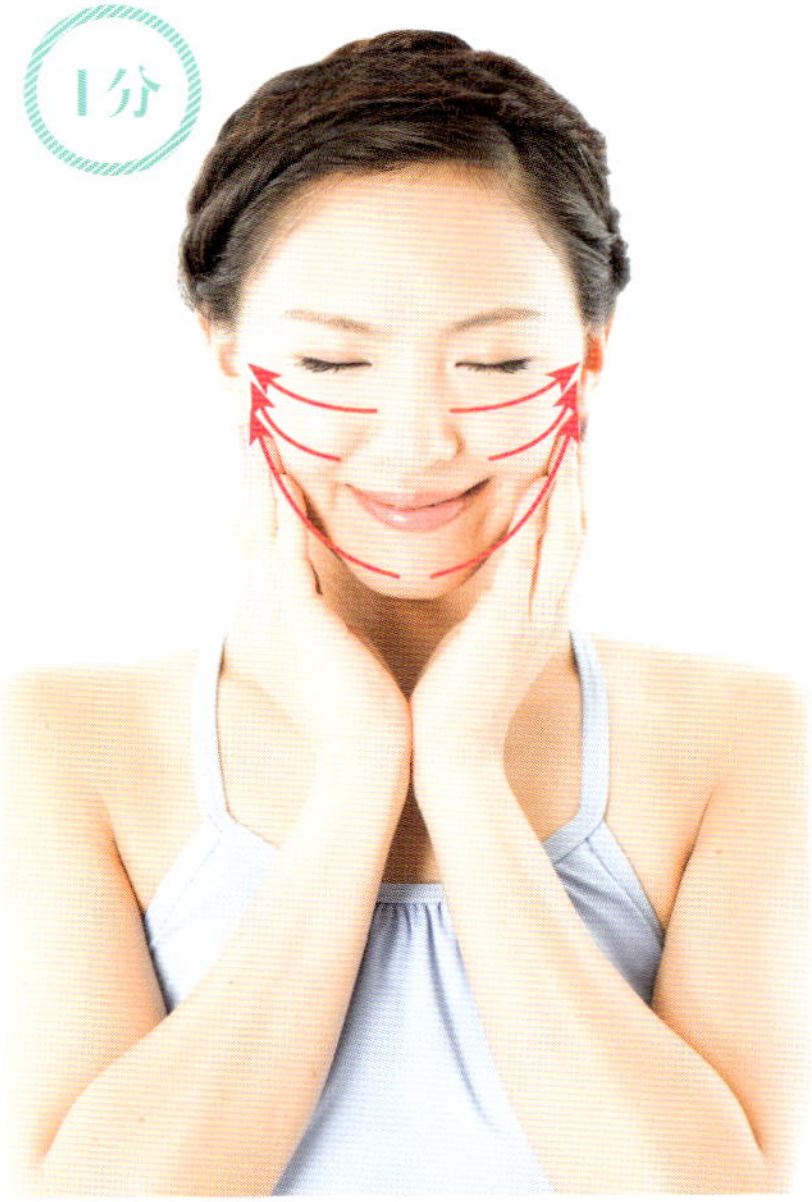

3

頬全体をさする

親指以外の4本の指をそろえ、口の下の左右にあてる。頬全体を、あご、口角、小鼻の横から耳の前に向けて順番にさすり上げる。

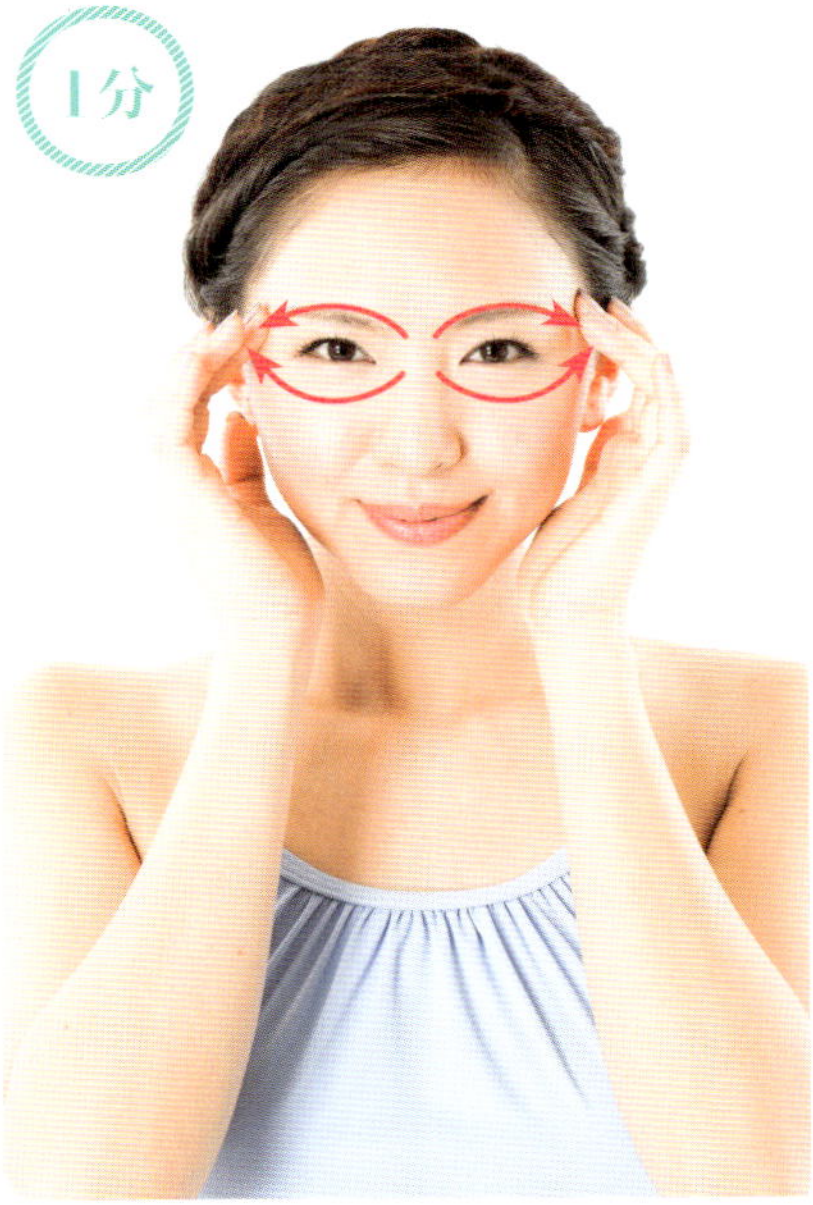

4

目の周囲をさする

人差し指と中指をそろえ、左右の目頭にあてる。目頭からこめかみまで目の下をやさしくさする。次に、眉頭からこめかみまで、目の上をやさしくさする。

Column

3

いつでもどこでも小顔効果アップ！

美バスト＆美容エクササイズ

筋肉やリンパ、血管などは顔もボディもつながっています。色ツヤのよい、引き締まった美しい小顔をつくるならば、バストのまわりをほぐすとさらに効果アップ。パソコン作業が続いたときなど、オフィスでのリフレッシュにもぴったりです。

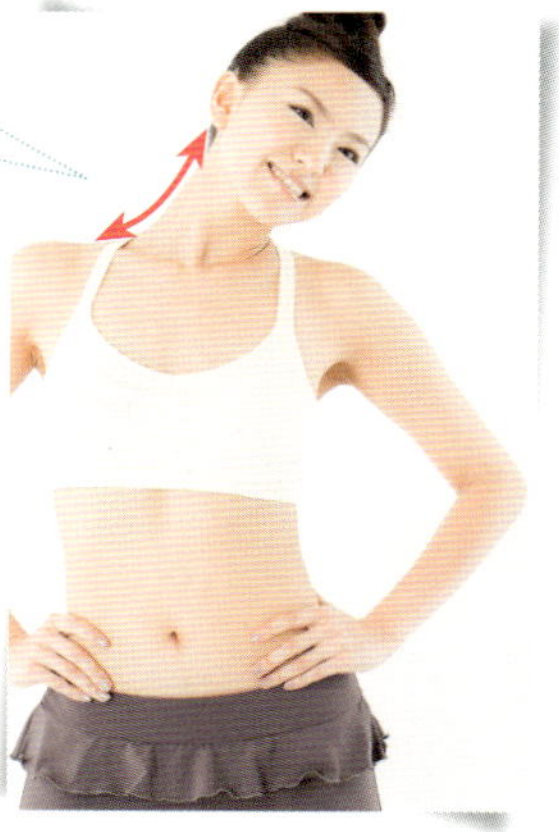

1 首の側面を伸ばす

息を吐きながら首を横に倒して首の側面を伸ばし、5秒キープ。息を吸いながら頭を元に戻す。反対側も同様に。左右交互に、5回繰り返す。

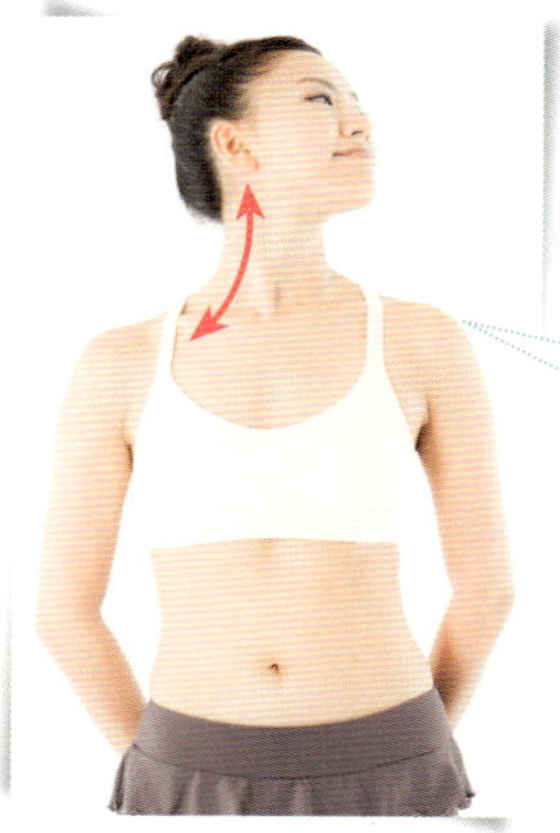

2 首からデコルテにかけて伸ばす

首を横に向け、息を吐きながら頭を後ろに倒して首からデコルテにかけて伸ばし、5秒キープ。反対側も同様に。左右交互に、5回繰り返す。

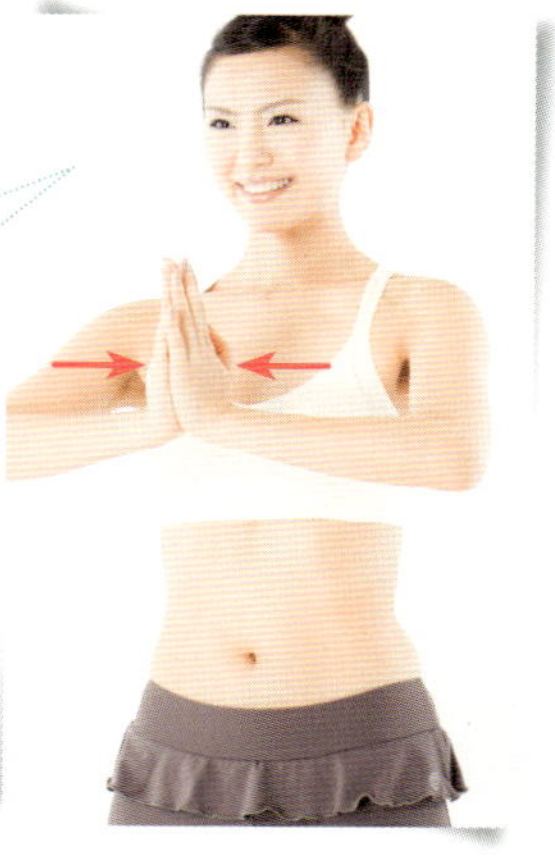

3 バストアップのエクササイズ

両手を胸の前であわせて、両手に力を込めるように手を押し合う。息を吐きながら押して5秒キープし、息を吸いながら力をゆるめる。5回繰り返す。

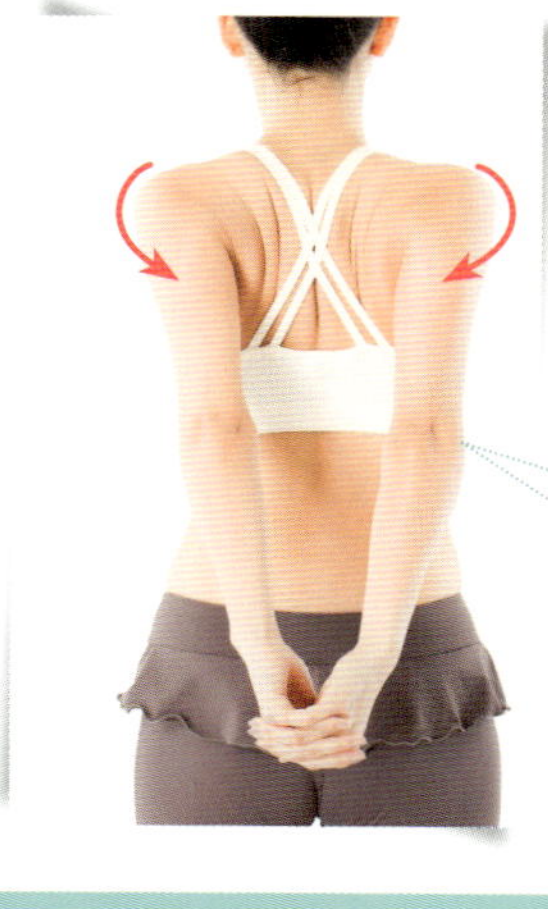

4 左右の肩甲骨を寄せる

ひじを伸ばして手を後ろで組み、肩甲骨を寄せるように胸を開く。息を吐きながら5秒キープし、息を吸いながら力をゆるめる。5回繰り返す。

5章

バストスペシャルケア&体質改善プログラムでさらに美しく

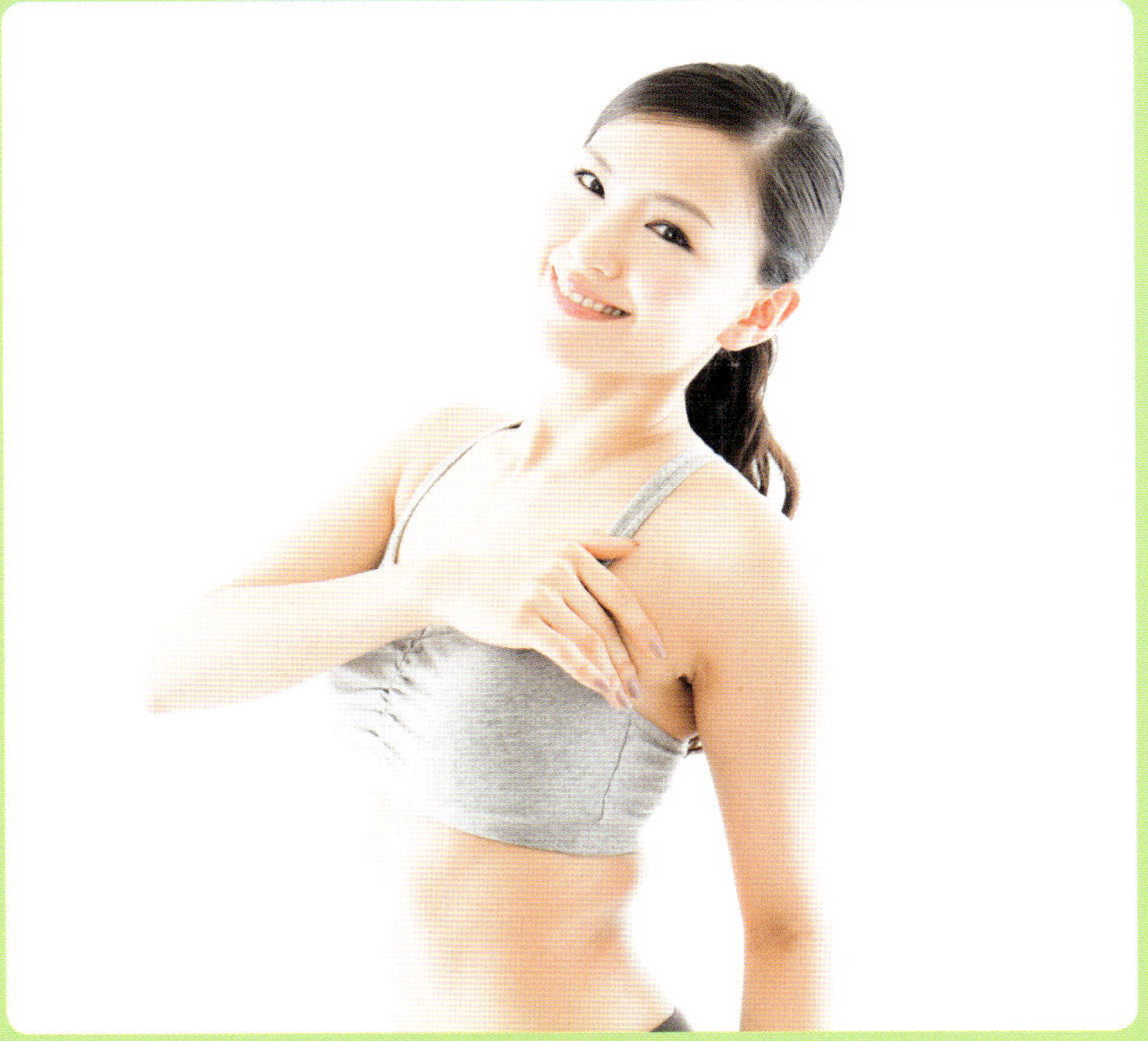

バスト
スペシャルケア 01

妊娠したいときのバストマッサージ

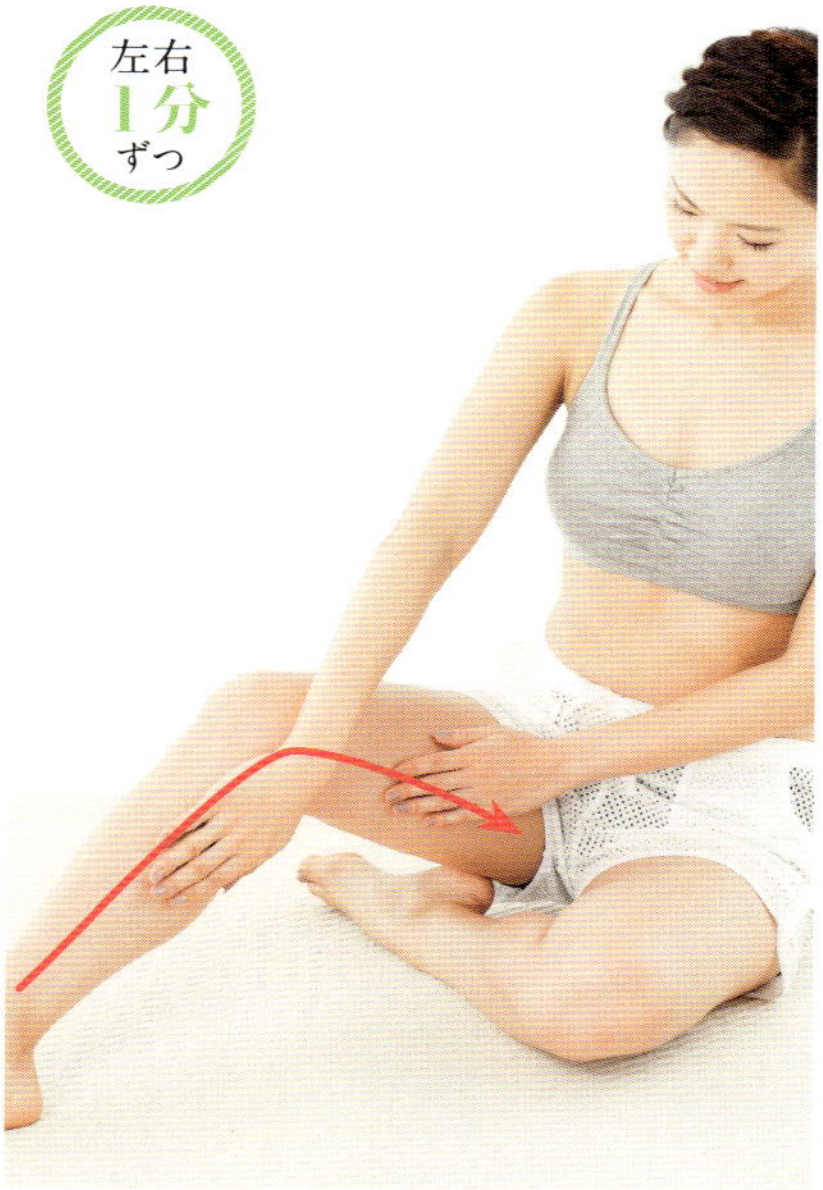

1

脚の内側をさする

片ひざを立てて座る。親指以外の4本の指を足首の内側にあて、左右の手を交互に動かし、脚の内側をそけい部までさすり上げる。反対側も同様に。

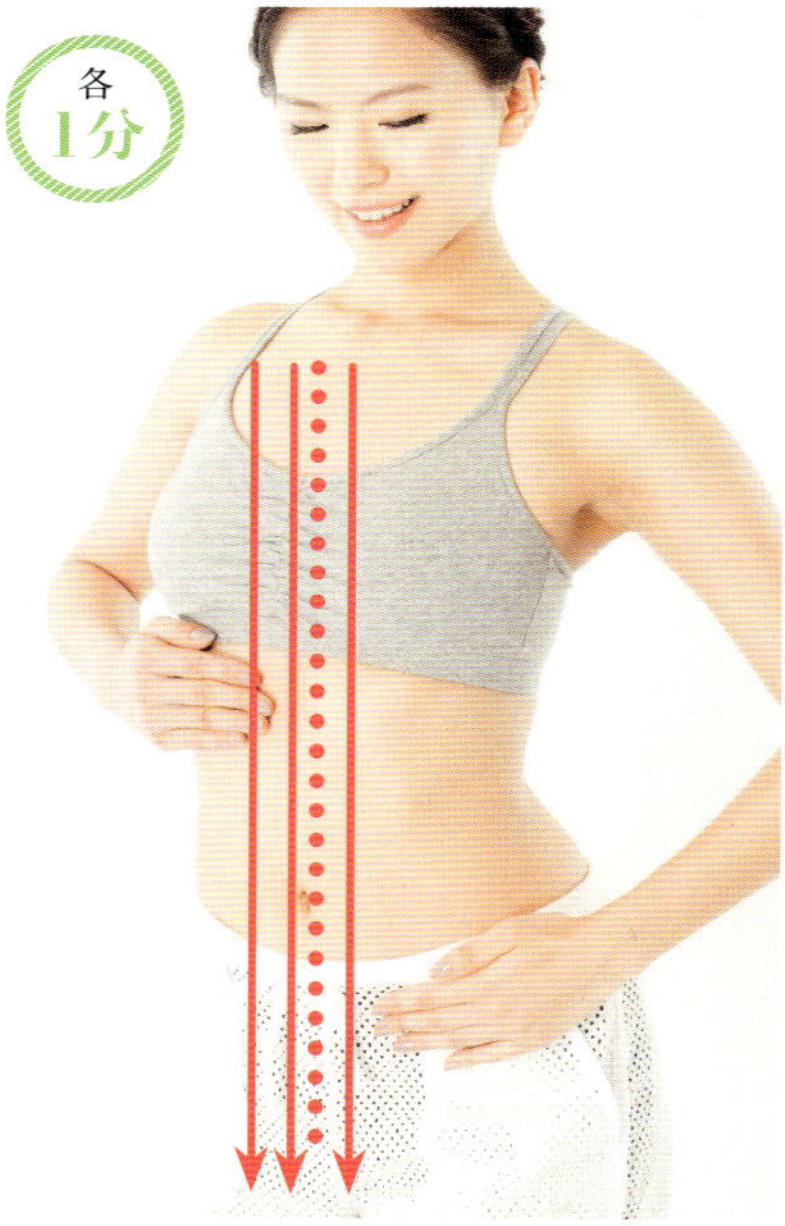

2

胸の中心を押す&さする

親指以外の４本の指を胸の中心にあて、両手で恥骨までのからだの中心を細かく押す。次に、左右の手のひらを交互に動かし、同じラインをさすり下ろす。

妊娠には、体温や血行が深く関わっています。冷えやすくなりがちな脚の内側やわきの下は、特に大切な場所。血行を良くして、体の冷えを改善しましょう。経絡を意識したマッサージや水分を流すケアを続ければ、自然と子宮や卵巣、お腹まわりも温かくなります。鎖骨リンパ節があるデコルテラインやバストの上下のケアも、忘れずに行ないましょう。

関連リンパ節＆経絡

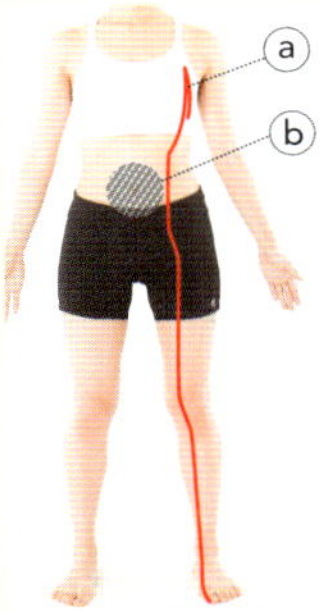

a 足の太陰脾経
b 腹部リンパ節

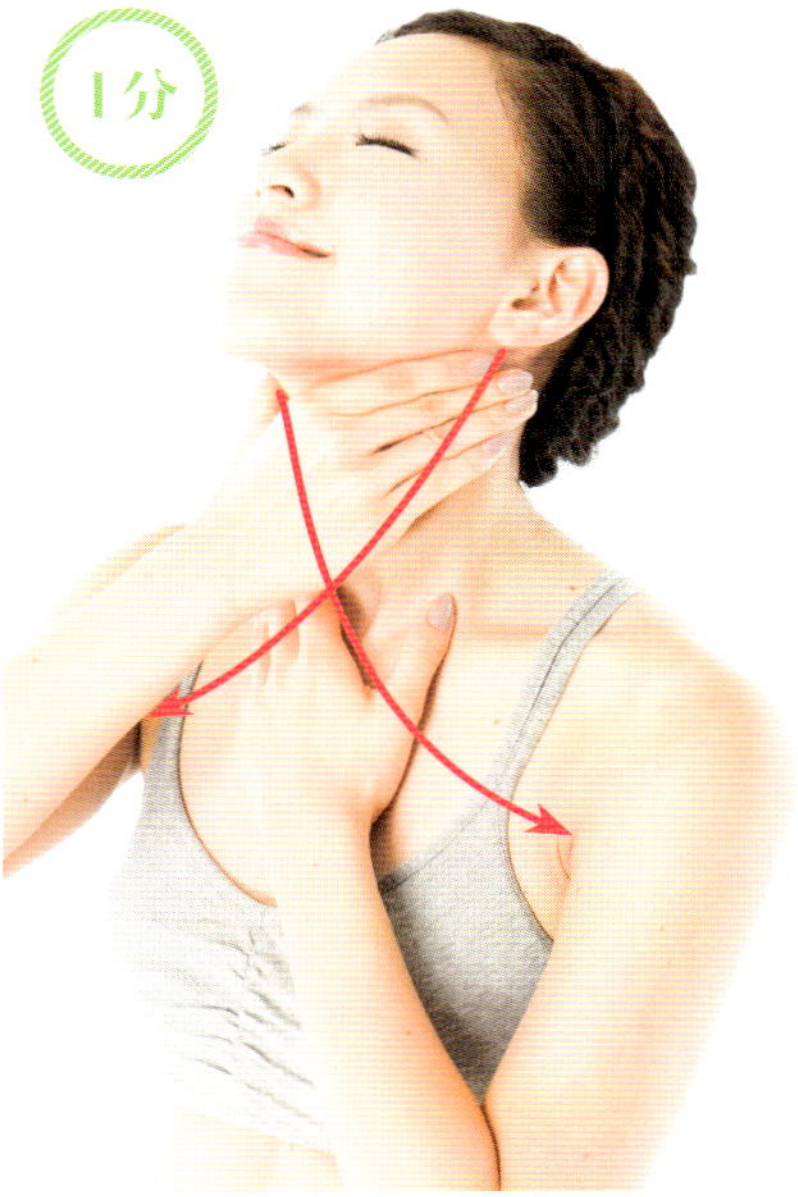

3 首からデコルテをさする

親指以外の4本の指を、右手は左耳の下から右のわき下へ、左手は右耳の下から左のわき下へ、左右の手を交互に動かし、首からデコルテへとさする。

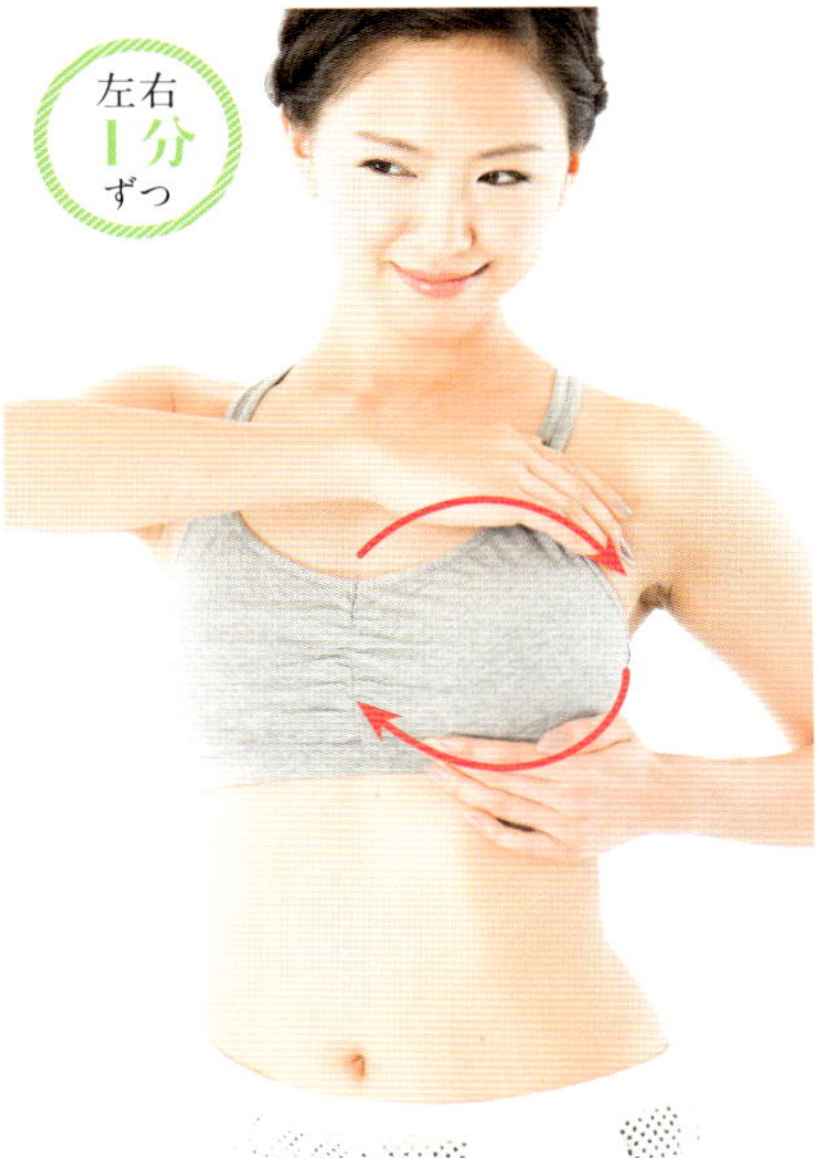

4 バストの上下をさする

両手のひらをバストの上と下にあてる。上の手は中央からわきへ、下の手はわきから中央へ、バストの丸みに合わせてさする。反対側も同様に。

バスト
スペシャルケア 02

出産後のバストマッサージ

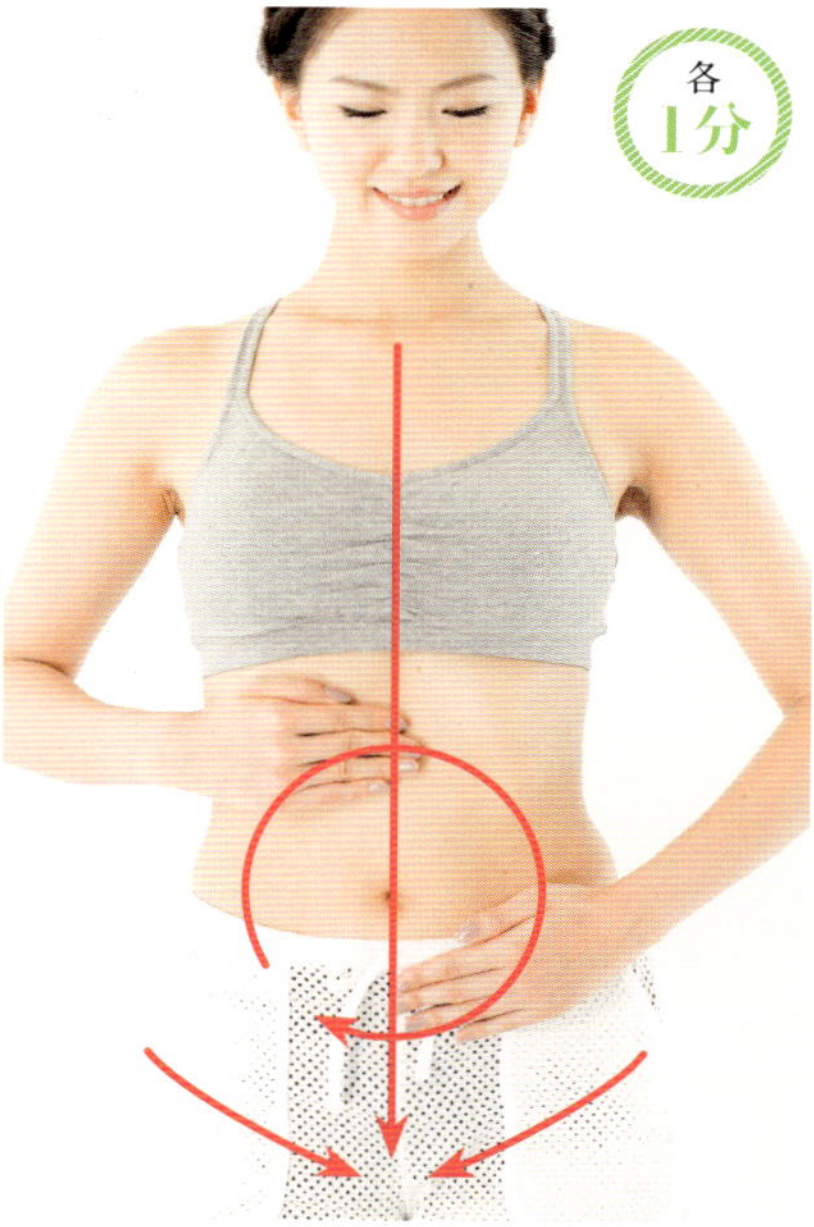

1

胸の中心からお腹をさする

手のひらを胸の中心にあて、左右の手を交互に動かし、恥骨までさすり下ろす。次に、両手のひらを重ねて、おへそまわりを右下腹部から円を描くようにさする。さらに足の付け根もさする。

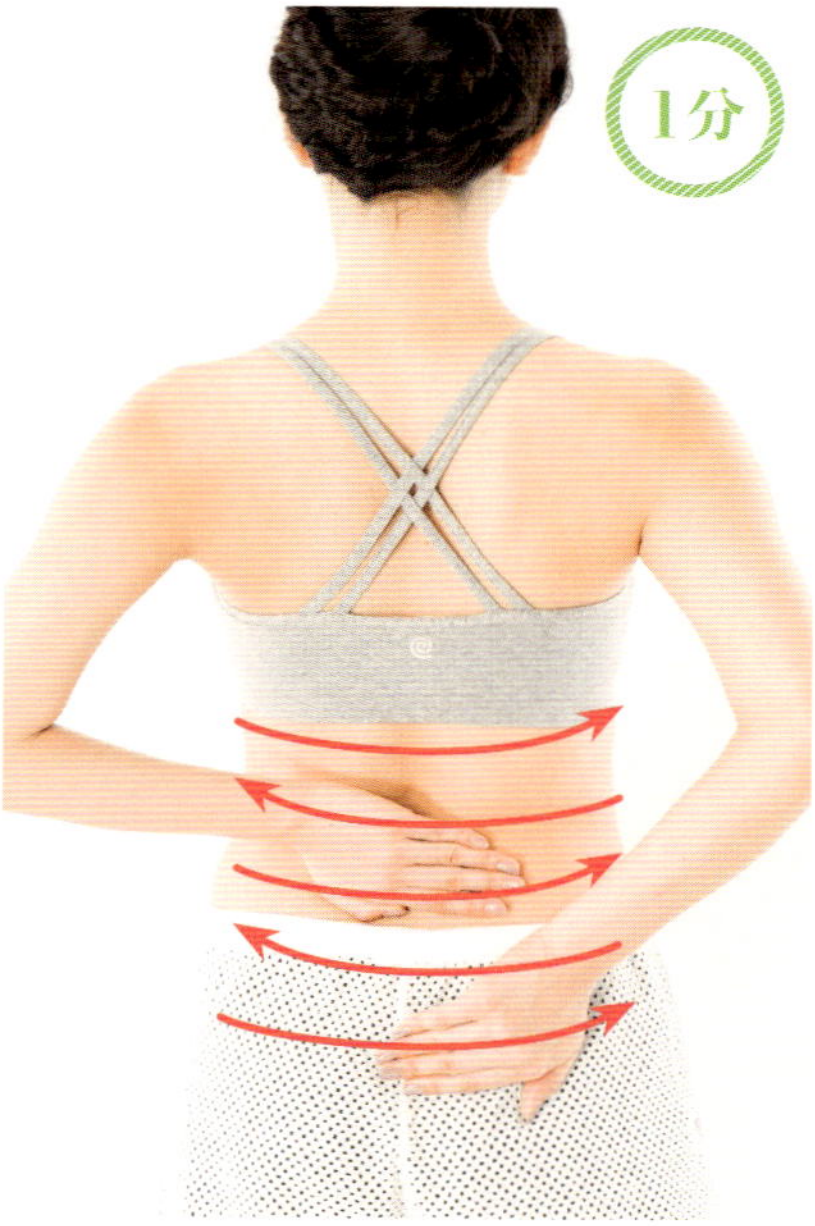

2

背中から腰まわりをさする

手のひらを背中の肩甲骨の下にあてる。左右の手を交互に動かし、右から左へ、左から右へと手のひらを密着させて背中をさする。背中から腰・骨盤まわりへ移動させ、あたためるように行なう。

出産後は、からだが正常に戻るまで、パワー不足になりがちです。からだの中心を走る任脈経を意識してマッサージすることで、回復を早め、全身の気血を充満させます。母乳が出やすいからだづくりにも役立ちます。ケアのポイントは、デコルテラインとわきの下。腋窩リンパ節の流れをよくして、弾力のあるバストを目指しましょう。

関連リンパ節＆経絡

a 任脈経
b 腋窩リンパ節

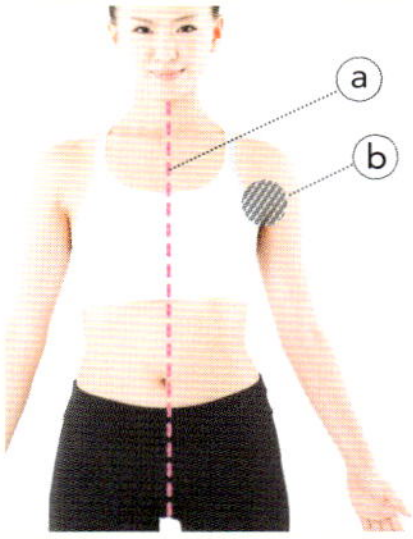

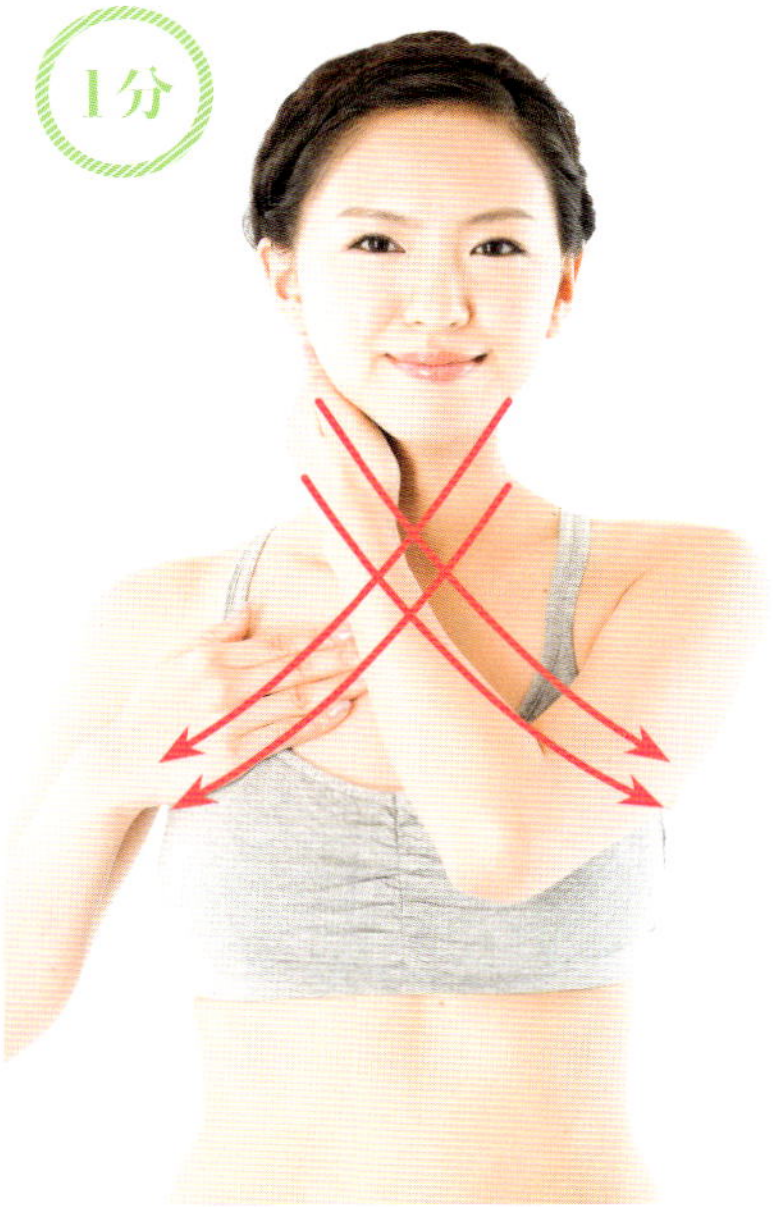

3 首からデコルテをさする

親指以外の４本の指を、右手は左耳の下から右のわき下へ、左手は右耳の下から左のわき下へ、左右の手を交互に動かし、首からデコルテ、わきの下へとさする。

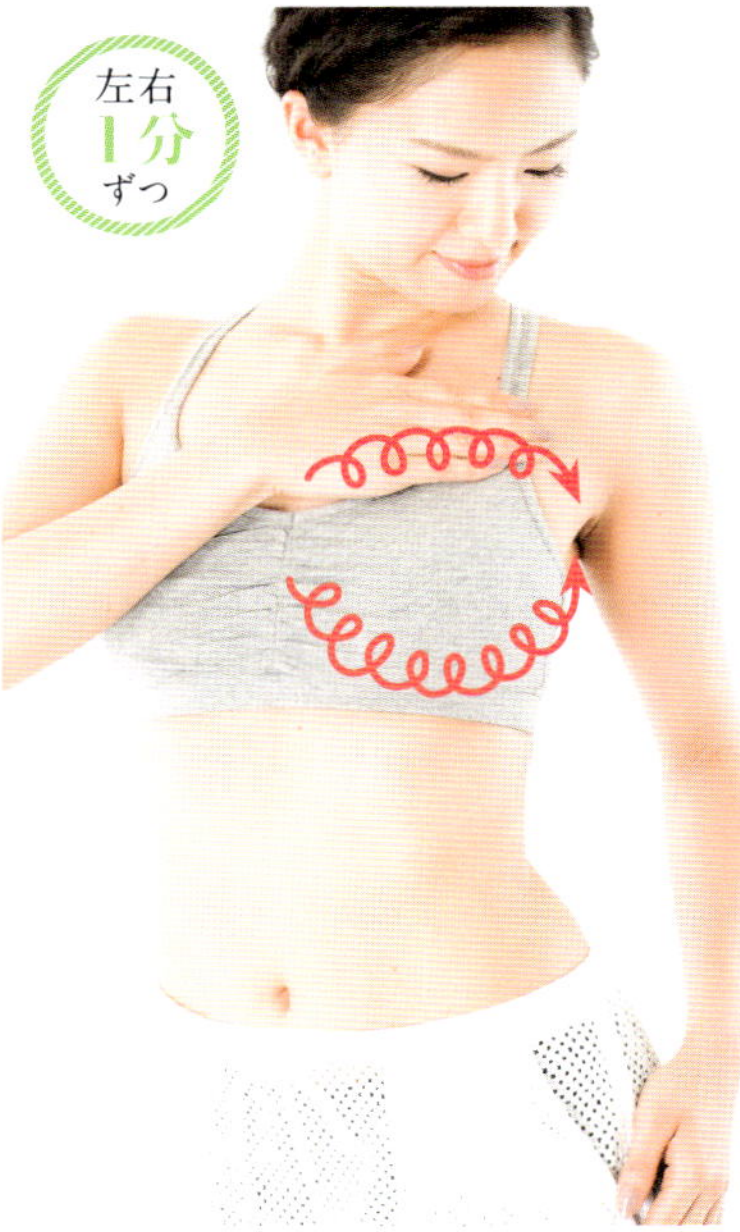

4 バストの上下をもむ

親指以外の４本の指を、バストの中心にあてる。バストの丸みに沿って、上と下をクルクルと円を描くようにやさしくもむ。反対側も同様に。

バスト
スペシャルケア 03

成長期の女性のためのバストマッサージ

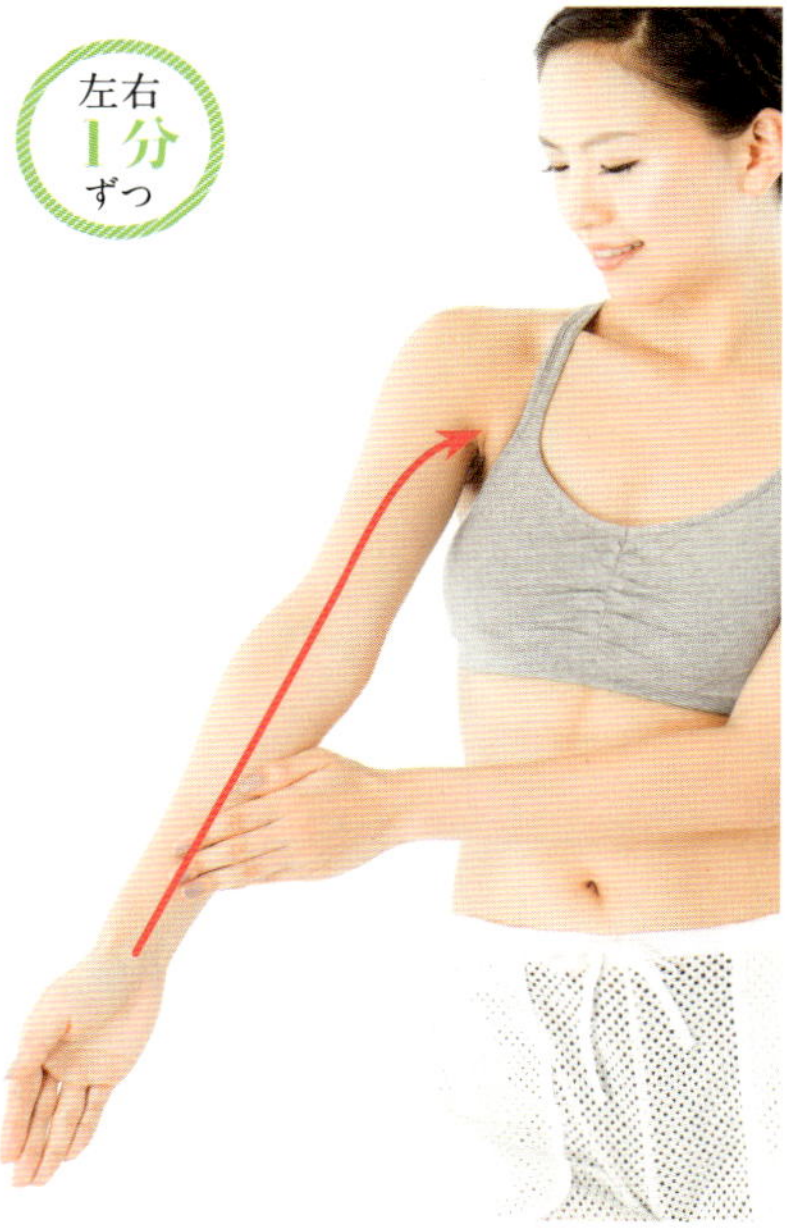

1

腕の内側をさする

手のひらを上に向けて腕を伸ばす。親指以外の4本の指を肌に密着させ、腕の内側を、わきの下までさすり上げる。反対側も同様に。

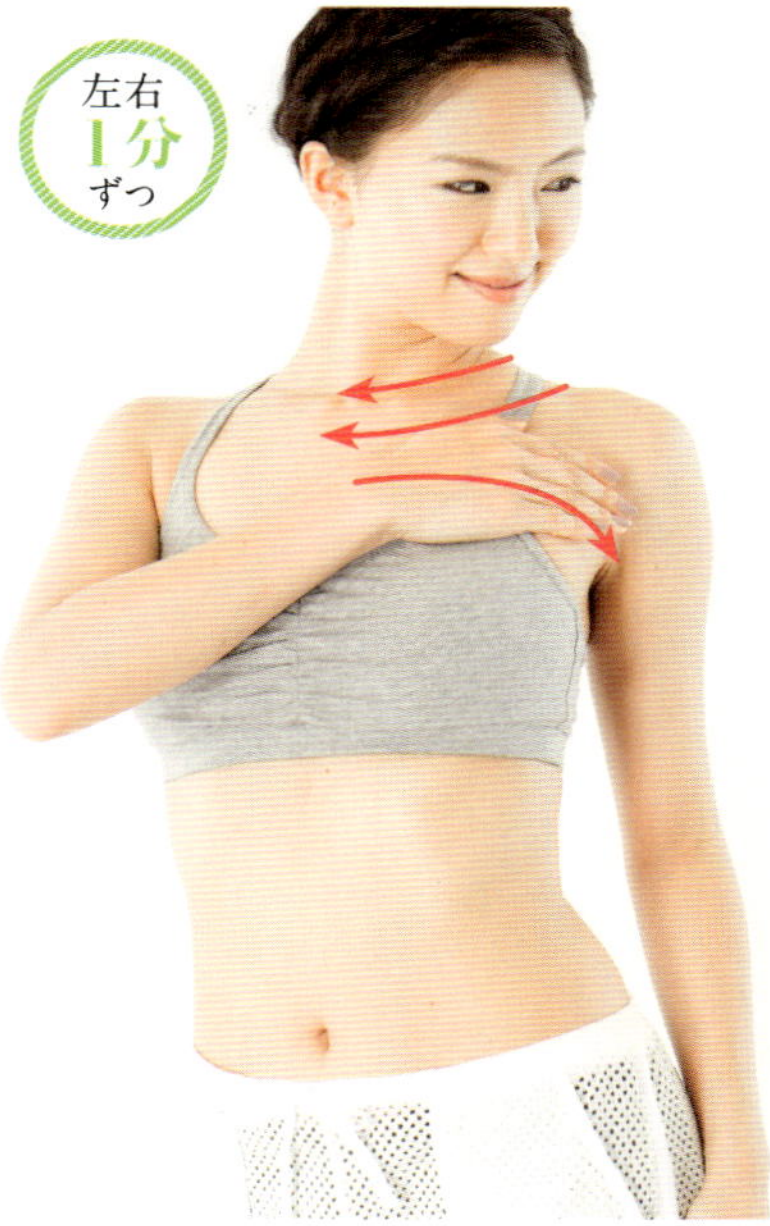

2

鎖骨とデコルテをさする

親指以外の４本の指で、鎖骨の上下のくぼみを、肩先から胸の中心に向けてさする。続けてデコルテからわきの下へさする。反対側も同様に。

成長期は、心身の変化が起こりやすい時期。手の内側にある、心と深く関係している経絡にアプローチして、人間関係のストレスや日々の生活でかたくなった部分をケアしていきましょう。鎖骨の上下やバスト周囲のケアは、女性ホルモンの分泌を促し、バストアップ効果も期待できます。毎日のケアで、素敵な女性を目指しましょう。

関連リンパ節＆経絡

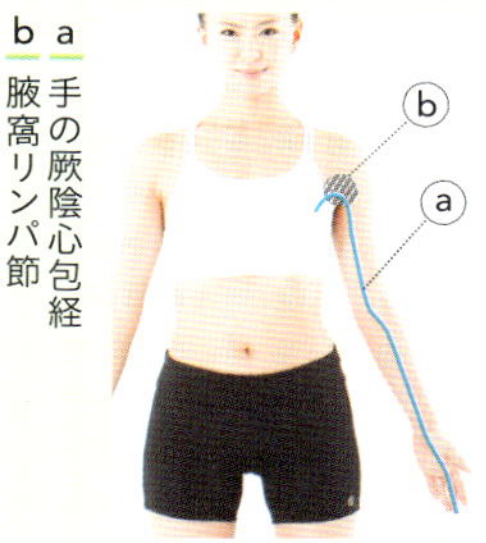
a 手の厥陰心包経
b 腋窩リンパ節
b
a

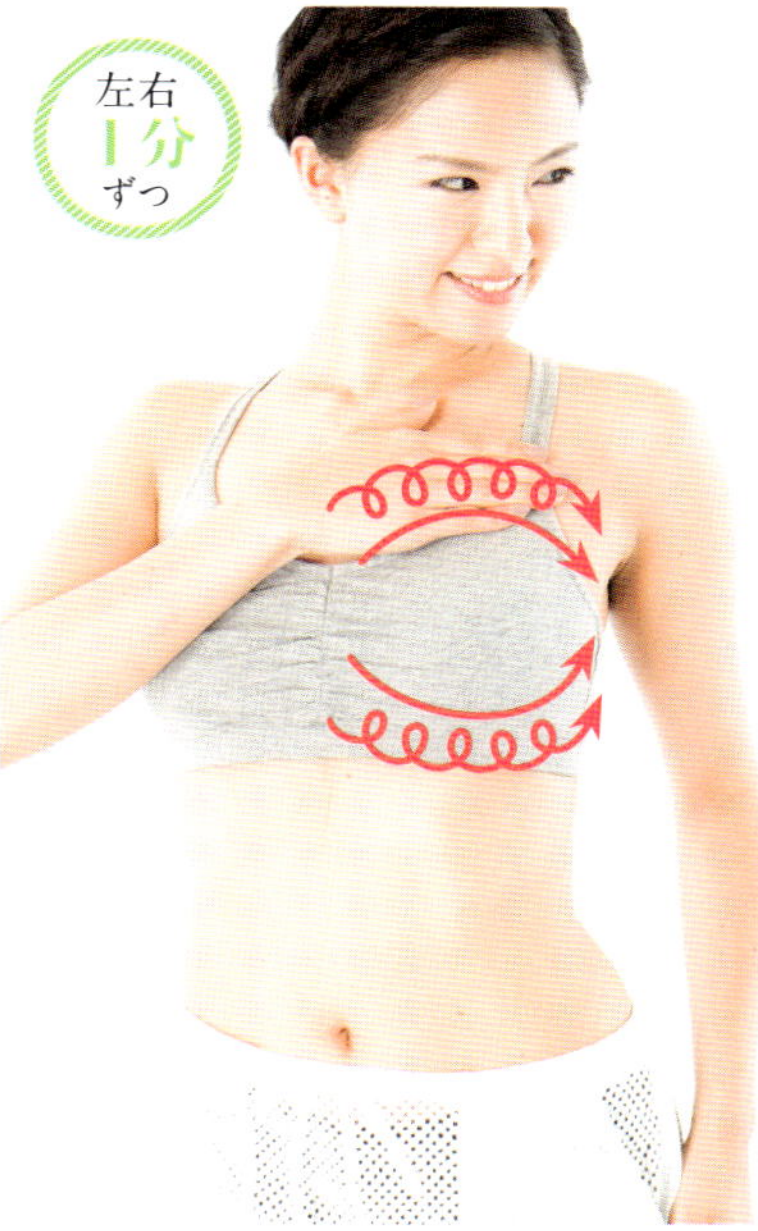
左右
1分
ずつ

3

バストをもむ＆さする

親指以外の４本の指を、バストの中心にあてる。バストの丸みに沿って、上と下をクルクルと円を描くようにもみ、続けてバストの上と下をさする。反対側も同様に。

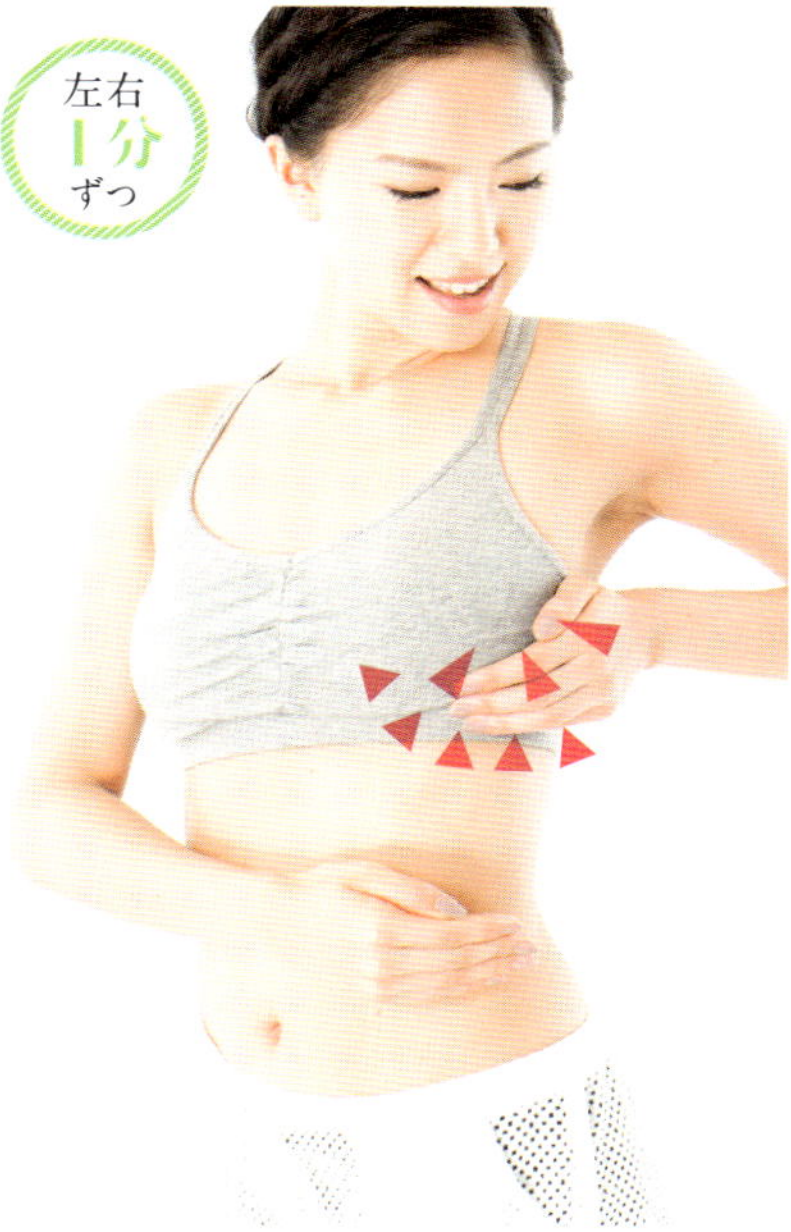
左右
1分
ずつ

4

バストを下からたたく

両手のひらの中央をくぼませ、左右の手を交互に動かし、バストを下から持ち上げるように、パコパコとやさしくたたく。反対側も同様に。

バスト
スペシャルケア 04

寝る前に行なって深い眠りへ

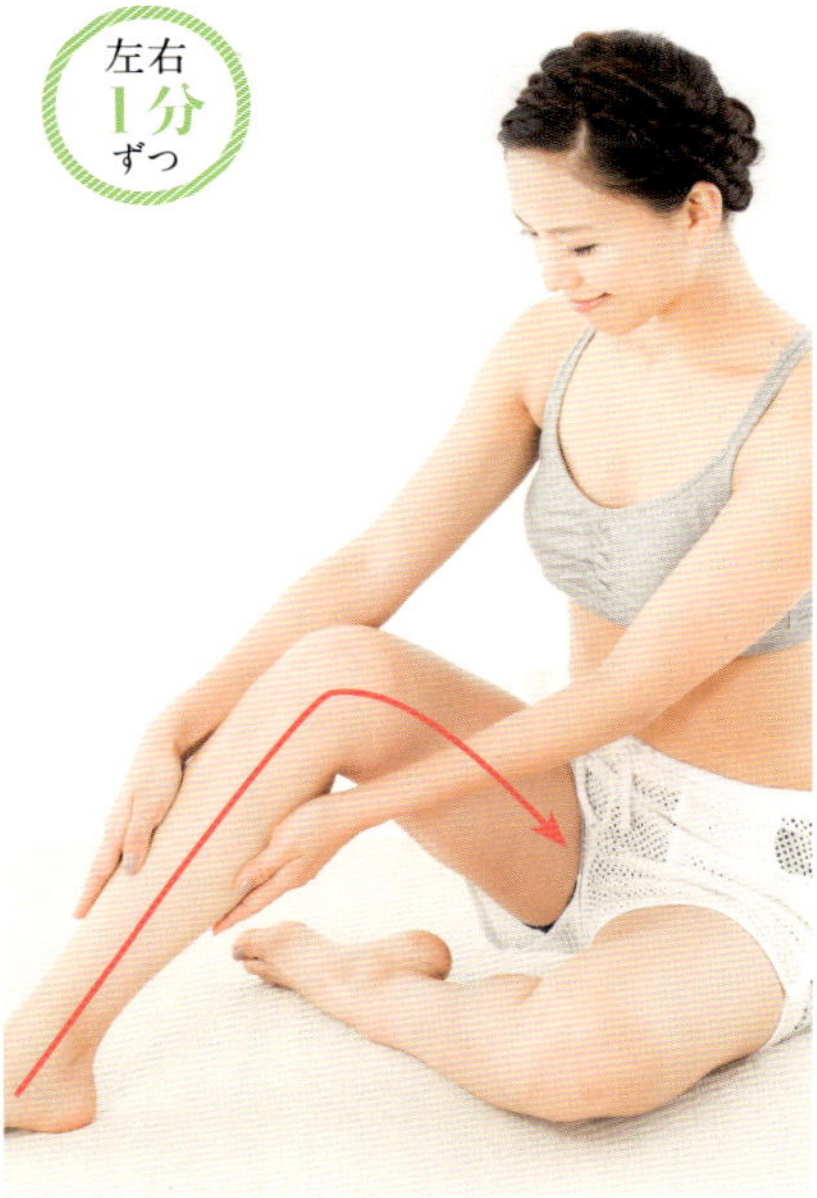

1

脚全体をさする

両手のひらを足首にあてる。脚のすね側とふくらはぎ側から包むように、左右の手を交互に動かして、そけい部まで脚全体をさすり上げる。反対側も同様に。

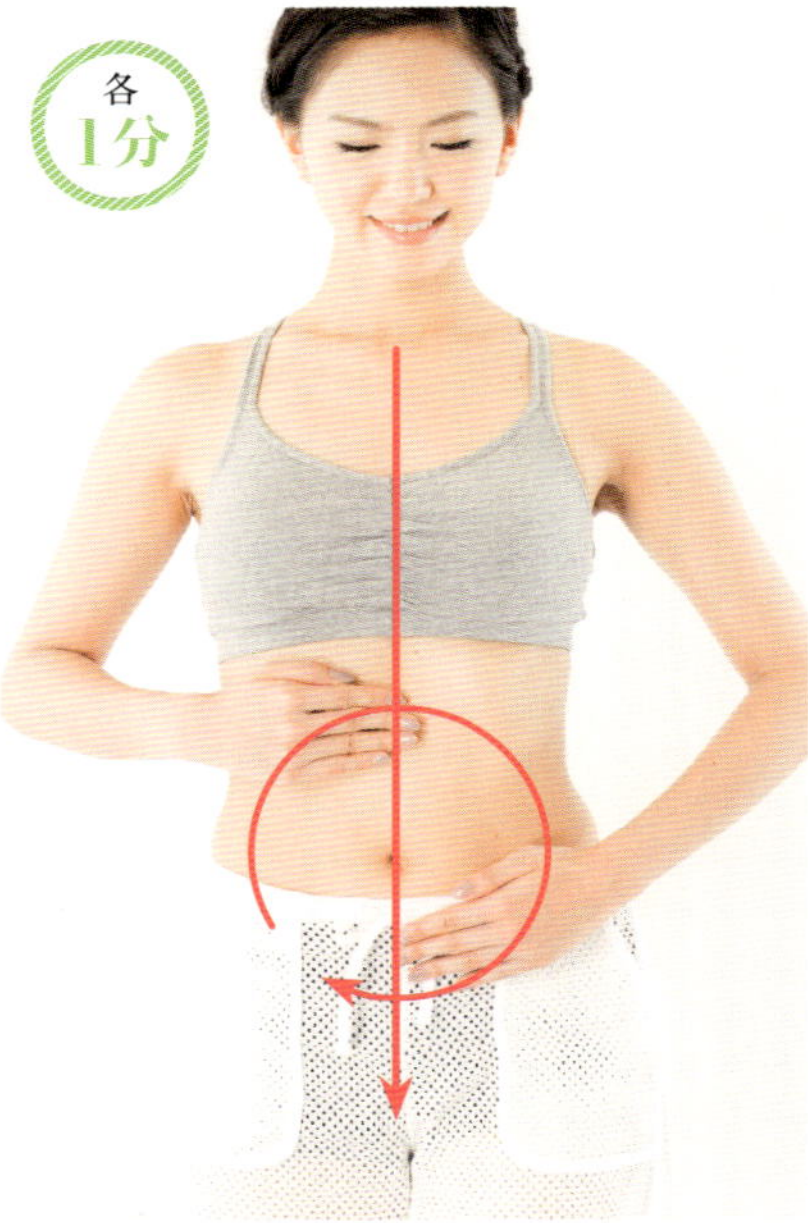

2

胸の中心とお腹をさする

手のひらを胸の中心にあて、左右の手を交互に動かし、恥骨までさすり下ろす。次に、両手のひらを重ねて、おへそまわりを右下腹部から円を描くようにさする。

睡眠には、副交感神経が深く関わっています。パソコンやスマホ、明るすぎる照明などで覚醒した状態では、副交感神経への切り替えがスムーズにいかず、質の良い睡眠は得られません。睡眠前は足先からお腹、胸などのマッサージで、興奮を鎮めましょう。リラックス効果が高い2つのツボ押しで、心身ともにリラックスしましょう。

関連リンパ節&経絡

a 任脈経
b 腋窩リンパ節

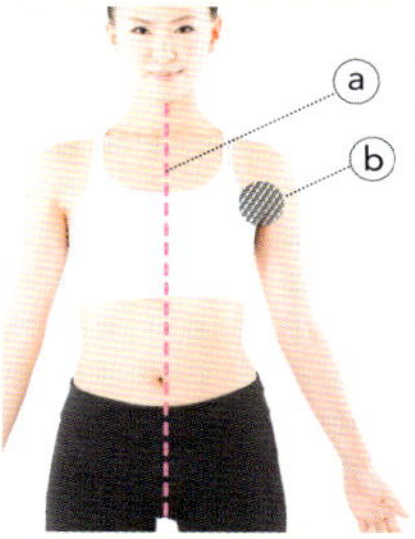

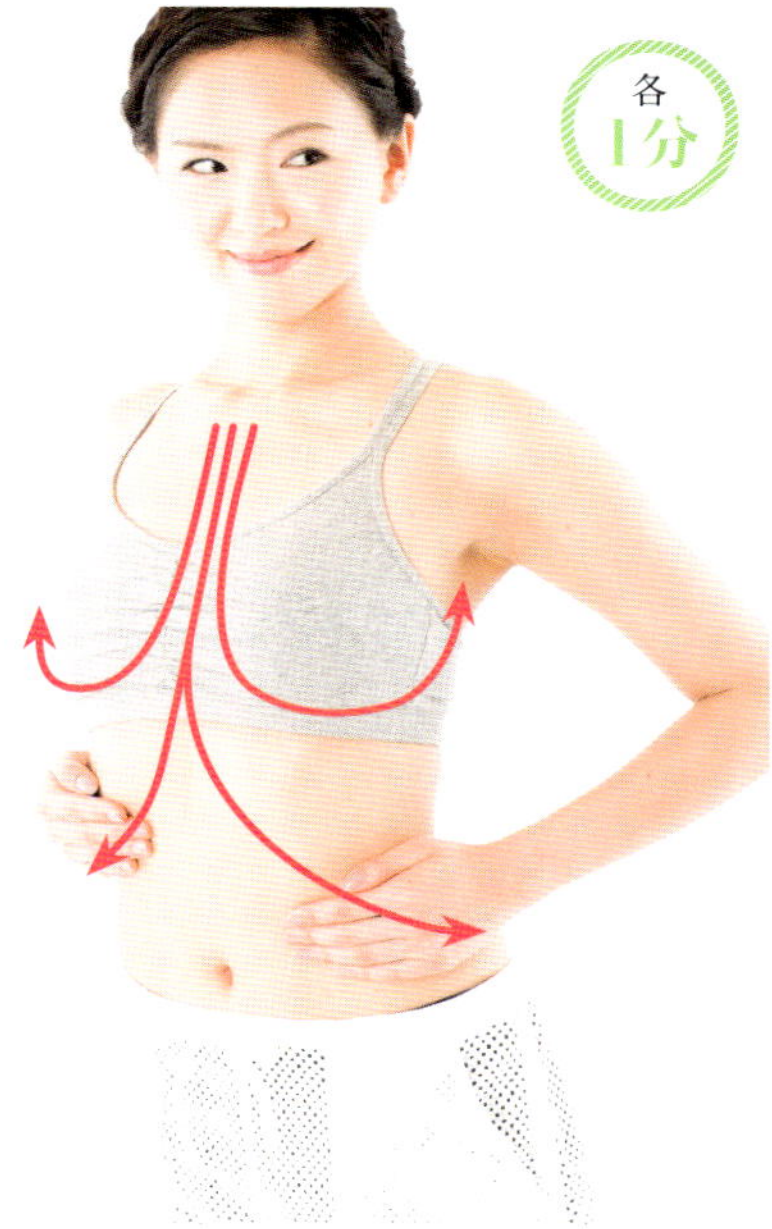

3 胸とお腹をさする

親指以外の4本の指を胸の中心にあてる。左右の手のひらを交互に動かし、バストまわりをわきまでさする。次に胸の中心から左右のろっ骨のきわに沿ってわき腹までさする。

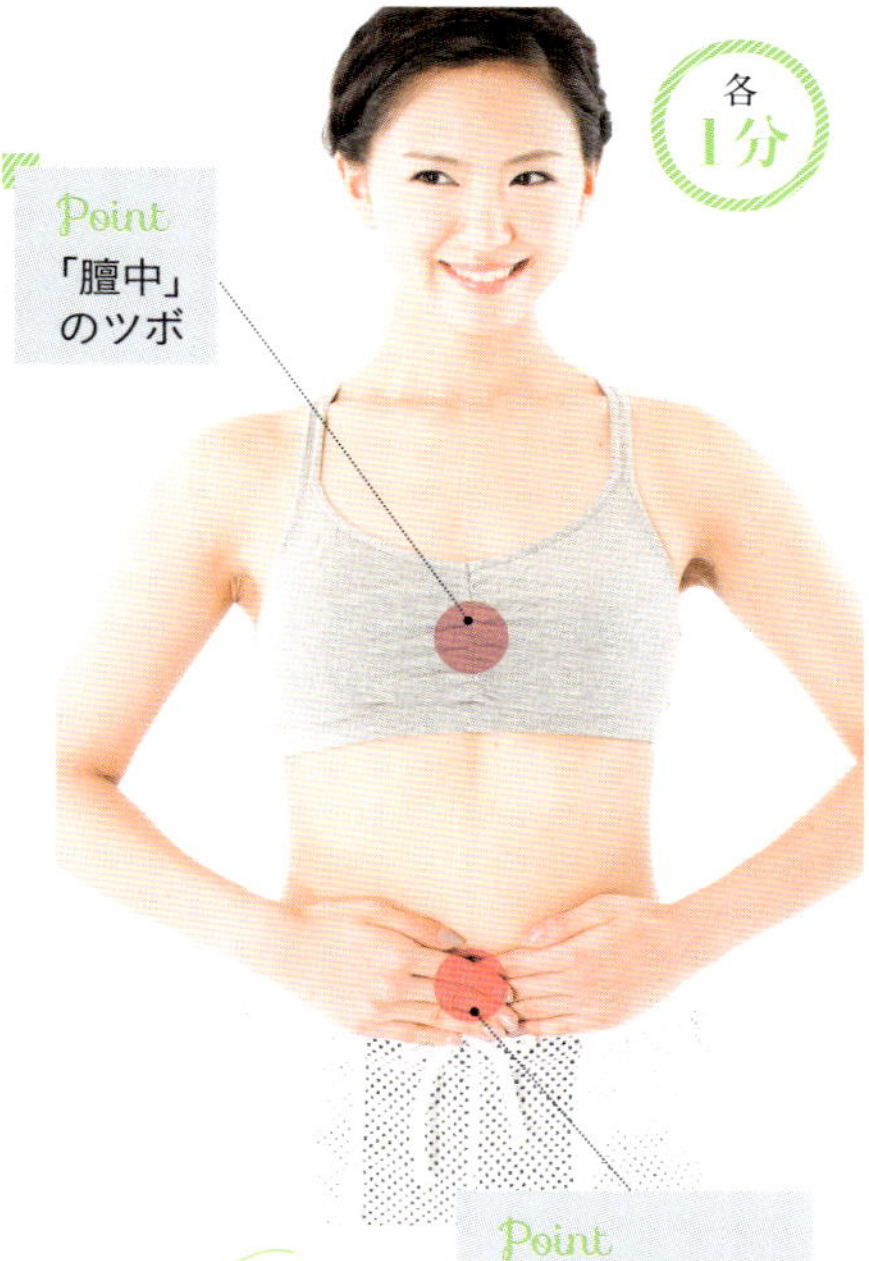

4 胸とお腹のツボを押す

両手の親指以外の4本の指を重ねて胸の中心にあて、ゆっくりと押していく。5秒かけて押し、そのまま5秒キープして力を抜く。次に、おへその下を同様に押す。

バスト
スペシャルケア 05

おうちスパでバストアップ

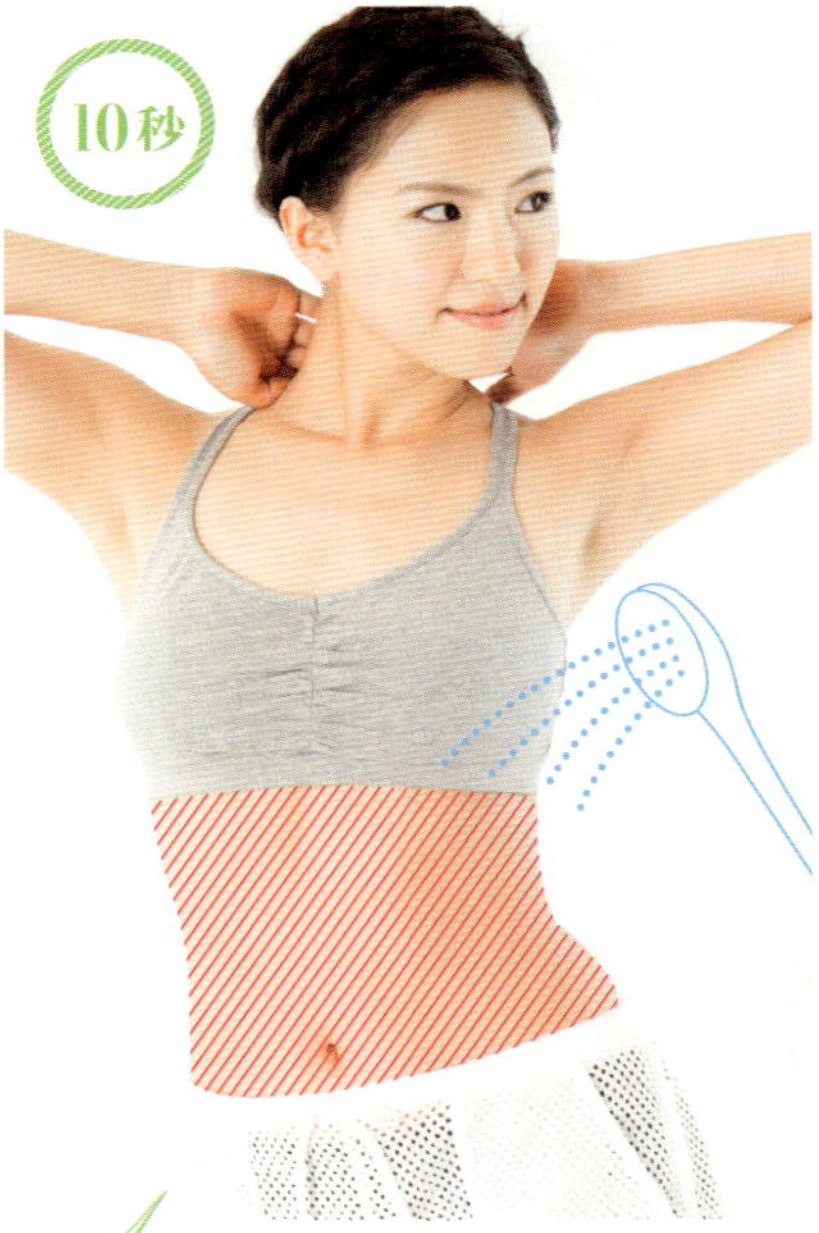

1

お腹、ウエストにシャワーをあてる

おへそを中心とするウエスト部分に、40℃程度のシャワーをまんべんなくあてる。

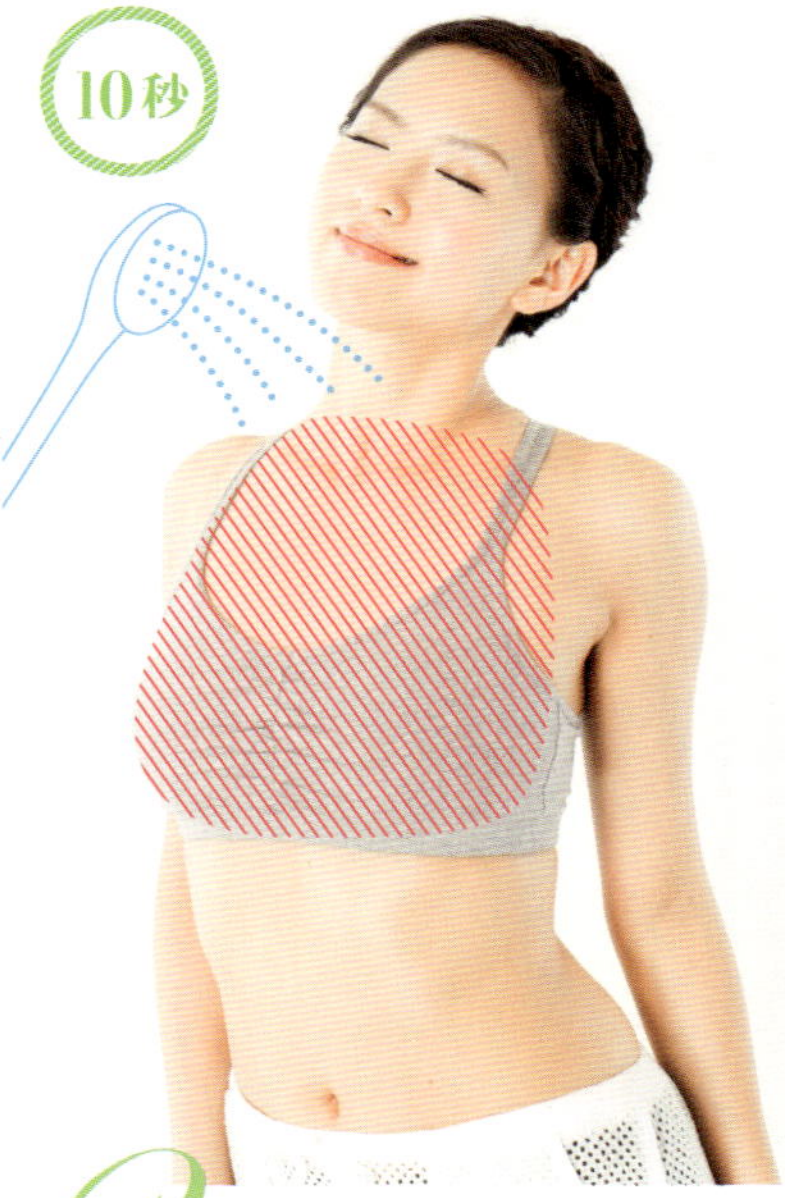

2

デコルテとバストにシャワーをあてる

胸まわりにシャワーをあてて首、デコルテ、バストのマッサージを行ない、さらにリンパの流れをスムーズにしていく。

夏でも冬でも、冷えの症状に悩む方が増えています。冷えると代謝も悪くなり、バストまわりもかたくなってしまいがちです。心地よいシャワーの刺激は、全身をリラックスさせます。冷えやすいウエストまわりや首元にシャワーをあてて温め、血行を良くして、新陳代謝をアップさせましょう。温め効果で魅力的なバストに近づきます。

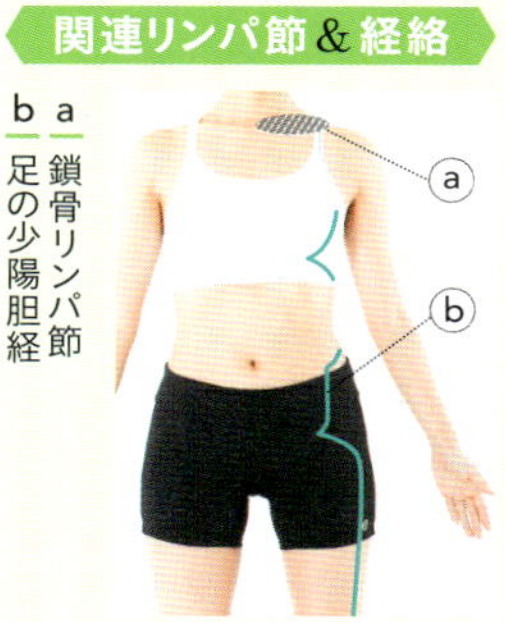
関連リンパ節&経絡
a 鎖骨リンパ節
b 足の少陽胆経
a
b

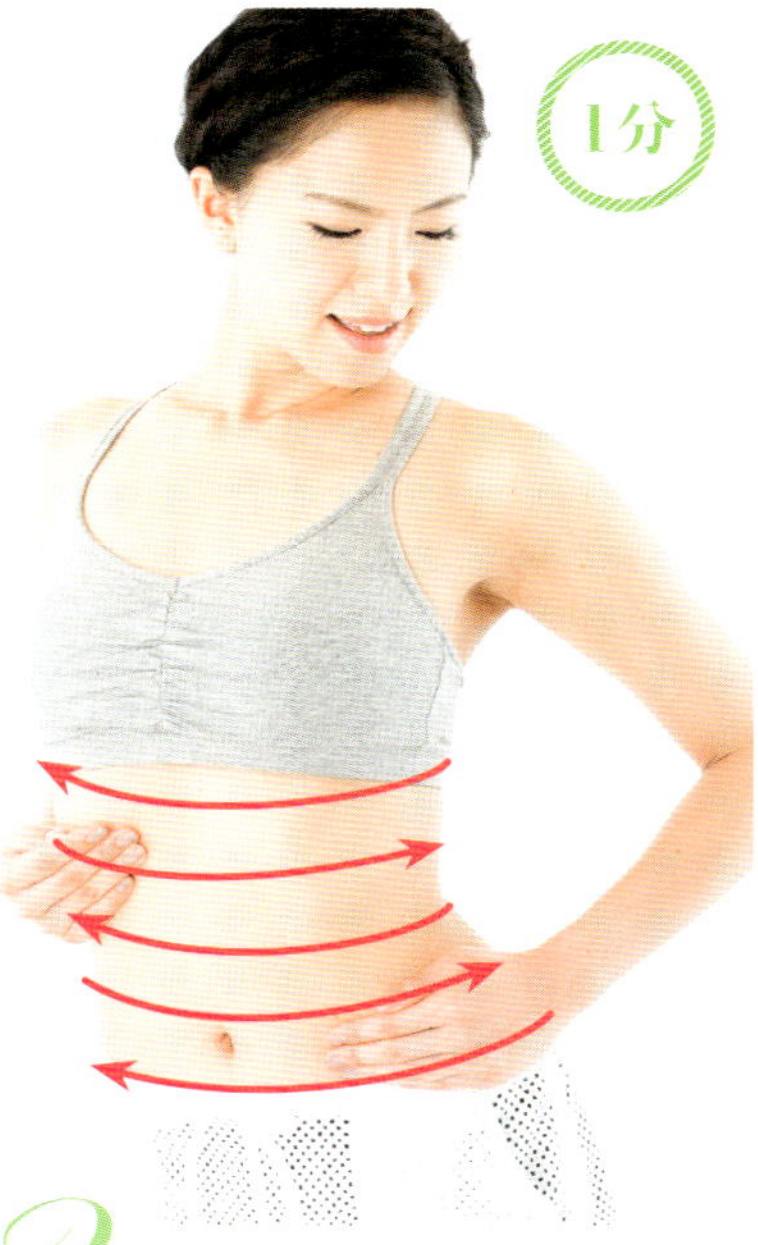
1分

3

バストの下からわき腹をさする

手のひらをバストの下にあてる。左右の手を交互に動かし、右から左へ、左から右へと手のひらを密着させてわき腹をさする。バストの下から下腹部へ移動させて行なう。

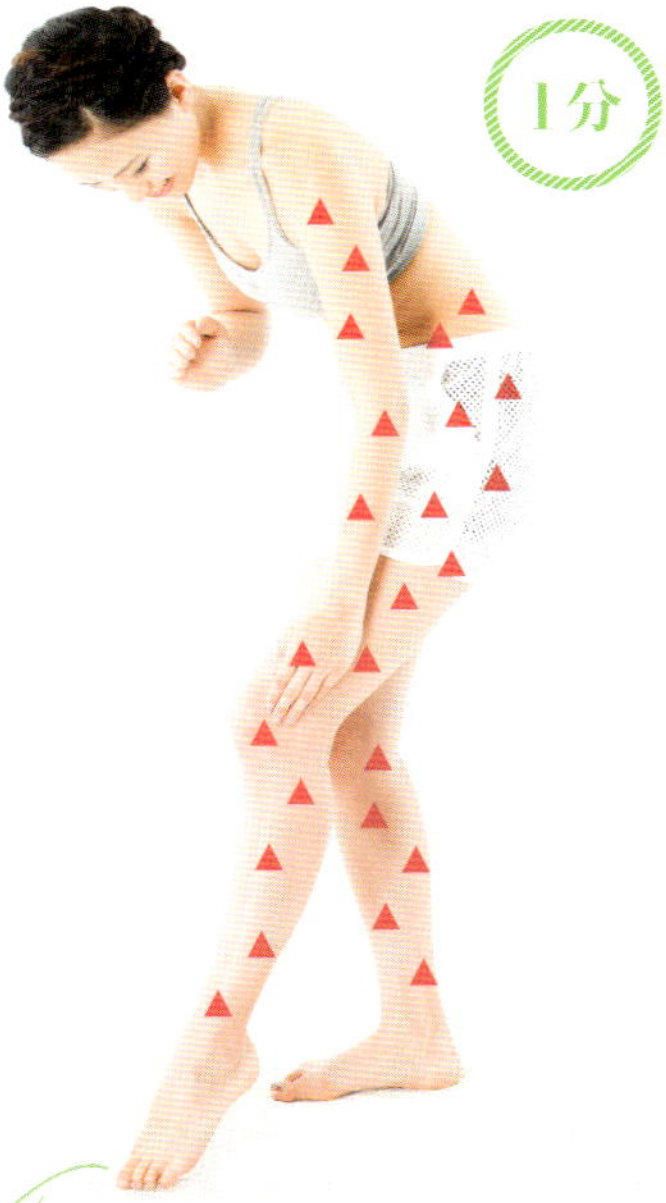
1分

4

全身をたたく

両手のひらの中央をくぼませ、左右の手を交互に動かし、からだ全体をパコパコとリズミカルにたたく。

体質改善プログラム

3つの体質タイプ別

東洋医学の概念のひとつ「経絡《けいらく》」を通るエネルギーには「気血水《きけつすい》」があり、それぞれ大切な役割を果たしています。

この気血水の3つがバランスよく、からだのすみずみまでめぐっている状態が健康ということなのですが、人にはそれぞれ、気に影響されやすい人、血に影響されやすい人、水に影響されやすい人などがいて、それはその人が持つ「体質」をあらわしています。それぞれの特徴から、ここではその体質を、「冷え体質」「コリ体質」「むくみ体質」の3タイプに分類。自分の体質タイプを知ったうえでそれをカバーするようなマッサージを行なうことで、ダイエットも成功しやすく、不調も改善しやすいのです。左の「自己診断チェック」で自分がどのタイプかを診断し、それに合わせたセルフケアもとり入れていきましょう。

気

「気《き》」とは人の生命活動に必要なエネルギーそのもので、体温を保ったり、内臓を働かせたり、からだに悪いものが入らないように保護したりと、さまざまな役割を担っています。

血

「血《けつ》」とはからだを流れる赤い液体であり、現代医学で指す血液に近いものと考えられています。栄養をからだ中に届ける働きがあり、とくに筋肉に栄養を届けるのは重要な役目で、血が不足したり流れが滞ると筋肉が疲れたり、コリが生じたりします。

水

「水《すい》」とは体内の水分の総称で、からだを冷ましたり、潤したり、血の成分になるものと考えられています。この水の滞りによってむくみが起こり、水の不足で乾燥が起こります。

3つの体質タイプ 自己診断チェック

冷え体質の症状 ▸▸▸▸▸▸▸ 合計 □ コ

気の滞り

□ イライラしやすい
□ お腹にガスがたまって張ることが多い
□ 顔が赤みがかっている
□ よくため息を吐く
□ おなら・ゲップがよく出る

気の不足

□ いつも疲れている
□ 息切れしやすい
□ 声に力がなく、ボソボソしゃべるほう
□ 風邪をひきやすくなった
□ 何もしていないのに汗が出る

コリ体質の症状 ▸▸▸▸▸▸▸ 合計 □ コ

血の滞り

□ 首や肩のこりがひどい
□ 唇や舌が紫色
□ お腹を押すと突き上げるような痛みがある
□ 肌のシミ、くすみ、そばかすが気になる
□ 月経血にかたまりが出やすい

血の不足

□ 舌の色が白っぽい
□ 貧血ぎみで、めまいがよくする
□ 顔色が悪い
□ 爪の変形がある
□ 生理が遅れがちで、経血量が少なめ

むくみ体質の症状 ▸▸▸▸▸▸ 合計 □ コ

水の滞り

□ 顔や手足がむくみやすい
□ お腹をゆらすとピチャピチャ音がする
□ 夏が苦手
□ 胃腸が弱く下痢しがち
□ たんがからみやすい

水の不足

□ 肌や髪がパサつく
□ 口やのどが渇く
□ 汗をかきにくい
□ 肌がザラついている
□ 便秘しやすい

結果

チェックが多い項目があなたの体質になります。2つ以上あった場合は、どちらの要素も持っているということ。次に紹介する特徴解説を読んで、より自分にあてはまるほうのマッサージをとり入れるとよいでしょう。

冷え タイプの人は……

エネルギーを充実させて冷え体質改善

「気」の機能が低下しやすい体質の人は、冷え体質。たるみ、老化などのトラブルもかかえやすいタイプです。気を充実させて冷えやむくみが起こりにくいからだに変えるためのケアを行ないましょう。

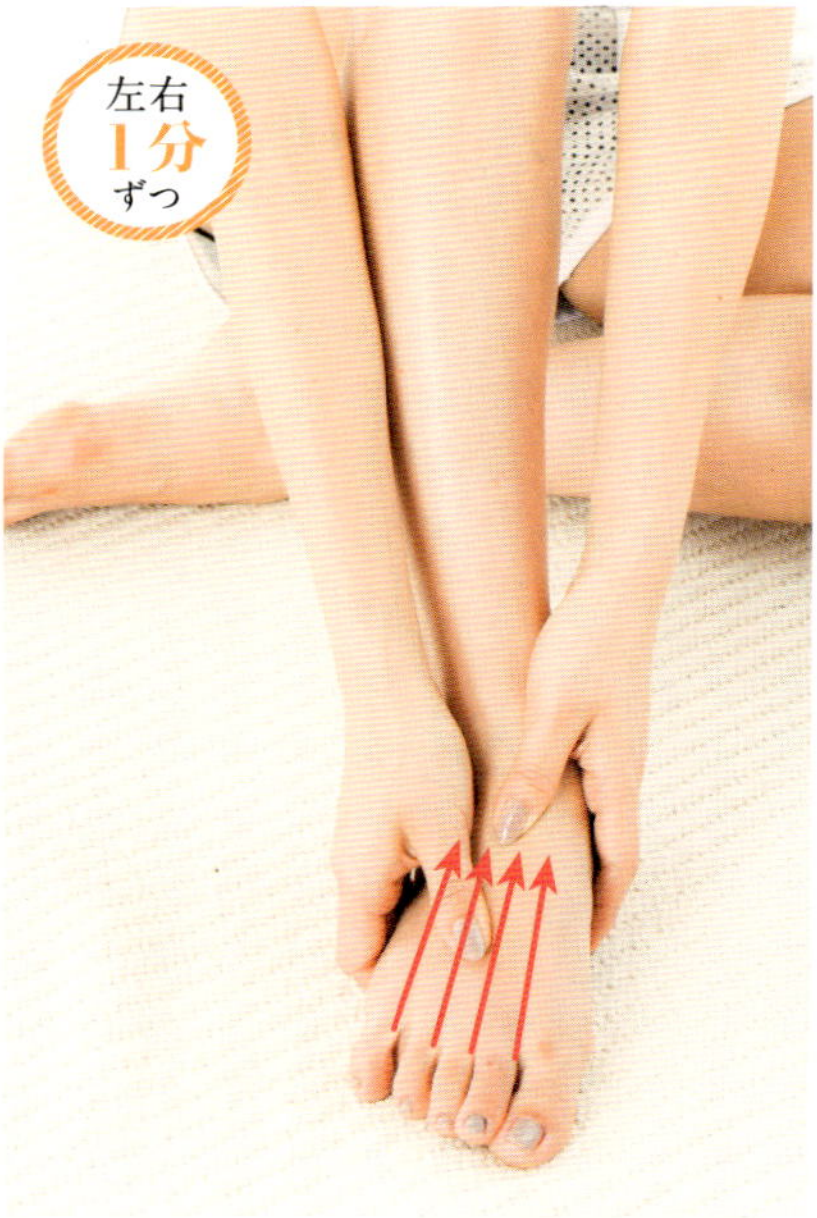

1

足の甲をさする

片ひざを立てて座り、両手で足をつかむ。両手の親指を、つま先から足首に向けて交互に動かし、指の間の甲をさする。反対側も同様に。

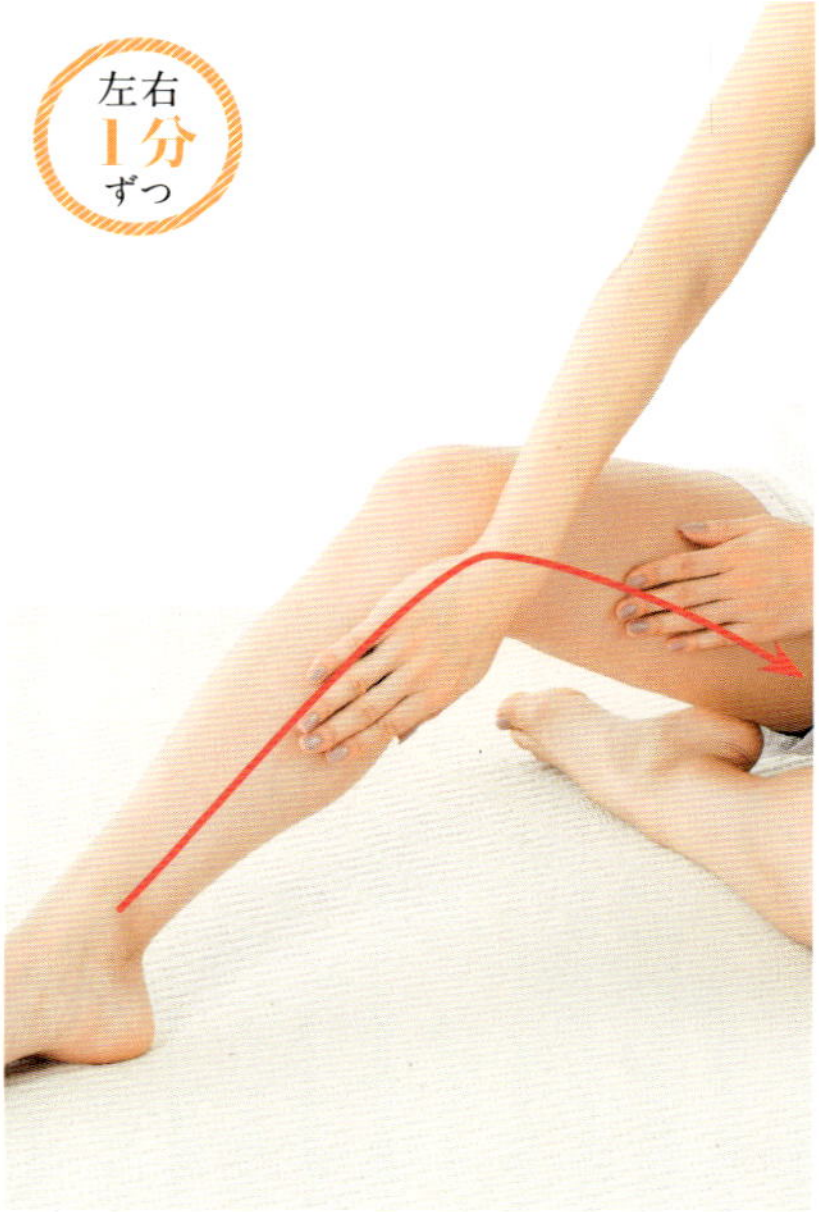

2

脚の内側をさする

片ひざを立てて座る。親指以外の4本の指を足首の内側にあて、左右の手を交互に動かし、脚の内側をそけい部までさすり上げる。反対側も同様に。

【冷えタイプ特徴】

冷え体質は、おもに気が不足していたり、うまくめぐっていないために、些細なことで落ち込んだりイライラしたりする傾向があります。元気、やる気、短気という言葉があるように「気」はエネルギーやパワーのこと。精神的に疲れやすく、ストレスをためこみやすい性格なので、リラックスできる時間を意識してつくり、心の疲れをほぐしてあげましょう。

見た目	□元気がない □赤ら顔 □ぽっこりお腹 □いかり肩
性格	□おとなしい □そそっかしい □短気 □あまりものごとを考えない
体質	□冷えやすい □お腹が張りやすい □疲れやすい

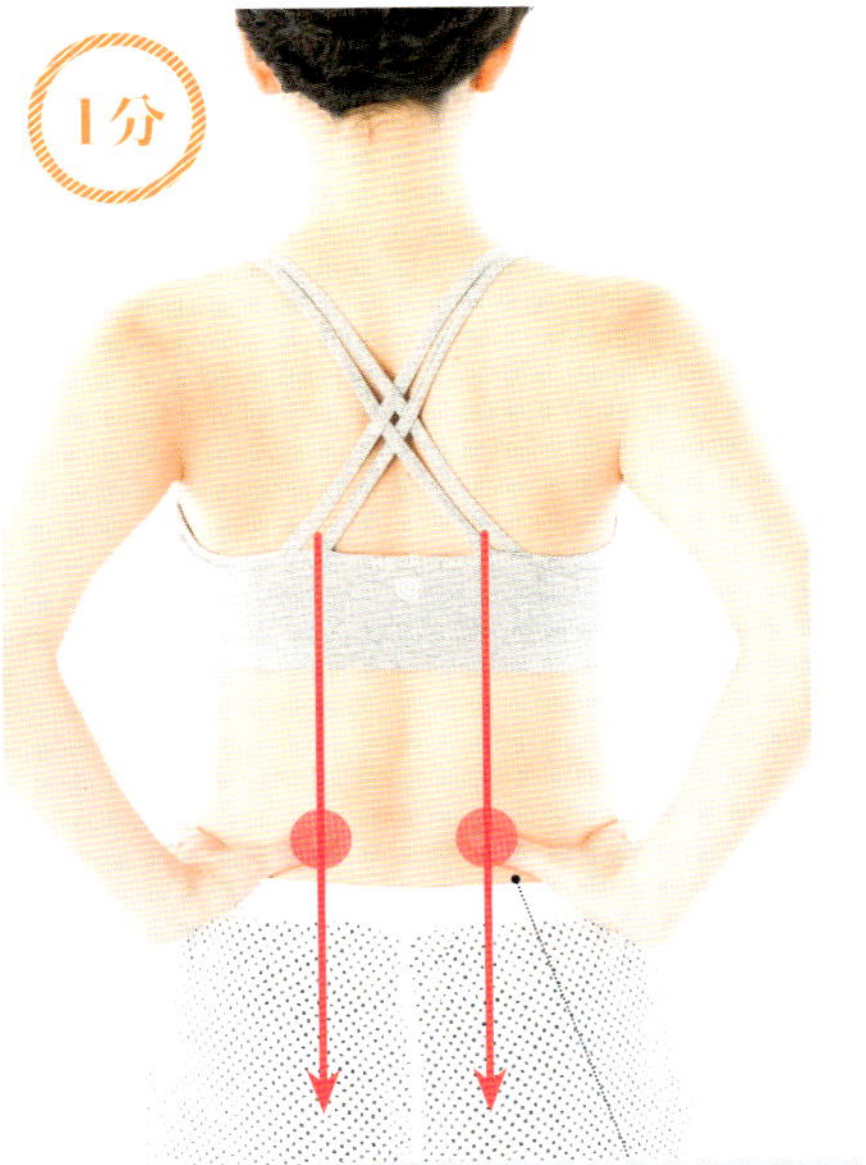

Point
「腎兪」は、
腎の機能を活性化して
精力を補うとされるツボ

3 背中をさすり、腰を押す

両手のひらを背中のできるだけ高い位置にあて、お尻に向けてさすり下ろす。次に、両手の親指で、ウエストラインから少し下にある「腎兪《じんゆ》」のツボを押す。5秒かけて押し、5秒かけて戻す。

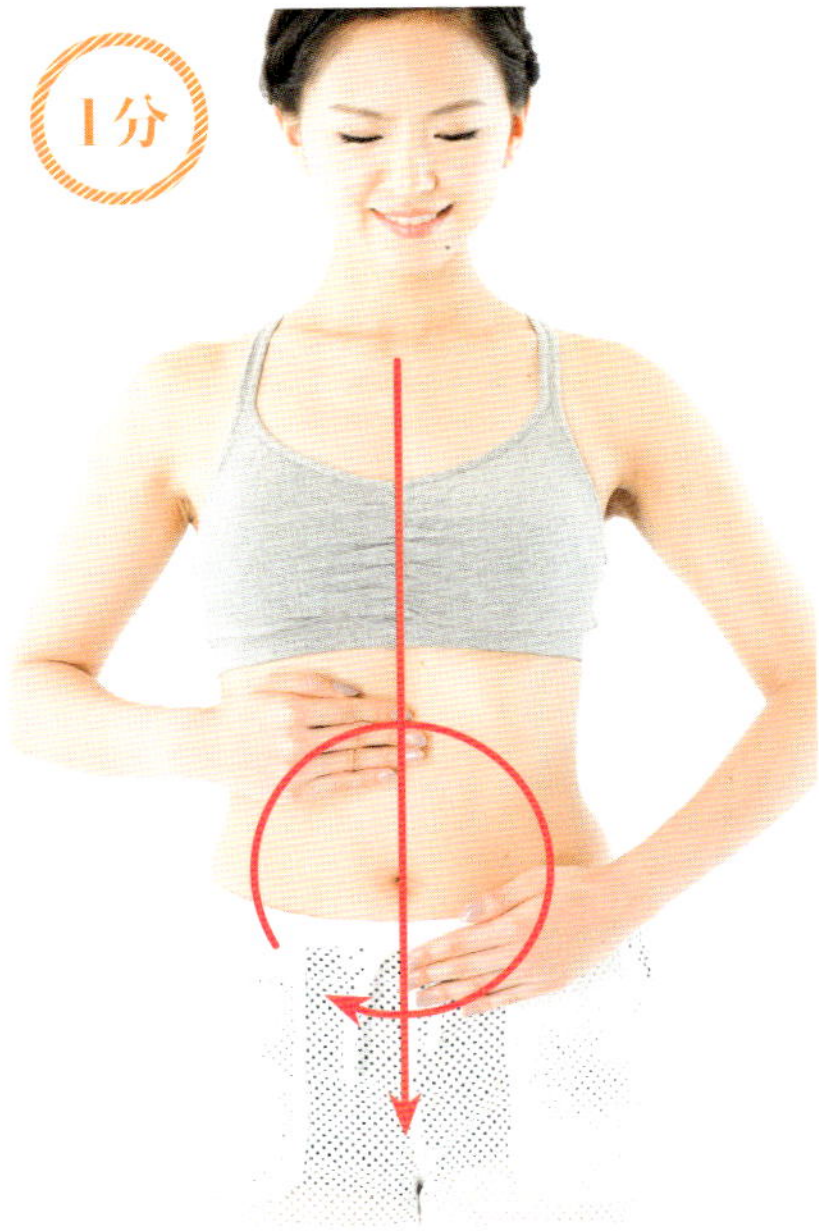

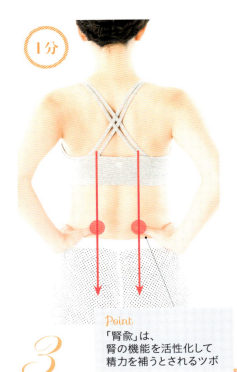

4 お腹の中心をさする

手のひらを胸の中心にあて、左右の手を交互に動かし、恥骨までさすり下ろす。次に、両手のひらを重ねて、おへそまわりを右下腹部から円を描くようにさする。

コリ タイプの人は……

血液の流れをよくして コリ体質改善

「血」の滞りはコリ体質の原因になります。血のめぐりが悪い状態は「瘀《お》血《けつ》」といい、顔にその影響が出やすく、どんよりした顔色になりがち。美容面やメンタルにも効果的な処方のセルフケアを行ないましょう。

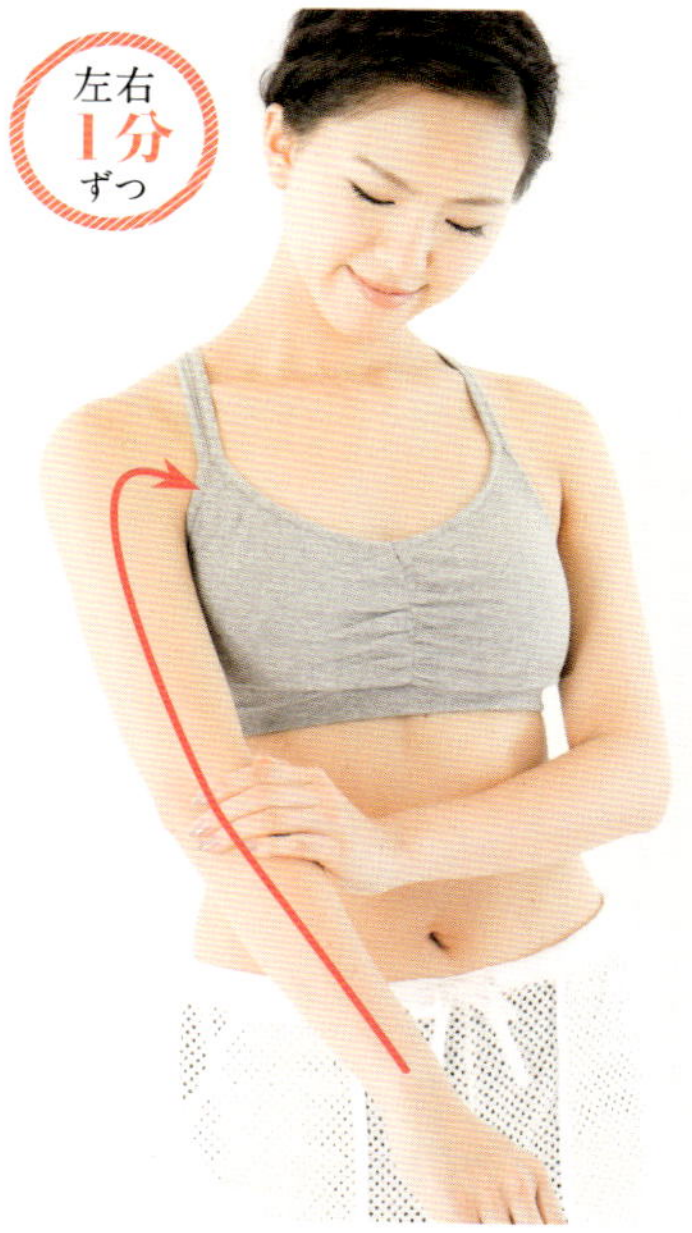

1

腕全体をさする

手首を反対側の手のひらでつかむ。手のひらを肌に密着させ、わきの下まで腕全体をさする。反対側も同様に。

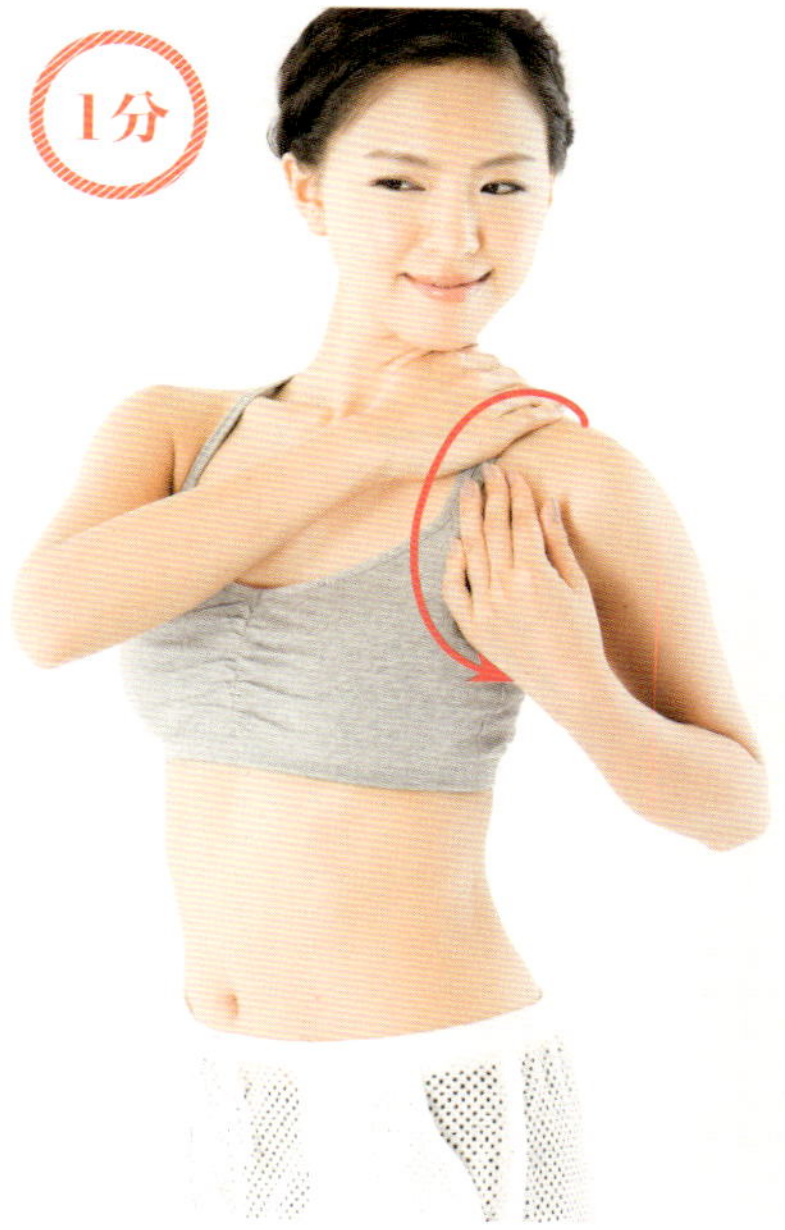

2

肩をさする

手のひらを肩の上部、肩甲骨の内側にあて、胸の上部へなで下ろすようにわきへさする。左右の肩を交互に行なう。

【コリタイプ特徴】

血の流れが悪くなりがちで全身を循環しにくく、その量も不足気味の「瘀血《おけつ》」タイプ。血のめぐりが悪いと食べ物で摂取した栄養を必要な場所に運べないため、不調があわられやすくなります。心臓から遠い手足に十分な血が行き届かないため、さらに冷えやすい傾向にあります。首元や脚を冷やさない温かい格好を心がけ、栄養のある食事をとるようにしましょう。

見た目	□ 細めで血色が悪い □ 顔が青白い □ 肌がくすんでいる
性格	□ 怒りっぽい □ 落ち込みやすい □ イライラする
体質	□ 肩がこりやすい □ 月経困難 □ 押されて痛い場所が多い

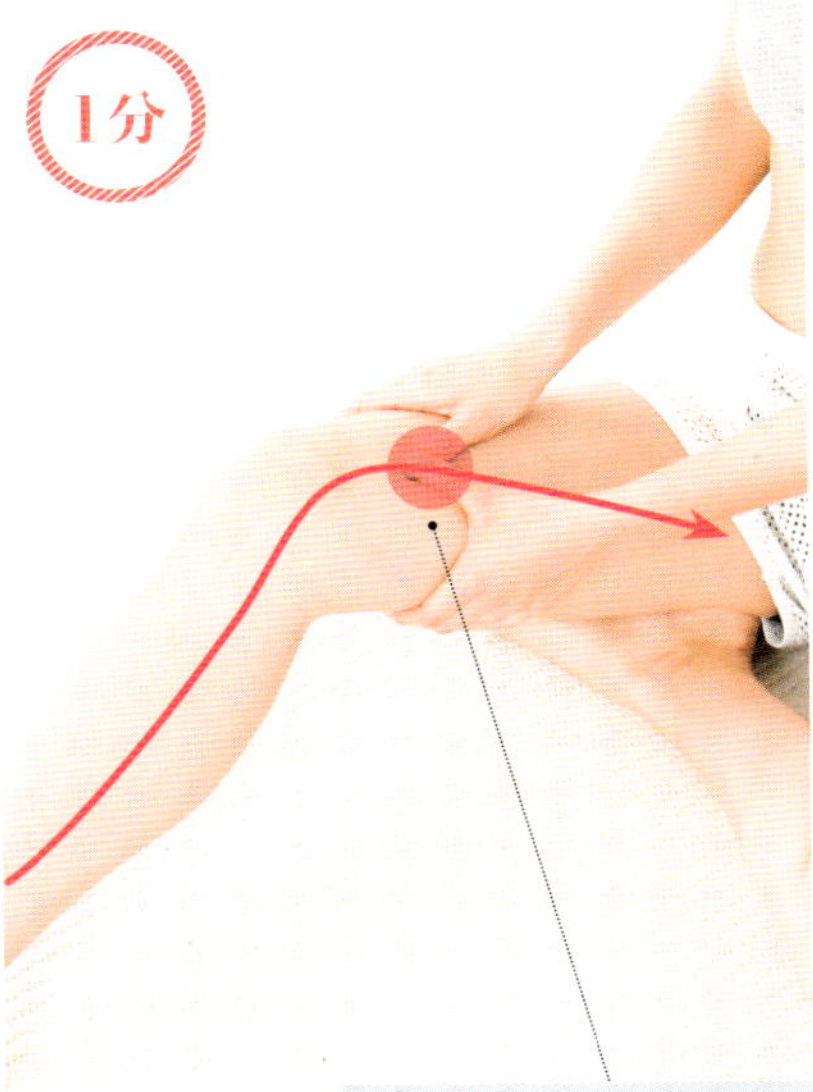

Point
「血海」は、
女性ホルモンの分泌を
促進するとされるツボ

3

太ももをさする＆押す

親指以外の４本の指を足首の内側にあて、左右の手を交互に動かし、脚の内側をそけい部までさすり上げる。次に、両手の親指を重ねて、太ももの内側にある「血海《けっかい》」のツボを押す。５秒かけて押し、５秒かけて戻す。

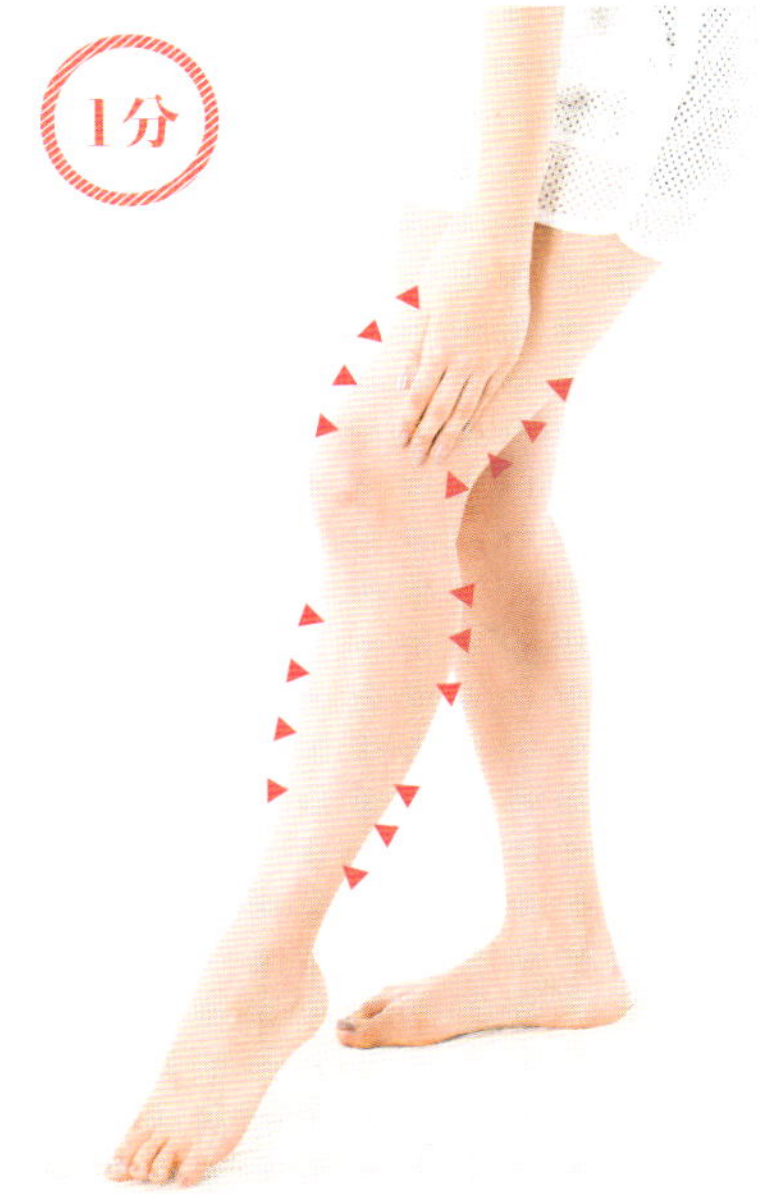

4

脚全体をたたく

両手のひらの中央をくぼませ、左右の手を交互に動かし、脚全体をパコパコとリズミカルにたたく。反対側も同様に。

むくみ タイプの人は……

たまった水分を流して むくみ体質改善

「水」の滞りは、手足や顔のむくみ体質となってあらわれます。からだがむくんでいる状態は各所に水分がたまっているということなので、当然冷えやすくなります。むくみ対策のセルフケアで一刻も早く改善しましょう。

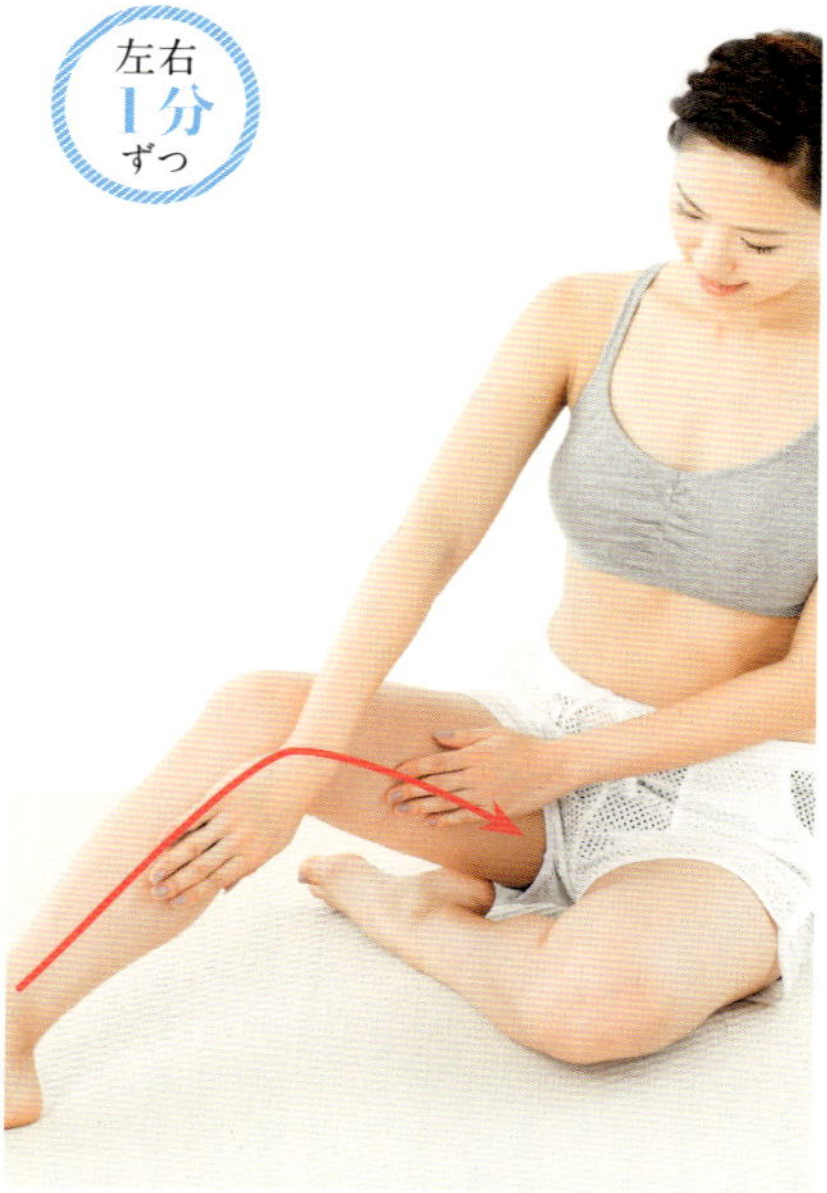

1
脚の内側をさする

片ひざを立てて座る。親指以外の4本の指を足首の内側にあて、左右の手を交互に動かし、脚の内側をそけい部までさすり上げる。反対側も同様に。

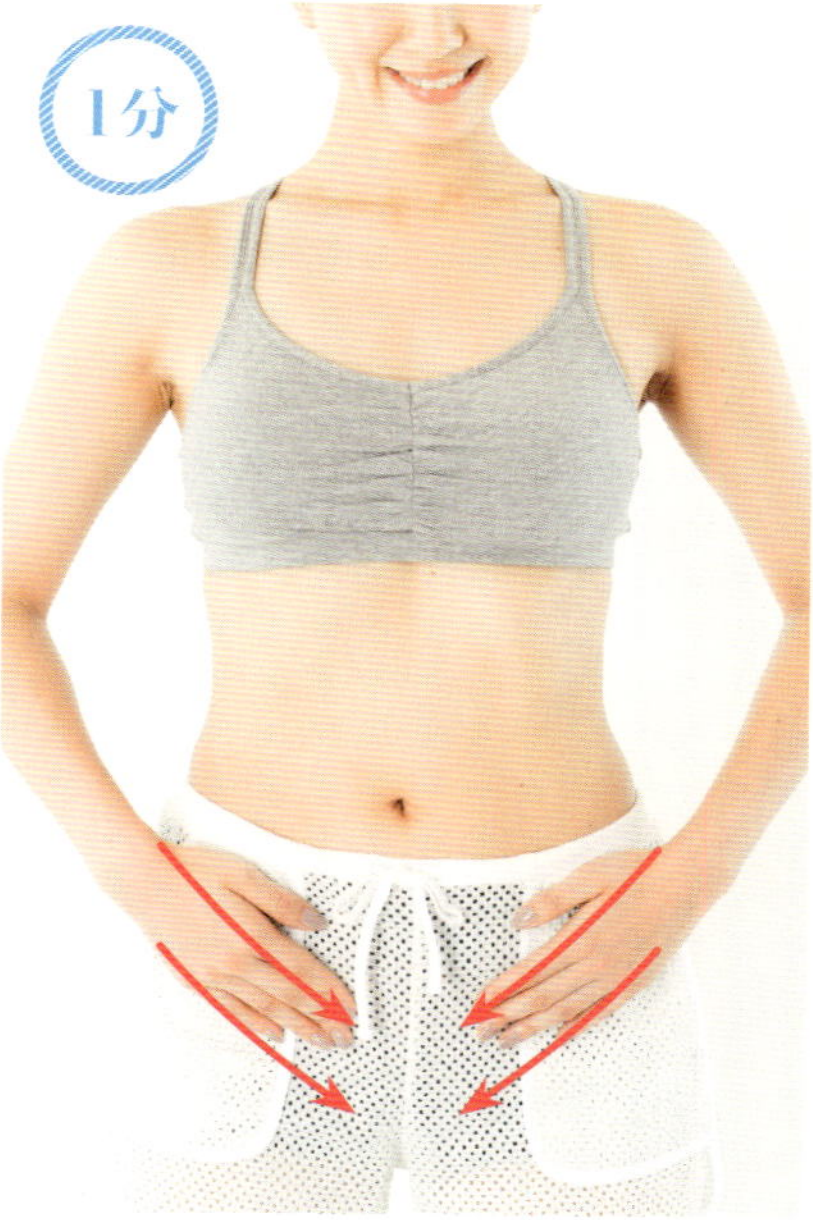

2
そけい部をさする

親指以外の4本の指を左右の腰骨下にあてる。左右のそけい部を外側から中心に向けてさする。

【むくみタイプ **特徴**】

余分な水分を体外に排出しにくい「水滞」タイプで、むくみやすく、水太りの傾向にあります。湿度が高い梅雨時期に体調がくずれやすく、睡眠不足を抱えがちなのもこのタイプの特徴。からだの各所に水分がたまっていれば冷えやすく、冷えは気血の流れも停滞させてしまいます。日々のマッサージや入浴で、水分代謝を促進して全身の流れをよくしていきましょう。

見た目	□顔がむくんでいる □肌がカサカサしている □肌荒れ傾向
性格	□おっとりしている □優柔不断 □怖がる
体質	□手足がむくむ □食べ物が飲み込みづらい □ベタベタした汗をかく

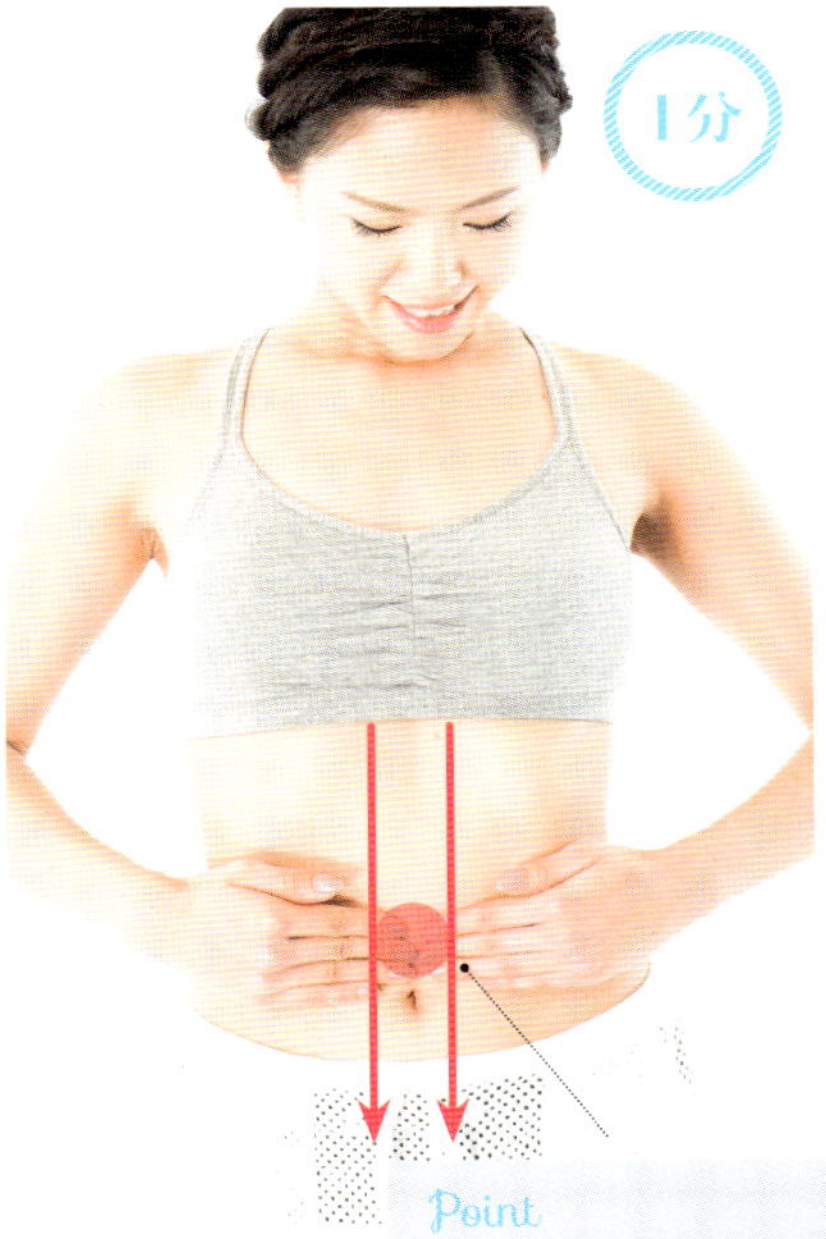

Point
「水分」は、余分な水分を代謝するツボ。

3

お腹をさする&押す

左右の手のひらを交互に動かし、お腹をさする。次に、親指以外の4本の指を重ねて、おへそから指幅1本分上にある「水分」のツボを押す。5秒かけて押し、5秒かけて戻す。

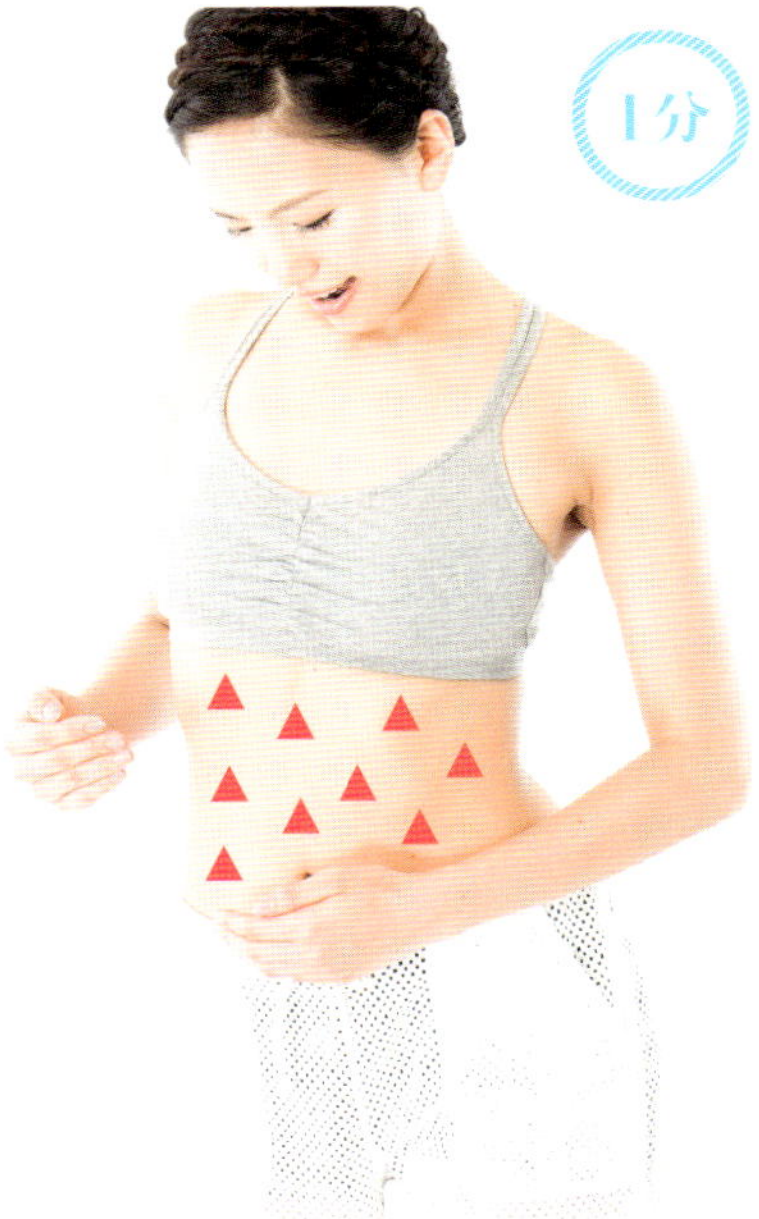

4

お腹全体をたたく

手のひらの中央をくぼませ、左右の手を交互に動かし、お腹全体を持ち上げるように、パコパコとリズミカルにたたく。

Epilogue

今まで私たちは、海外書籍も含め65冊以上の本を書いてまいりました。そして累計で１５０万人以上の方々に読んでいただくことができました。すべての書籍は、多くの恩人たちの支えがあって世に送り出せた奇跡の宝物です。

そして、私が経絡リンパマッサージ協会を設立し、銀座にナチュラルタイムを創業して、もうすぐ20年が経ちます。素敵な出会いもたくさんあり、日々治療院でお会いする患者さんとは、いまだに家族のようなお付き合いをさせていただいています。

読者の方々や、治療院にいらした患者さんからは、日々たくさんの嬉しい声が寄せられます。「首こりが改善しました」「やせました！」「元気になりました！」「結婚ができました！」「赤ちゃんを授かりました！」「病気が良くなりました！」「30キロ痩せて美容の仕事につきました」などなど。こうした声が届くたびに、私も大きな喜びと幸せを感じます。皆さんの声が私たちの励みになり、力となり、今の私たちがあります。

私が鍼灸マッサージ師の国家資格をとって、経絡リンパマッサージで人を治すという仕事に従事しようと決めたのは、家族への想いからでした。「祖父や祖母に長生きしてもらいたい」、「家族の役に立ちたい」そんな一心でこの道に入りました。その後、「誰かに喜んでもらいたい」「病気の予防に役立ててほしい」「つらい症状を緩和してあげたい」「笑顔になってもらいたい」……、そんな気持ちが次第に大きくなっていきました。誰に対しても家族以上に親

渡辺佳子書籍紹介

『リンパサイズダイエット（DVD付き）』（学研パブリッシング）
『病気の予防＆不調の改善!! らくらく即効ツボ＆セルフケア』（学研パブリッシング）
『メディカルリンパマッサージ』（日本文芸社）
『カラダ美人になる　経絡リンパマッサージ＆ツボ』（学研）
『経絡リンパマッサージ　からだリセットBOOK』（高橋書店）
『才能を育てるキッズ＆ベビーマッサージ』（小学館）
『スリムになる！リンパマッサージ』（PHP研究所）
『体の内（なか）からキレイになる経絡リンパマッサージ』（主婦の友社）
『ブライダル・リンパマッサージ ―ステキな彼と幸せになれる！』（PHP研究所）
『ビューティー＆ダイエット ツボバイブル』（主婦の友社）
『セレブなボディをつくる　体内リンパダイエット』（青春出版社）
『顔が変われば人生が変わる　愛される顔になるための7つのテクニック』（イースト・プレス）
『DVDでリンパマッサージビクス』（宝島社）
『DVD版１分間リンパマッサージダイエット』（アスコム）
『免疫リンパダイエット』（青春出版社）
『リンパマッサージ7秒ダイエット』（青春出版社）
『経絡リンパマッサージ　ハンドブック』（主婦の友社）
『経絡リンパマッサージ　デトックスダイエット』（高橋書店）
『おふろダイエット』（ワニブックス）
『部分ヤセナチュラルリンパマッサージ』（河出書房新社）
『朝１分できれいになる即効リンパマッサージ』（だいわ文庫　大和書房）
『１分リンパダイエット』（だいわ文庫　大和書房）
『「無病」なカラダのつくり方』（サンマーク出版）

身になり、悩みや症状を軽減し、感動してもらえる臨床家を目指してここまで突き進んできました。

日々、臨床の現場にいるとセルフケアの重要性を痛切に感じます。特に、重症な病気になった方の多くは、自分のからだをあまり触っていない方が多くいらっしゃるのです。この本は、女性の皆さんに、バストケアの重要性をお伝えしたくて書いたものです。自分の手で、毎日バストを触って、美容の実現と病気の予防をしていただきたいと願っています。

あなたにとって、大切な人のために、1日でも長く、元気に健康で幸せな時間を過ごしてください。何がなくても、あなたの存在が大切で価値があるのです。まず自分に愛情を注いでください。不思議と美を目指す人は病気になりにくいものです。

あなたが元気になったら、誰かのために愛を分けてあげて元気をあげてください。愛は時々、信じられないような素敵な奇跡をくれます。あなたが、愛と感謝にあふれた素敵な毎日を過ごしていただけることを願っています！

最後に、いつも私を支えてくれる家族、開業から支えてくれた寿枝先生はじめ、多くの先生方にこの場を借りて感謝の気持ちを伝えたいと思います。ありがとうございます。

そして、最後まで読んでくださった読者の皆さん、この本の制作に携わってくださったスタッフの皆さんにも心より御礼を申し上げます。

渡辺 佳子

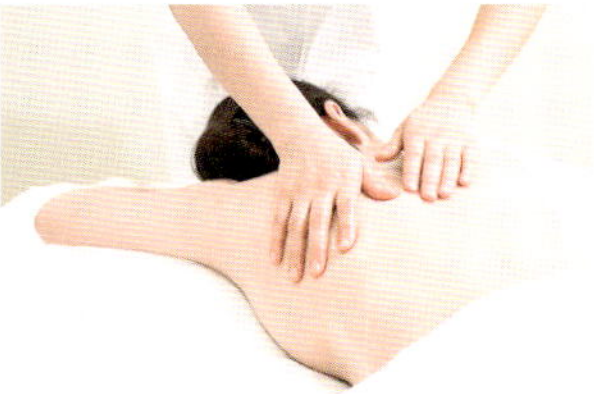

からだの内側からきれいで元気になる経絡リンパマッサージ。

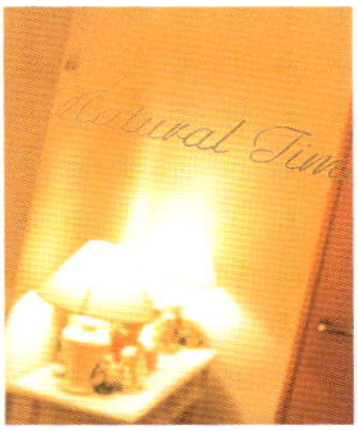

銀座の中心地にある銀座ナチュラルタイム治療院。

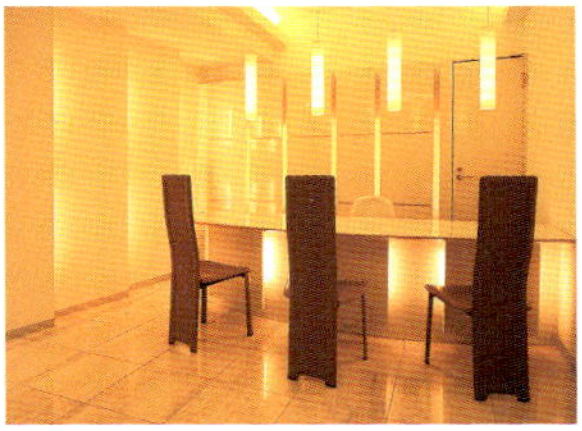

鍼灸マッサージ治療からダイエットまで徹底的なサポートが好評。

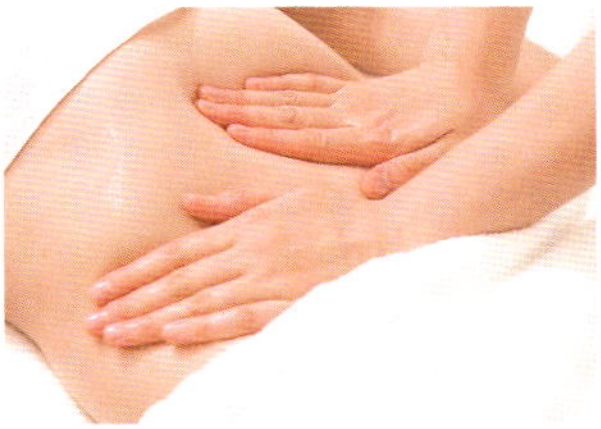

国家資格をもつ専門士がトータルにケアしてくれる。

GINZA
Natural Time
銀座ナチュラルタイム

住所	〒104-0061 東京都中央区銀座3-7-16 銀座NSビル7階
TEL	代表 03-5250-1300
予約専用TEL	080-3541-0110
HP	http://www.naturaltime.jp

▨ 著者紹介

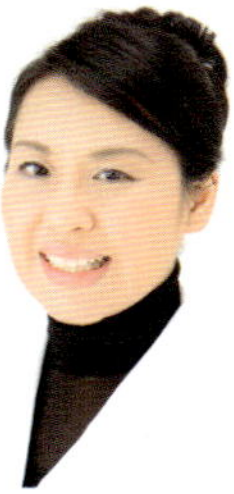

渡辺 佳子 *Keiko Watanabe*

経絡リンパマッサージ協会代表理事。銀座ナチュラルタイム総院長。経絡リンパマッサージの第一人者。鍼・灸・按摩マッサージ指圧の資格とそのプロを養成する教員資格を持ち、教員養成科の講師を務める。現在、TV、雑誌で多くの監修を手掛けるほか、講習やスクールなどでのセルフケアの普及、治療、教育活動などにも力を入れている。また自らの臨床経験から、健康や医療、予防医学の大切さを、美容やダイエットなどといった身近なテーマを通じて、一般の女性、ママやベビー、また、専門家まで幅広く多くの人に伝えることをライフワークとしている。2015 ミスユニバースビューティーキャンプの特別講師と、東京大会の最終審査員を務める。

銀座ナチュラルタイム HP ✳ http://www.naturaltime.jp
経絡リンパマッサージ協会 HP ✳ http://klma.or.jp/

Staff

編集	永瀬美佳、長島恭子（Lush!）
デザイン	掛川 竜（カバー）、柿沼みさと（本文）
写真	園田昭彦
モデル	西内ひろ
イラスト	新井博之
編集協力	銀座ナチュラルタイム、経絡リンパマッサージ協会、ナディカル、Nature、クロスポット、永井政道、福地裕人、Yuya、JWI

美バスト経絡リンパマッサージ

2015年5月30日　初版第1刷発行

著者　　渡辺佳子
発行者　中川信行
発行所　株式会社マイナビ
〒100-0003　東京都千代田区一ツ橋1-1-1　パレスサイドビル
TEL　0480-38-6872（注文専用ダイヤル）
　　　03-6267-4477（販売部）
　　　03-6267-4403（編集部）
URL　http://book.mynavi.jp

印刷・製本　シナノ印刷株式会社

○定価はカバーに記載してあります。
○落丁本、乱丁本はお取り替えいたします。お問い合わせはTEL：0480-38-6872（注文専用ダイヤル）、または電子メール：sas@mynavi.jp までお願いいたします。
○内容に関するご質問は、出版事業本部編集第2部まではがき、封書にてお問い合わせください。
○本書は著作権法の保護を受けています。本書の一部あるいは全部について、著者、発行者の許諾を得ずに無断で複写、複製（コピー）することは禁じられています。

ISBN 978-4-8399-5564-9

©2015 Keiko Watanabe　©2015 Mynavi Corporation
Printed in Japan